156

Anaesthesiologie und Intensivmedizin
Anaesthesiology
and Intensive Care Medicine

vormals „Anaesthesiologie und Wiederbelebung"
begründet von R. Frey, F. Kern und O. Mayrhofer

Herausgeber:
H. Bergmann · Linz (Schriftleiter)
J.B. Brückner · Berlin   M. Gemperle · Genève
W.F. Henschel · Bremen   O. Mayrhofer · Wien
K. Meßmer · Heidelberg   K. Peter · München

Hämodynamisches Monitoring

Workshop Erbach 14. Mai 1982

Herausgegeben von
F. Jesch und K. Peter

Mit 97 Abbildungen und 20 Tabellen

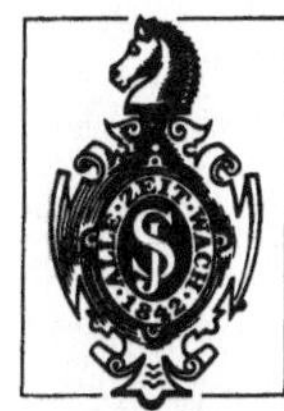

Springer-Verlag
Berlin Heidelberg NewYork Tokyo 1983

PD Dr. F. Jesch
Prof. Dr. K. Peter,
Ludwig-Maximilians-Universität,
Institut für Anaesthesiologie,
Klinikum Großhadern,
Marchioninistr. 15,
D-8000 München 70

CIP-Kurztitelaufnahme der Deutschen Bibliothek
Hämodynamisches monitoring: Workshop, Erbach, 14. Mai 1982/F. Jesch
... Berlin; Heidelberg; New York; Tokyo: Springer, 1983.
(Anaesthesiologie und Intensivmedizin; 156)
ISBN-13: 978-3-540-12093-3   e-ISBN-13: 978-3-642-68881-2
DOI: 10.1007/978-3-642-68881-2

NE: Jesch, Franz [Hrsg.] GT

Die Wiedergabe von Gebrauchsnamen, Handelsnamen, Warenbezeichnungen
usw. in diesem Werk berechtigt auch ohne besondere Kennzeichnung nicht
zu der Annahme, daß solche Namen im Sinne der Warenzeichen- und Marken-
schutzgesetzgebung als frei zu betrachten wären und daher von jedermann
benutzt werden dürften.

Produkthaftung: Für Angaben über Dosierungsanweisungen und Applika-
tionsformen kann vom Verlag *keine Gewähr* übernommen werden. Derartige Angaben müssen vom jeweiligen Anwender im Einzelfall anhand
anderer Literaturstellen auf ihre Richtigkeit überprüft werden.

Satz: Schreibsatz-Service Weihrauch, Würzburg
2119/3140-543210

Inhaltsverzeichnis

Mitarbeiterverzeichnis

Arndt, J. O., Prof. Dr., Experimentelle Anästhesie, Universität
Düsseldorf, Moorenstraße 5, 4000 Düsseldorf

List, W. F., Prof. Dr., Abteilung für Anästhesiologie der Chirurgischen Universitätsklinik Graz, A-8036 Graz

Martin, E., Prof. Dr., Institut für Anästhesiologie der Ludwig-
Maximilians-Universität, Klinikum Großhadern, Marchioninistraße 15, 8000 München 70

Mendler, N., Prof. Dr., Experimentelle Chirurgie, Deutsches Herz-
zentrum, Lothstraße 11, 8000 München 2

Mittmann, U., Prof. Dr., Fa. Dr. Karl Thomae GmbH, Biologische
Forschung, Birkendorferstraße 65, 7950 Biberach a. d. Riss

Neuhof, H., Prof. Dr., Medizinische Klinik der Universität Gießen,
6300 Gießen

Schad, H., Priv. Doz., Dr., Physiologisches Institut der Ludwig-
Maximilians-Universität München, Pettenkoferstraße 12,
8000 München 2

Schmidt, H. D., Prof. Dr., Institut für Physiologie, Freie Universität
Berlin, Arnimallee 22, 1000 Berlin 33

Schuster, H. P., Prof. Dr., II. Medizinische Klinik und Poliklinik
der Johannes-Gutenberg-Universität Mainz, Langenbeckstraße 1,
6500 Mainz 31

Strauer, B. E., Prof. Dr., Medizinische Klinik I der Ludwig-Maximilians-Universität München, Klinikum Großhadern, Marchioninistraße 15, 8000 München 70

Vogel, H., Dr., Institut für Anästhesiologie der Ludwig-Maximilians-
Universität München, Klinikum Großhadern, Marchioninistraße 15,
8000 München 70

Probleme der invasiven arteriellen Druckmessung

N. Mendler

Die permanente Kanülierung einer Arterie zur fortlaufenden Überwachung des Blutdrucks und der arteriellen Blutgaswerte ist nach großen chirurgischen Eingriffen häufig indiziert. Die höhere Genauigkeit der Messung und die kontinuierliche Verfügbarkeit eines registrierbaren elektrischen Signals mit der Möglichkeit der Alarmgabe und weiteren Verarbeitung rechtfertigen den Einsatz dieses invasiven Verfahrens [7, 15, 18]. In der Intensivstation hat die intravasale Blutdruckmessung jedoch klinische, pflegerische, hygienische und technische Bedingungen zu erfüllen, die gegenüber dem physiologischen Labor oder dem Herzkathetermeßplatz das Meßsystem komplizieren und seine Präzision einschränken können [11, 15]. Bei den gebräuchlichen flüssigkeitsgefüllten Systemen bildet die Gesamtheit der druckübertragenden Teile − von der intraarteriellen Kanüle über Konnektoren, Hähne, Verbindungsschläuche, Spüleinrichtungen bis zum mechanoelektrischen Wandler und dem Verstärker − eine Übertragungsstrecke, deren Eigenschaften so abgestimmt werden sollten, daß der resultierende Fehler einer invasiven Methode gerecht wird [11, 20].

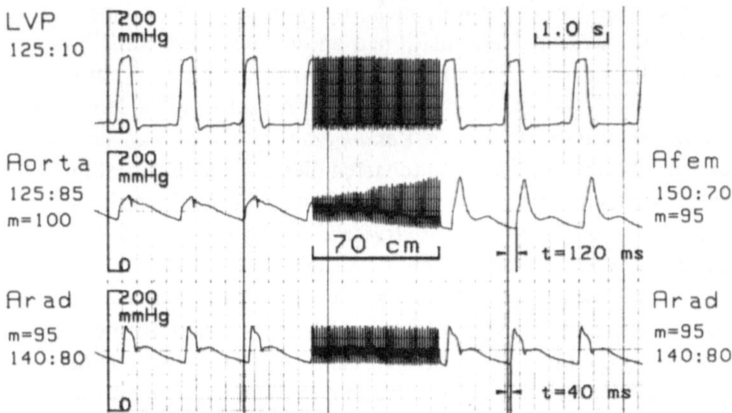

Abb. 1. Veränderung der Form des Druckpulses im arteriellen System. Der Druck im linken Ventrikel und in der Aorta wurden mit Katheterspitzenmanometern, in der A. radialis mit flüssigkeitsgefülltem System gemessen. Das Manometer in der Aortenwurzel wurde innerhalb von 45 s in die distale A. femoralis zurückgezogen, wobei der Spitzendruck um 25 mmHg ansteigt und eine Laufzeitverzögerung von 120 ms auftritt

Wahl der Meßstelle

Den höchsten physiologischen Informationsgehalt besitzt der Druck in der zentralen Aorta
[17, 21]. Die Bestimmung des Schlagvolumens nach dem Pulskonturverfahren setzt seine
Messung voraus [12]. Mit zunehmendem Abstand vom Herzen verformt sich der arterielle
Druckpuls, wobei der systolische Spitzenwert ansteigt, und Details des Druckverlaufs wie
dikrotische Welle und diastolisches Abstromverhalten nicht mehr zu beurteilen sind (Abb. 1).
Obwohl daher aus pathophysiologischer Sicht ein möglichst zentraler Meßort wünschens-
wert erscheint, wird in der Praxis überwiegend die A. radialis punktiert. Der Mitteldruck
weicht hier nur wenig vom zentralen Wert ab, der Spitzendruck kann abhängig vom Kreis-
laufzustand bis zu 25 mmHg mehr betragen. Noch ausgeprägter gilt dies für die A. dorsalis
pedis [22]. Die bevorzugte Wahl der A. radialis basiert auf ihrer guten Zugänglichkeit und
dem Bestehen einer prüfbaren Kollateralzirkulation [2, 4–6, 8, 19]. Die Punktion größerer
Arterien (A. brachialis, axillaris, femoralis) besitzt demgegenüber eine höhere Rate insbesondere thromboembolischer und infektiöser Komplikationen [1, 3, 9, 12]. Insgesamt
scheint die Häufigkeit und Schwere von Komplikationen mit der zentralen Lage der Arterie,
der Größe und Verweildauer der Kanüle zu korrelieren [15, 18].

Komponenten des Meßsystems

Zur Punktion peripherer Arterien dienen überwiegend dünnwandige *Kunststoffkanülen* der
Größen G 18–G 22 mit innenliegenden Stahlnadeln [4, 15]. Dabei sind konisch zulaufende
Modelle aus Polyäthylen und zylindrische Typen aus Teflon zu unterscheiden. Werden ko-
nische Kanülen zu weit eingeführt, kann es zur Okklusion der Arterie kommen [8]. Dadurch wird sowohl die Entstehung einer Thrombose begünstigt, als auch durch Reflexion
des Druckpulses an der Stelle des Verschlusses zumindest der systolische Druck zu hoch
gemessen. Der zylindrische Typ besitzt dagegen eine wesentlich geringere Festigkeit, so
daß er schon bei geringer mechanischer Belastung am Ansatz abknickt. Eine sichere Fixie-
rung der Kanülenposition ist daher in jedem Fall unerläßlich und auch unter dem Aspekt
der Schonung des Gefäßes sind alle direkten Manipulationen an der liegenden Kanüle zu
vermeiden. Zur Zugentlastung wird daher ein *U-förmiges Zwischenstück* von ca. 15 cm Länge
direkt der Kanüle angeschlossen und am Unterarm fixiert [15, 18]. An seinem distalen Ende
befindet sich ein *Dreiwegehahn* zur Blutabnahme. Ein *Verlängerungsschlauch* zur Verbindung mit dem Druckwandler schließt sich an. Die Eigenschaften dieses Schlauchs bestimmen wesentlich die Qualität der Druckübertragung durch das System [11]. Über einen
weiteren *Dreiwegehahn* ist die Verlängerung mit dem *Spülsystem* verbunden, das konstant
wenige ml/h einer heparinisierten isotonen Lösung durch die Kanüle fördern soll [11, 13,
16]. Die marktgängigen Modelle besitzen eine Vorrichtung, die nach Blutentnahmen ein
kurzes kräftiges Freispülen des Schlauchsystems erlaubt. Ein sicheres Abschalten dieses
Vorgangs muß gewährleistet sein, um die unbeabsichtigte Infusion größerer Volumina der
Spüllösung zu vermeiden, zumal eine Kontrolle häufig dadurch erschwert ist, daß zur Siche-
rung gegen Luftembolien die Tropfkammer ganz mit Flüssigkeit gefüllt wird. Der Anschluß
der Druckmanschette über ein Reduzierventil an die hauseigene Druckluftversorgung erleich-
tert den Aufbau und erübrigt die Korrektur von Druckverlusten. Ein weiterer *Dreiwegehahn*
stellt die Verbindung zum Druckdom des mechanoelektrischen Wandlers her, dessen latera-
ler Schenkel ebenfalls durch einen Dreiwegehahn abgeschlossen wird. Ob ein Druckdom mit

isolierendem Diaphragma verwendet wird, sollte vom elektrischen Aufbau des Verstärkers abhängig gemacht werden. Bei vollständig galvanisch getrenntem Eingangskreis wird dadurch keine zusätzliche Sicherheit gewonnen. Die Befestigung des Wandlers an der Bettschiene oder einem getrennten Stativ sollte die Nachstellung der Nullpunktlage auf Herzhöhe bei Lageänderungen des Patienten leicht erlauben. Problematisch ist dies bei der alternativen Verwendung miniaturisierter Druckwandler , die ohne Zwischenschaltung einer Verlängerung direkt am Arm des Patienten befestigt werden. Ein verläßliches Bezugsniveau ist hier bei beweglichen Patienten nicht gegeben.

Druckübertragende Eigenschaften

Der komplexe Aufbau eines Druckmeßsystems zur Intensivüberwachung beeinträchtigt seine physikalischen Übertragungseigenschaften: Die Flüssigkeitssäule von der Kanülenspitze bis zum Diaphragma des Druckwandlers bildet ein schwingungsfähiges System, dessen Verhalten durch die Masse der Flüssigkeit, durch Reibung im Schlauch, sowie durch die Elastizität des Wandlers und aller Verbindungen bestimmt wird [10, 14, 17, 21]. Die theoretische Berechnung der Eigenschaften eines realen Systems ist weder möglich noch erforderlich. Die praktisch erreichbare Qualität der Messung durch ein nach klinischen Erfordernissen zusammengestelltes System läßt sich jedoch leicht abschätzen, wobei die relativen Beiträge der einzelnen Komponenten zum Gesamtverhalten zutage treten [11, 20].

Frequenzverhalten und Dämpfung

Die naturgetreue Wiedergabe eines arteriellen Druckpulses setzt voraus, daß alle formbestimmenden Frequenzanteile des originalen Signals vom Meßsystem unverfälscht erfaßt werden [10, 14]. Bei einer Herzschlagfolge von 60–120/min beträgt die Grundfrequenz 1–2 Hz, und in der Praxis sollten Oberwellen bis zum 8fachen dieses Wertes, also im Bereich von 8–16 Hz unverzerrt zu erfassen sein. Dies ist nur möglich, wenn die Eigenfrequenz (Resonanzfrequenz) der Meßanordnung erheblich über diesen Werten liegt, denn nur dann verläuft die Übertragungsfunktion im Bereich der zu messenden Frequenzanteile „flach". Unglücklicherweise verringert die Einschaltung der flüssigkeitsgefüllten Schlauchleitungen zwischen der Arterie und dem Druckwandler — dessen Resonanzfrequenz mehrere 100 Hz beträgt — die Eigenfrequenz des kompletten Meßsystems so drastisch, daß sie für „praktische" Systeme in die Nähe der geforderten Meßfrequenz von 16 Hz rückt [11, 20]. Der aufgeprägte Druckpuls regt dann das Meßsystem zum Schwingen an, wodurch die höherfrequenten Anteile der Druckkurve erheblich verstärkt werden. Dies illustriert Abb. 2 für den durchaus realistischen Fall einer Meßanordnung der Eigenfrequenz 16 Hz: Lediglich im Bereich der Grundfrequenz von 1–2 Hz bleibt der Fehler akzeptabel. Komponenten des Druckpulses von 12–16 Hz werden dagegen um mehr als den Faktor 2,5 zu hoch gemessen und erhebliche Verzerrungen der Form der Druckkurve sind die Folge. Gleichzeitig demonstriert Abb. 2, daß durch Einführung einer angemessenen Dämpfung die überschießenden Schwingungen des Systems entscheidend abgemildert werden können: Bei einem theoretisch optimalen Dämpfungsfaktor von 0,64 kann selbst ein Meßsystem von nur 16 Hz Eigenfrequenz praktisch brauchbare Resultate liefern [11]. Leider weisen die meisten realen Meßanordnungen jedoch Dämpfungsfaktoren von nur 0,1–0,3 auf und

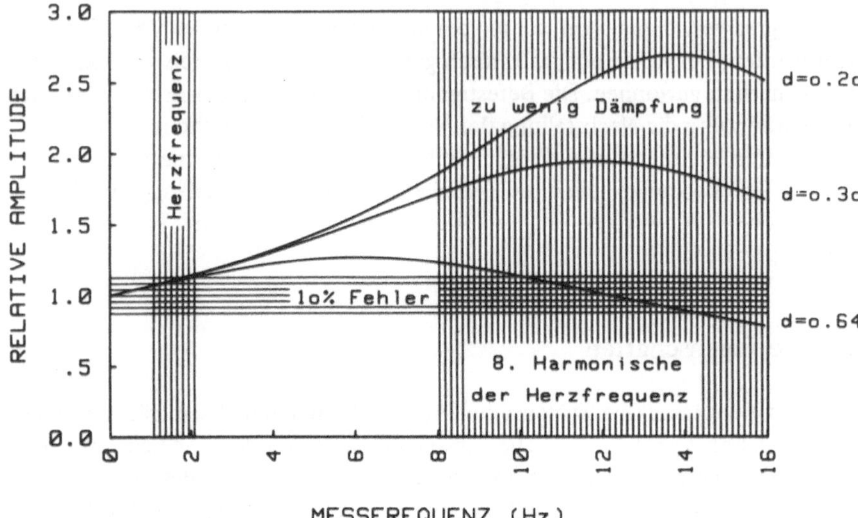

Abb. 2. Verzerrung der Druckamplitude durch ein Meßsystem einer Resonanzfrequenz von 16 Hz in Abhängigkeit von den zu messenden Frequenzanteilen des Druckpulses. Die meisten flüssigkeitsgefüllten Systeme besitzen Dämpfungsfaktoren (*d*) <0,3, so daß Frequenzanteile der Druckkurve im Bereich des 8fachen der Grundfrequenz von 1–2 Hz durch Resonanz stark überhöht wiedergegeben werden. Durch optimale Bedämpfung (d = 0,64) kann der Meßfehler hinreichend klein gehalten werden

müssen daher in die Kategorie der „unterbedämpften" Systeme eingeordnet werden. Die Einführung mechanischer Dämpfungsglieder in Form einer Stenose allein oder in Kombination mit einer kontrollierten Luftblase [11] wurde daher empfohlen. Eine richtige Abstimmung derartiger Maßnahmen ist jedoch nur möglich, wenn die Ausgangswerte und das Resultat der Manipulation objektiv gemessen werden können.

Die einfachste Methode zur Erfassung der entscheidenden Merkmale Eigenfrequenz und Dämpfung bildet die Analyse der Antwortfunktion eines Druckmeßsystems auf einen aufgeprägten rechteckigen Drucksprung [10]. Sie erfordert keine mathematischen Kenntnisse, und ist ebenso leicht durchzuführen wie die statische Kalibrierung mit einem Quecksilbermanometer. Sie sollte daher immer durchgeführt werden, wenn ein Druckmeßsystem neu eingeführt oder ein bestehendes in seinen Komponenten verändert werden soll. Als Hilfsmittel ist lediglich ein zylindrisches Druckgefäß erforderlich, wie es Abb. 3 zeigt. Es wird teilweise mit Wasser gefüllt und oben durch eine Gummimembran (Handschuh) verschlossen. Ein Durchstichstopfen dient zum Ausschluß der üblichen arteriellen Kanüle. Der Luftraum wird mit dem Ballon einer Blutdruckmanschette auf 50–100 mmHg aufgeblasen. Während der Druck über das vollständige Meßsystem auf einem Schreiber mit mindestens 100 mm/s Papiergeschwindigkeit registriert wird, bringt man die Membran mit der Spitze eines heißen Lötkolbens zum Platzen. Das Einschwingen des Drucks in die Gleichgewichtslage erfolgt dabei mit der Eigenfrequenz des Systems, die aus Phasenlänge und Papiergeschwindigkeit ermittelt wird. Der Dämpfungsfaktor läßt sich nach Bildung des Quotienten zweier aufeinander folgender Halbwellen aus dem Nomogramm der Abb. 4 ablesen. Auf diese Weise lassen sich bestehende klinische Meßanordnungen nach ihren Eigenschaften charakterisieren und Bemühungen zur Optimierung, die immer einen Kompromiß zwischen praktischer Handhabung und erreichbarer Meßgenauigkeit zu finden haben, lassen sich objektiv beurteilen.

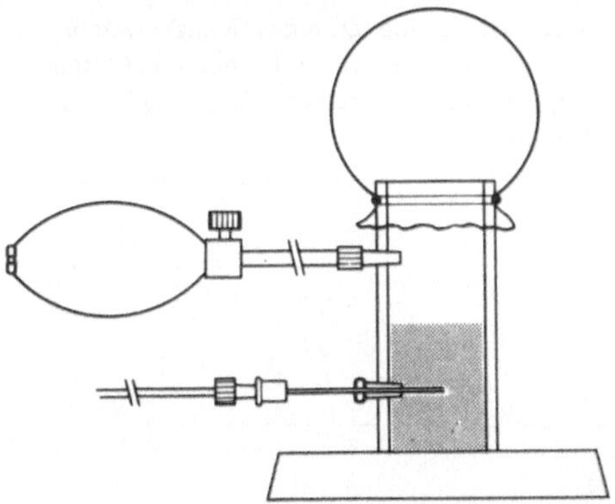

Abb. 3. Vorrichtung zur Bestimmung der Eigenfrequenz und des Dämpfungsfaktors eines Druckmeßsystems aus der Antwort auf einen Drucksprung. Die arterielle Kanüle wird durch einen Stopfen in den
flüssigkeitsgefüllten Teil eines Druckgefäßes eingestochen. Der Luftraum ist durch eine Gummimembran
abgeschlossen und wird bis zu einem Druck von 50–100 mmHg aufgeblasen. Während der Druck registriert
wird, bringt man die Membran zum Platzen

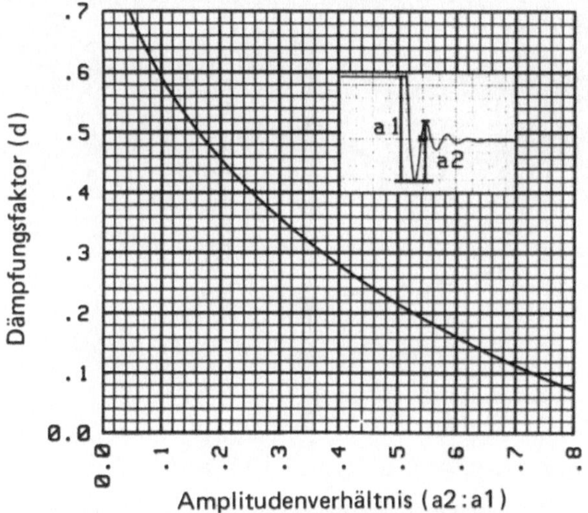

Abb. 4. Nomogramm zur Ermittlung der Eigenfrequenz und des Dämpfungsfaktors eines Druckmeßsystems aus der registrierten Antwort auf einen Drucksprung. Zu bilden ist das Verhältnis der Amplituden zweier aufeinander folgender Halbwellen der Druckkurve. Die Frequenz ergibt sich nach Division
der Papiergeschwindigkeit (in mm/s) durch die Phasenlänge einer Schwingung (1.–3. Nulldurchgang, in
mm)

Einfluß von Leitungslänge und Kanülendurchmesser

Die möglichst uneingeschränkte Mobilität des Patienten, z.B. während der Physiotherapie,
bei erhaltener Drucküberwachung führt zu dem Wunsch nach langen Verbindungsleitungen
im Druckmeßsystem. Nach der Theorie der Druckübertragung (Tabelle 1) ist zu erwarten,
daß dabei die Dämpfung proportional zur Wurzel der Leitungslänge zunimmt, während
die Eigenfrequenz sich umgekehrt proportional zu dieser Größe vermindert. In Abb. 5

Tabelle 1. Proportionale Abhängigkeit von Eigenfrequenz *(F)* und Dämpfung *(D)* eines flüssigkeitsgefüllten Druckmeßsystems von der Geometrie der Übertragungsleitung. Die angegebenen Proportionalitäten gelten prinzipiell für Systeme stetiger Geometrie (gerades Rohr); bei realen Systemen mit Querschnitts- und Elastizitätsänderungen sind F und D nicht exakt zu berechnen

	F	D
Schlauchweite (R)	$\sim R$	$\sim R^3$
Schlauchlänge (L)	$\sim 1/\sqrt{L}$	$\sim \sqrt{L}$
Volumenelastizität (E)	$\sim \sqrt{E}$	$\sim 1/\sqrt{E}$

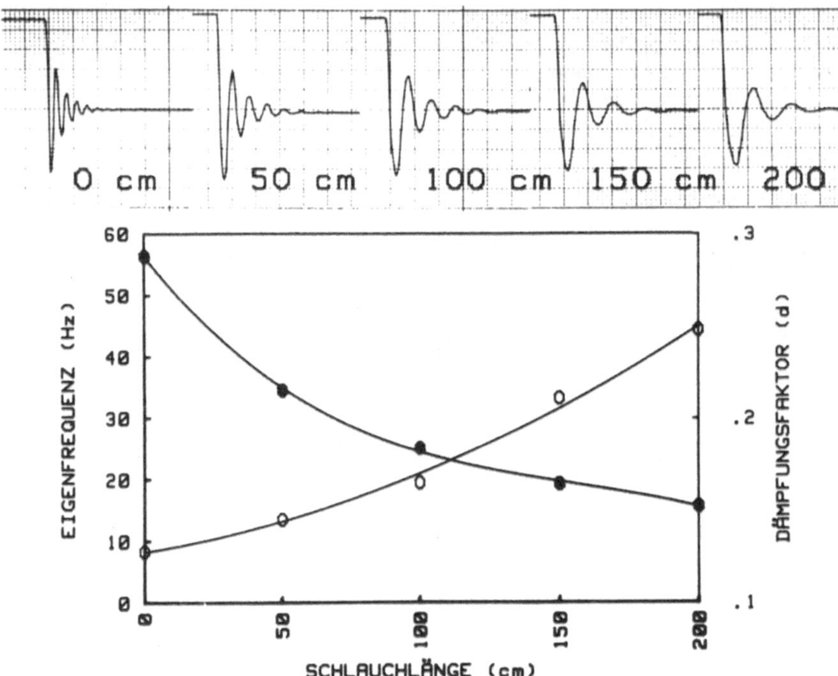

Abb. 5. Eigenfrequenz *(gefüllte Symbole)* und Dämpfungsfaktor eines Druckmeßsystems bestehend aus arterieller Kanüle (18 G) – U-förmiger Überleitung (15 cm) – Dreiwegehahn – Verbindungsleitung – Dreiwegehahn – Spülsystem (Intraflo) – Dreiwegehahn – Druckwandler (Statham P 23 Db). Originalkurven des Einschwingverhaltens (Papiergeschwindigkeit 250 mm/s) und Meßwerte bei schrittweiser Verlängerung des Verbindungsschlauches. Ab ca. 150 cm Länge ist die Qualität der Messung fraglich, da bei starker Abnahme des Frequenzgangs keine ausreichende Dämpfung vorliegt

sind Meßwerte eines realen Systems dargestellt, bei dem eine Verlängerung schrittweise auf 2 m vergrößert wurde. Die Eigenfrequenz nahm dabei auf 1/3 des ursprünglichen Wertes ab und lag schließlich mit ca. 15 Hz im kritischen Bereich, ohne daß die Dämpfung auf das erforderliche Maß angestiegen war (vgl. Abb. 2). Ab einer Leitungslänge von ca. 150 cm ist bei einem derartigen System ohne zusätzliche Dämpfung mit einer ausreichenden dynamischen Empfindlichkeit nicht mehr zu rechnen. Die einfachste Maßnahme zur Verbesserung bestünde in diesem Beispiel in einer geringfügigen Reduktion der Weite des

Verlängerungsschlauchs, die proportional ihrer dritten Potenz die Dämpfung verstärkt, während sie nur in direkter Proportionalität die Eigenfrequenz weiter herabsetzt (s. Tabelle 1).

Eine geringere Zunahme der Dämpfung wäre von der Verwendung eines weicheren Schlauchmaterials mit höherer Volumenelastizität zu erwarten, die umgekehrt proportional der Wurzel ihres Betrags zur Dämpfung beiträgt. Jedoch sollte entgegen einer verbreiteten Meinung das Schlauchmaterial auch nicht zu hart gewählt werden, da harte Schläuche auf mechanische Berührung mit heftigen Eigenschwingungen reagieren. Derartige Bewegungsartefakte lassen sich durch elektronische Filterung nur dann eliminieren, wenn ihre Frequenz erheblich über den zu messenden Frequenzanteilen des Signals liegt. Der Grund hierfür liegt in der berechtigten Empfehlung, die Grenzfrequenz elektronischer Filter in der Gegend der Eigenfrequenz des Meßsystems zu wählen, keinesfalls jedoch tiefer als die höchsten zu messenden Signalanteile, also 16–20 Hz.

In der Praxis verwendete Druckmeßsysteme sind stets unterbedämpft. Daher ist die Sorge, durch Verwendung einer zu dünnen intravasalen Kanüle einen Amplitudenverlust des Drucksignals zu erzeugen, fast immer unbegründet. In. Abb. 6 ist dies anhand von Meßwerten der Eigenfrequenz und des Dämpfungsfaktors für ein „kurzes" und ein „langes" Druckmeßsystem demonstriert, die an ihrem proximalen Ende jeweils zu Kanülen der Größen G 16–G 22 konnektiert waren. Die Resonanzfrequenz des Systems mit Verlängerung ist mit allen Kanülen zwischen 19 und 17 Hz nahezu gleich, da die Leitungslänge den überwiegend frequenzbestimmenden Faktor darstellt. Der Dämpfungsfaktor liegt jedoch bei der dünnsten Kanüle G 22 um nahezu 30% höher, so daß hier die größte Meßgenauigkeit erwartet werden kann. Das „kurze" System, das der Situation bei Verwendung eines Miniaturdruckwandlers entspricht, der am Arm des Patienten fixiert wird, zeigt erwartungsgemäß mit allen Kanülen eine wesentlich höhere Eigenfrequenz. Wegen der fehlenden Verlängerung ist diese jedoch weit stärker vom Kanülendurchmesser abhängig. Auch die Dämpfung wächst mit abnehmender Kanülenstärke steiler an. Die insgesamt sehr niedrigen Werte der Dämpfung fallen hier nicht ins Gewicht, da immer eine ausreichend hohe Eigenfrequenz vorhanden ist.

Je kürzer ein Meßsystem ist, desto mehr werden seine Eigenschaften von der Volumenelastizität des Druckwandlers bestimmt, die bei den meisten modernen Geräten ausreichend klein ist, um Eigenfrequenzen bis in den Kilohertzbereich zu gewährleisten. Dieser Eigenschaft des Wandlers wird bei der Auswahl deshalb wenig Aufmerksamkeit geschenkt, da er ohnehin als „viel zu gut" für die gestellte Aufgabe angesehen wird. Diese Meinung sollte der Einsicht weichen, daß die Verschlechterung der Systemeigenschaften durch die klinisch erzwungene Geometrie der Meßleitungen vorgegeben ist, der Wandler aber frei wählbar. Aus der Proportionalität der Eigenfrequenz des Systems zur Wurzel der Volumenverschiebung (Tabelle 1) läßt sich ableiten, daß z.B. der Einsatz eines 4mal starreren Wandlers ein gegebenes System doppelt so gut werden läßt, wenn alle anderen Komponenten gleichbleiben.

Luft im Meßsystem

Unbemerkte Luftblasen im Meßsystem sind die häufigste Ursache einer unbefriedigenden Frequenzantwort. Die Zusammensetzung des Systems aus Einzelkomponenten über multiple Konnektionen bedingt vielfache abrupte Querschnittsänderungen, in denen besonders an nicht transparenten Stellen Luft gefangen bleiben kann, die sich nur schwer entfernen läßt. Als Vorsichtsmaßnahme sollte daher das System möglichst langsam mit einer Lösung gefüllt werden, die nicht kalt gelagert war (Gaslöslichkeit!). Als sicheres Mittel gilt die Fül-

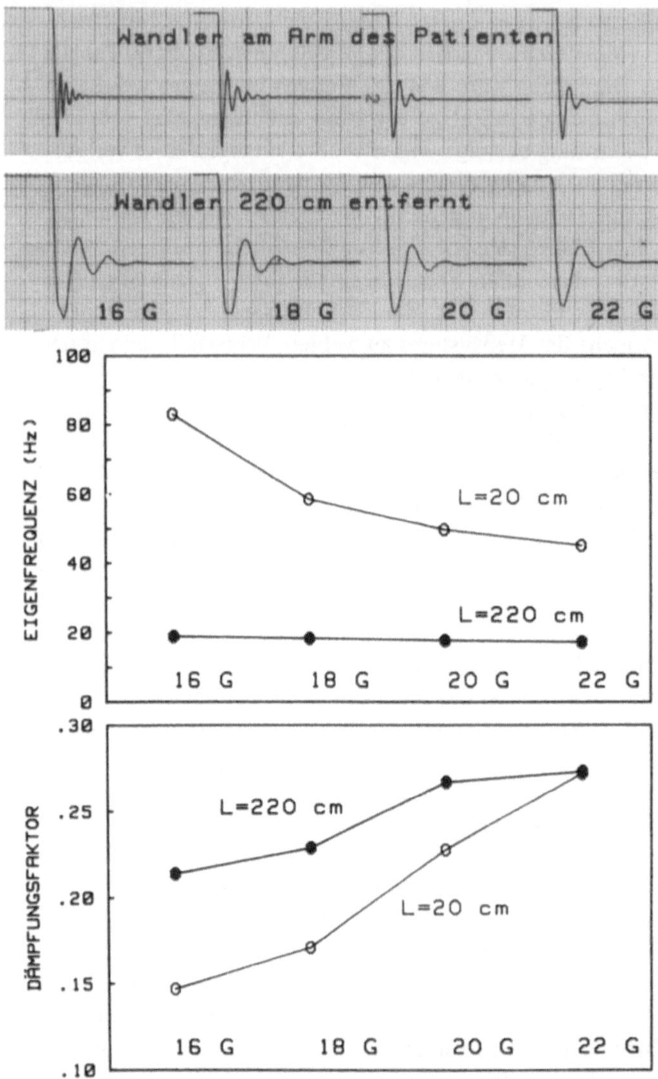

Abb. 6. Einschwingverhalten, Eigenfrequenz und Dämpfungsfaktoren für zwei Druckmeßsysteme mit (*gefüllte Symbole*) und ohne Verbindungsleitung von 200 cm Länge, jeweils mit arteriellen Kanülen der Größe 16–22 G. Zusammenstellung der Systeme sonst wie in Abb. 5. Bei langem Verbindungsschlauch bleibt der Frequenzgang von der Kanülengröße unbeeinflußt, jedoch verbessern enge Kanülen die Dämpfung. Das kurze System ist trotz sehr niedriger Dämpfung durch die besseren Frequenzeigenschaften meßtechnisch überlegen

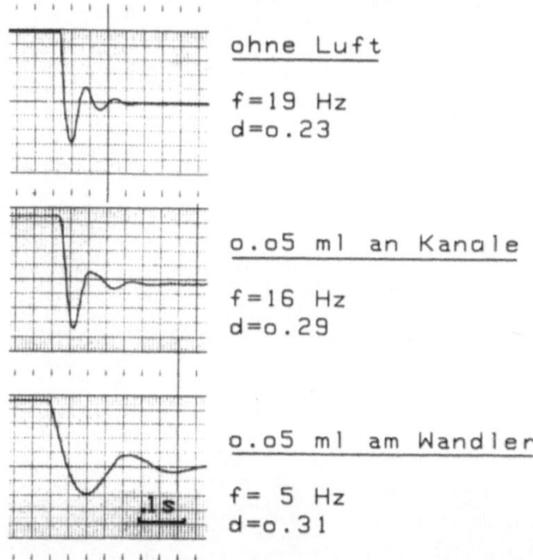

Abb. 7. Einfluß einer Luftblase auf Einschwingverhalten, Eigenfrequenz und Dämpfungsfaktor eines Druckmeßsystems. Zusammensetzung wie in Abb. 5. Die Verschlechterung der Eigenschaften ist um so ausgeprägter, je weiter distal die Luftblase sitzt. Gleichzeitig wird deutlich, daß Luft ein ungeeignetes Mittel zur Verbesserung der Dämpfung ist, da insbesondere die Frequenzeigenschaften überproportional leiden

lung mit abgekochter Flüssigkeit nach vorheriger Spülung der Leitungen mit CO_2, was in der Praxis kaum zu verwirklichen sein dürfte.

In Abb. 7 ist demonstriert, daß dieselbe Menge Luft abhängig von ihrem Standort unterschiedlich großen Schaden anrichtet: Je weiter distal die kompressible Blase sitzt, desto größer werden Masse, Reibung und Trägheit der proximalen Flüssigkeitssäule, die von jedem Druckpuls in der Leitung verschoben werden muß. Eine Blase, deren Einfluß in der Nähe der arteriellen Kanüle gerade bemerkbar ist, kann im Druckdom des Wandlers die Messung ruinieren.

Erfassung pathologischer Hämodynamik

Die charakteristische Form des normalen arteriellen Druckpulses kann beim Schwerkranken durch anatomische Veränderungen (Herzklappenfehler, Arteriosklerose), durch Rhythmusstörungen und — am häufigsten — unter der Wirkung vasoaktiver Pharmaka erheblich vom normalen Bild abweichen [11, 21]. Es treten dann beim selben Patienten neue Frequenzinhalte auf, so daß ein Druckmeßsystem, das zunächst den Anforderungen genügt, im Verlauf der Erkrankung an seine meßtechnischen Grenzen stößt. Selbst für den Erfahrenen sind solche Phänomene schwer zu interpretieren, zumal in der Praxis der Vergleich mit einer „richtigen" Meßmethode i. allg. fehlt. In Abb. 8 sind simultan registrierte Druckpulse an ein und derselben Stelle der A. femoralis eines Hundes von zwei flüssigkeitsgefüllten Systemen der unverzerrten Kurve eines Katheterspitzenmanometers gegenübergestellt. Unter der Wirkung verschiedener vasoaktiver und inotroper Pharmaka zeigen besonders die systolischen Gipfelformen erheblich abweichende Bilder, wobei das Druckmaximum zwi-

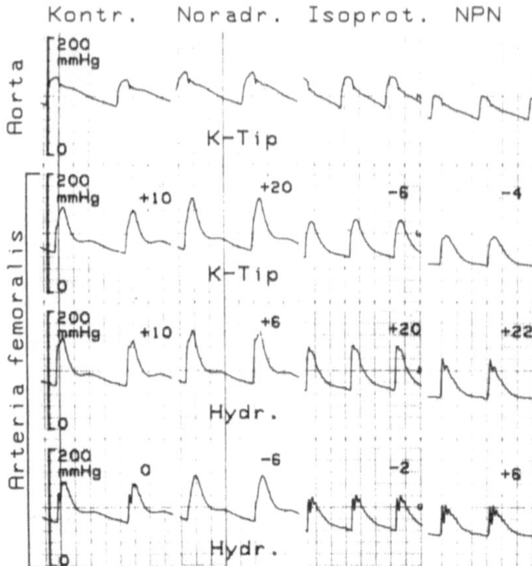

Abb. 8. Simultan registrierte Druckpulse in der Aorta ascendens und der A. femoralis eines Hundes unter dem Einfluß vasoaktiver und inotroper Pharmaka. An einer Stelle der A. femoralis wurde mit einem Katheterspitzenmanometer und zwei flüssigkeitsgefüllten Systemen unterschiedlicher Eigenfrequenz (f) und Dämpfung (d) gemessen. *Oben:* f = 16 Hz, d = 0,25; *unten:* f = 20 Hz, d = 0,16. Die Zahlen an den Kurven bezeichnen für das Katheterspitzenmanometer in der A. femoralis die Differenzen des Spitzendrucks vom Wert in der Aorta ascendens (physiologisch), für beide hydraulischen Systeme, deren Abweichung von der Anzeige des Katheterspitzenmanometers am gleichen Meßort (Fehler). Die unterschiedlichen Frequenzinhalte der pharmakologisch veränderten Druckpulse regen die flüssigkeitsgefüllten Systeme zu Resonanzen an, die zu erheblichen Verzerrungen der registrierten Kurven und falscher Anzeige, besonders des Spitzendrucks, führen

schen zwei hydraulischen Systemen — unter Isoproterenol — bis zu 22 mmHg voneinander differiert. Auch sind die Abweichungen nicht notwendigerweise gleichsinnig, wie ein Vergleich der Kurven für Noradrenalin und Nitroprussid-Natrium zeigt. Während also der Spitzendruck, den flüssigkeitsgefüllte Systeme anzeigen, mit großer Vorsicht interpretiert werden muß, betragen die Abweichungen des diastolischen Drucks höchstens ±4 mmHg, da hier eine Resonanz durch hochfrequente Signalanteile nicht auftritt. Auch der Mitteldruck wird in den Grenzen ±5% richtig angezeigt.

Kontrolle der Druckmessung im Betrieb

Eine quantitative Bestimmung der Frequenz- und Dämpfungseigenschaften eines Drucksystems ist am Patienten nicht möglich, jedoch können im Zweifel qualitative Anhalte für die Richtigkeit der Messung gewonnen werden. Bei der „Return to flow-Methode" [15] wird am Arm des Patienten eine Blutdruckmanschette über den systolischen Druck aufgeblasen und langsam abgelassen. Der Manschettendruck beim ersten Auftreten von Pulsationen in der intravasalen Druckmessung entspricht annähernd dem wahren systolischen Druck. Fast immer wird sich dabei der invasiv gemessene Spitzendruck als zu hoch erweisen.

Ein weiteres Verfahren bedient sich der Schnellspüleinrichtung des Spülsystems. Beim plötzlichen Abschalten der Spülung mit dem hohen Druck von 300 mmHg treten im Meßsystem Oszillationen mit der Eigenfrequenz des Systems auf, deren Abklingen von seinem Dämpfungsfaktor bestimmt wird [11]. Ihre Registrierung ist jedoch von der arteriellen Druckkurve überlagert, so daß lediglich eine qualitative Abschätzung der Systemeigenschaften durch Vergleich mit dem gewohnten Muster möglich ist. Grobe Abweichungen, insbesondere durch unbemerkte Luft, lassen sich jedoch gut erfassen.

Mangelhafte Übertragungseigenschaften eines Druckmeßsystems sind nur selten auf eine einzelne seiner Komponenten zurückzuführen. Die wichtigste Voraussetzung einer verläßlichen Druckmessung ist daher die sinnvolle Abstimmung seiner einzelnen Komponenten aufeinander. Bei der Zusammenstellung müssen die Erfordernisse der klinischen Handhabung Vorrang haben, wobei Kompromisse besonders bezüglich der Leitungslängen, der erreichbaren Dämfpung, z.B. durch kleinere Kanülen und die Qualität der zu wählenden Spülsysteme und Druckwandler, zu brauchbaren Lösungen führen. Nur die objektive Ermittlung der Frequenz- und Dämpfungseigenschaften eines standardisierten Systems liefert die für die Praxis erforderliche sichere Kenntnis der meßtechnischen Grenzen seiner Zuverlässigkeit.

Literatur

1. Adler DC, Bryan-Brown CW (1973) Use of the axillary artery for intravascular monitoring. Crit Care Med 1:148
2. Allen EV (1929) Thromboangiitis obliterans: Methods of diagnosis of chronic occlusive arterial lesions distal to the wrist with illustrated cases. Am J Med Sci 178:237–244
3. Barnes RW, Forster EJ, Jansen GG (1976) Safety of brachial artery catheters as monitors in the intensive care unit – prospective evaluation with the Doppler ultrasonic velocity detector. Anesthesiology 44:260–264
4. Bedford RF (1977) Radial artery function following percutaneous cannulation with 18-gauge and 20-gauge catheters. Anesthesiology 47:37–39
5. Bedford RF (1978) Wrist circumference predicts the risk of radial-arterial occlusion after cannulation. Anesthesiology 48:377–378
6. Bedford RF, Wollman H (1973) Complications of percutaneous radial-artery cannulation: an objective prospective study in man. Anesthesiology 33:228–236
7. Berk JL, Sampliner JE, Artz JS, Vinocur B (1976) Handbook of critical care. Little & Brown, Boston
8. Downs JB, Rackstein AD, Klein EF, Hawkins JF (1973) Hazards of radial-artery catheterization. Anesthesiology 38:283–286
9. Ersoz CJ, Hedden M, Lain L (1973) Prolonged femoral artery catheterization for intensive care. Anesth Analg (Cleve) 49:160–164
10. Gabe JT (1972) Pressure measurement in experimental physiology. In: Bergel DH (ed) Cardiovascular fluid dynamics. Academic Press, New York
11. Gardner RM (1981) Direct blood pressure measurement – dynamic response requirements. Anesthesiology 54:227–236
12. Gardner RM, Schwartz R, Wong HC (1974) Percutaneous in-dwelling radial artery catheters for monitoring cardiovascular function. N Engl J Med 290:1227–1231
13. Gardner RM, Bond EL, Clark JS (1977) Safety and efficacy of continuous flush systems for arterial and pulmonary catheters. Ann Thorac Surg 23:534–538
14. Hansen AT, Warburg E (1950) The theory for elastic liquid containing membrane manometers. Acta Physiol Scand 19:306–332
15. Kaplan JA (1979) Cardiac anesthesia. Grune & Stratton, New York
16. Latimer RD, Latimer KE (1974) Continuous flushing systems. Anaesthesia 29:307–317

17. McDonald DA (1974) Blood flow in arteries. Williams & Wilkins, Baltimore
18. Niemer M, Nemes C (1979) Datenbuch Intensivmedizin. Fischer, Stuttgart New York
19. Ryan JF, Raines J, Dalton BC (1973) Arterial dynamics of radial artery cannulation. Anesth Analg (Cleve) 52:1017–1025
20. Shinozaki T, Deane RS, Rand BC, Mazuzan JE (1980) The dynamic responses of liquid-filled catheter systems for direct measurements of blood pressure. Anesthesiology 53:498–504
21. Wetterer E, Kenner T (1968) Grundlagen der Dynamik des Arterienpulses. Springer, Berlin Heidelberg New York
22. Youngberg JA, Miller ED (1976) Evaluation of percutaneous cannulation of the dorsalis pedis artery. Anesthesiology 44:80–83

Diskussion

Schmidt: Sie haben die Abweichung des systolischen Spitzendrucks bei flüssigkeitsgefüllten- und Kathetertipmeßsystemen gezeigt. Wie ist die Abweichung, wenn man den Mitteldruck bestimmt? Und daran anschließend die nächste Frage, welchen Stellenwert haben eigentlich in der Klinik die systolische Spitzendruckmessung und die Mitteldruckmessung?

Mendler: Das habe ich mit Sicherheit nicht deutlich genug herausgestellt. Den Mitteldruck mißt man fast immer richtig oder nahezu richtig. Die Meßfehler betreffen fast immer den systolischen Spitzendruck. Und je nachdem wie gut der Mittelwertbildner in Ihrem elektronischen Monitor ist, wird sich diese Überhöhung des systolischen Drucks auf die Mitteldruckmessung durchschlagen.

Natürlich ziehen wir alle unsere Schlüsse primär aus dem Mitteldruck. Und der Spitzendruck interessiert nur dann, wenn er zu irgendwelchen weitergehenden Überlegungen herangezogen wird. Der Mitteldruck ist fast immer richtig. Aber je größer der Fehler beim systolischen Spitzendruck ist, desto weiter wird er sich auch auf den Mitteldruck durchschlagen, wobei quantitativ das meistens keine Rolle spielt.

Martin: Sie haben gezeigt, wie es sich bei normalen Drücken oder hohen Drücken verhält. Wie ist denn die Abweichung bei kritischen niedrigen Drücken?

Mendler: Das hängt, wie ich Ihnen auf einem Bild versucht habe zu zeigen, z. B. unter Infusion von Natriumnitroprussit oder Orciprenalin oder ähnlichen Substanzen, vom peripheren Widerstand ab.

Es gelten für die Druckmeßsysteme eigentlich die selben Fehler, die Sie sonst auch machen: mit anderen Worten, ein System mit niedriger Resonanzfrequenz wird bereits bei einem langsamen Druckanstieg den Druck überschätzen. Aber die Physik ist nach wie vor dieselbe. Je näher die Frequenzinhalte des Signals an der Resonanzfrequenz des Systems liegen, desto stärker werden Sie den Druck überschätzen. Sie werden also auch unter diesen Bedingungen eher zu hoch messen.

Kellermann: Wie sind die manchmal extrem hohen Differenzen zwischen blutig und unblutig gemessenem systolischen Druck, besonders in der Arteria femoralis, bei Patienten im septischen Schock zu erklären?

Mendler: Das ist schwer zu beantworten, wenn man die Systemeigenschaften seines Druckmeßsystems nicht kennt. Bei niedrigem peripheren Druck in der Arteria femoralis, wenn Sie gegen einen extrem niedrigen Afterload pumpen, haben Sie in der Druckkurve eine sehr hohe Druckanstiegsgeschwindigkeit. Und wenn Ihr System in diesem Bereich Resonanzen aufweist, dann werden Sie diese hohe Druckanstiegsgeschwindigkeit natürlich noch mehr überschätzen und werden Ihren Druck sehr viel höher messen als er ist.

Aber es kommt immer auf den Frequenzinhalt des Signals an. In der Situation mit sehr niedrigem Afterload ist eben die Druckanstiegsgeschwindigkeit sehr steil und wird entsprechend noch stärker überschätzt.

Tillmann: Herr Mendler, Sie haben klar gezeigt, daß die heute verwendeten Katheterdruckmeßsysteme unterdämpfte Meßsysteme sind. Wie schätzen Sie die von R. Gardner in seiner Publikation in *Anesthesiology* vorgeschlagene Lösung ein, eine *kontrollierte Luftblase* in das Meßsystem einzubauen, um seine Meßübertragungseigenschaften zu verbessern?

Mendler: Ich glaube, es ist vorteilhaft. Denn wenn wir schon invasiv messen und den Patienten mit einer solchen Methode belasten, dann sollten wir auch die Fehler, die wir machen können, nicht in Kauf nehmen, sondern versuchen, möglichst korrekt zu messen. Und wenn man ein solches System wie Gardner es hier vorschlägt, einbringt, dann sollte man gerade die von mir vorgestellten „Blopp"-Messungen durchführen, um dieses System wirklich abzustimmen. Denn es ist ja verstellbar. Es besteht nicht nur aus einer kontrollierten Luftblase, sondern aus einem parallel dazu gesetzten Widerstandsglied, das man mit einem Hahn anpassen kann. Und diese Anpassung können Sie eben nur dann richtig machen, wenn Sie wirklich auch messen.können, wie das System reagiert und nicht, wie die meisten Leute es versuchen, an dem Hahn so lange zu drehen, bis die Druckkurve auf dem Monitor so aussieht, wie man sich eine schöne Druckkurve vorstellt. Die kann nämlich noch viel schlechter geworden sein. Nur Sie wissen es nicht. So lange Sie nicht über Frequenz und Dämpfung quantitative Werte haben, ist es sehr schwer, ein solches Dämpfungsglied richtig anzupassen. Und solange man das nicht tut, ist das Dämpfungsglied lediglich eine weitere Komponente im System, die mehr Kosten verursacht.

Peter: Ich darf vielleicht noch ergänzen, Herr Tillmann, daß ja unsere Systeme unter klinischen Bedingungen noch gar nicht definiert sind. Wir kennen den Frequenzgang und die Dämpfung unserer Systeme nicht. Wir nehmen z. T. noch Kanülen mit zu großem Innenradius. Bevor wir unsere Systeme anders optimieren, müssen wir zunächst alle Fehlerquellen systematisch eliminieren. Wie lange benötigt man zu solchen Messungen?

Mendler: Alle Messungen, die ich Ihnen heute gezeigt habe, haben nicht länger als 3 oder 4 Stunden gedauert. Danach sind Sie in der Lage, ein für Ihre Bedürfnisse geeignetes Druckmeßsystem und seine Eigenschaften abschätzen zu können.

Van Ackern: Herr Mendler, es gibt inzwischen auf dem Markt Druckdome für diese hydraulischen Druckmeßsysteme, die am Ende eine Kunststoffmembran haben. Nun besteht ja die große Schwierigkeit, daß (a) diese Plastikmembran sehr weich ist und (b) nicht unbedingt immer plan der Metallmembran aufliegt. Haben Sie Erfahrungen mit der Meßgenauigkeit dieser verschiedenen Druckdome?

Mendler: Wir haben damit keine Erfahrungen. Bei diesen Einmaldomen besteht die Gefahr, daß sich Luftblasen zwischen dem Dom und der Druckwandlermembran bilden. Diese wirken sich um so stärker aus, je näher sie sich am Wandler befinden.

Abgeleitete Größen aus dem arteriellen Druck

W.F. List

In der Frühphase der Geschichte der Inhalationsanaesthesie war die Kontrolle der Pulsqualitäten die einzige Überwachungsgröße der Herz-Kreislauf-Funktion während der Anaesthesie. Der Anaesthesist, Pulsarius, konnte bei einiger Erfahrung Herzfrequenz (frequens-rarus), Rhythmus (regularis-irregularis), Steilheit des Druckanstiegs (celer-tardus), Amplitudengröße (magnus-parvus) und Spannung (durus-mollis) überwachen und damit Aussagen über sehr wichtige Herz-Kreislauf-Funktionen machen. Die Einführung der unblutigen Blutdrucküberwachung in die Anaesthesie durch Harvey Cushing [3] ermöglichte die objektive Erfassung der Kreislaufveränderungen während der Anaesthesie durch die Messung des systolischen und diastolischen Blutdrucks. Eine wesentliche Ergänzung hat die Einführung der Sichtüberwachung des EKGs gebracht, das die elektrischen Funktionsabläufe am Herzen mit genauer Feststellung der Herzfrequenz und des Herzrhythmus ermöglichte [19–21]. Die heutige routinemäßig durchgeführte Minimalüberwachung jeder Anaesthesie mit EKG und arteriellem Druck erfüllt weitgehend die von Kreuzer [17] aufgestellten Forderungen für die Idealparameter zur Kreislaufüberwachung:

1. nichtinvasiv,
2. kontinuierlich,
3. nicht aufwendig,
4. geringe Fehlerbreite.

Die Pulsüberwachung ist damit aber keineswegs hinfällig geworden, sondern dient zusammen mit anderen klinischen Befunden wie Durchblutung, Wärme und Farbe weiterhin als wichtige klinische Überwachungsgröße für den Erfahrenen. In klinischen Extremsituationen wie bei Schwerstkranken auf der Intensivstation, bei Operationen mit der Herz-Lungen-Maschine, bei massivem Blutverlust, bei induzierter Hypotension oder Hypothermie, bei Frequenz über 150/min, bzw. bei Arrhythmien ist eine unblutige Blutdruck- und Pulskontrolle neben dem EKG für die Diagnose und Therapie nicht ausreichend. Die Herz-Kreislauf-Überwachung muß nicht nur qualitative Aussagen machen, sie muß auch quantitativ erfaßt werden, damit eine situationsgerechte Therapie durchgeführt werden kann.

Aus dem arteriellen Druck können Maximal-, Minimal- und Mitteldrücke bestimmt werden, es können Zeitwerte des Druckablaufs und Flächen unter der Druckkurve (bestehend aus Druck- und Zeitgröße) bestimmt werden. So können die abgeleiteten Größen aus dem arteriellen Druck eingeteilt werden in:

1. Druckgrößen,
2. Zeitgrößen,
3. flächenabgeleitete Größen.

Druckgrößen

Systolischer Blutdruck – P_s (Abb. 1)

P_s ist der höchste Punkt der arteriellen Druckkurve und deutet die kardiovaskuläre Funktion resultierend aus Schlagvolumen und peripherem Widerstand an. Der systolische Mitteldruck ist der mittlere Druck während der Systole, er ist höher als der arterielle Mitteldruck und niederer als der systolische Druck. Der systolische Druck ist ein Maß für die Gefäßfüllung, das Schlagvolumen bzw. Herzminutenvolumen und für den Sauerstoffbedarf des Herzens. Nach Untersuchungen von Cullen [2] unter Anaesthesiebedingungen mit Hypovolämie, Hypoxie und Hyperkarbie zeigten Veränderungen des systolischen Blutdrucks eine hohe Korrelation zu Veränderungen des diastolischen Blutdrucks (r = 0,88) und zu Veränderungen des Schlagvolumens (r = 0,82).

Diastolischer Blutdruck – P_D (Abb. 1)

Er ist der tiefste Punkt der arteriellen Druckkurve. Der diastolische Druck ist zentral etwas höher als peripher und ist für die Koronardurchblutung von wesentlicher Bedeutung. 70% des koronaren Bluts fließt während der Diastole.

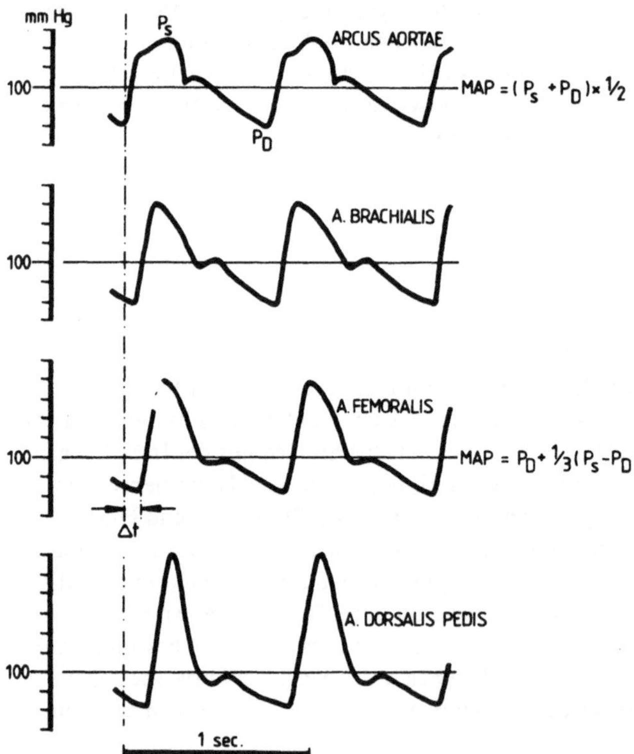

Abb. 1. Arterielle Druckkurven. Bei zunehmendem Abstand vom Herzen geringgradige Verminderung des diastolischen (P_D) und des mittleren arteriellen Blutdrucks (*MAP*), Erhöhung der systolischen Werte (P_s) und Verzögerung und Verflachung der dikroten Einsenkung. Δt gibt die Pulswellendauer an

Der diastolische Wert ist ein Maß für die Koronarperfusion und Sauerstoffversorgung (DPTI) des Herzens. Man unterscheidet einen diastolischen Mitteldruck (P_D) und einen enddiastolischen Druck (P_{ED}), die exakt nur mit Hilfe der invasiven Blutdruckmessung als Mittelwert während der Diastole und als niederster Punkt der arteriellen Druckkurve bestimmt werden können.

Blutdruckamplitude – (P_S – P_D)

Sie wird um so höher, je weiter peripher gemessen wird (Abb. 1). Sie ist ein Maß für die Kapillardurchblutung in der Peripherie, der Nierendurchblutung, des Herzminutenvolumens und des Vasomotorentonus. Bei der Therapie der Hypovolämie ist die periphere RR-Amplitude z.B. ein besseres Maß als der MAP. Große Blutdruckamplituden werden bei Aorteninsuffizienz gefunden, kleine bei Aortenstenosen und im Schock.

Arterieller Mitteldruck – MAP (Abb. 1)

Diese aus dem systolischen und dem diastolischen Druck errechnete Größe ist über dem gesamten Gefäßgebiet etwa gleich groß. Errechnung bei zentralem Puls (Aorta): MAP = (P_S + P_D) · 1/2, bei peripherem Druck (Radialis): MAP = P_D + 1/3 (P_S – P_D).

Trotz Amplitudenerhöhung in der Peripherie nimmt der Mitteldruck peripher geringgradig ab.

MAP ist ein Maß für die Nachlast und den peripheren Widerstand (TPR) (mmHg/l/min) = MAP – CVP/HMV; MAP = HMV · TPR. Als alleinige gemessene Größe ist er besser als jeweils der systolische oder diastolische Druck. Seine Messung ist v.a. bei induzierter Hypotension angezeigt.

Zeitgrößen der arteriellen Blutdruckkurve

Linksventrikuläre Auswurfzeit – LVET (Abb. 2)

LVET („left ventricular ejection time") ist ein systolisches Zeitintervall (STI) und gibt die Systolendauer vom steilen Anstieg der Blutdruckkurve in der Aorta bis zur dikroten Einsenkung an. Die dikrote Inzisur deutet den Schluß der Aortenklappe an und ist nur ventrikelnahe exakt zu registrieren, peripher kommt es zu einer zunehmenden Dämpfung (s. Abb. 1).

LVET korreliert ausgezeichnet mit dem Schlagvolumen, Herzminutenvolumen und dem Herzindex und ist in erster Linie abhängig von der Herzfrequenz [35] und der Nachlast des Herzens. Die Bestimmung von LVET kann auf blutigem Wege durch Einführung eines Kathetertipmanometers in die zentrale Aorta erfolgen, oder auf nichtinvasivem Weg durch Registrierung der Karotispulskurve z.B. mittels piezoelektrischem Drucksensor. Invasiv und nichtinvasiv gemessene Werte korrelieren im höchsten Maße (r = 0,99) [28].

Präejektionsphase oder PEP (Abb. 2)

Sie ist die Phase, die vom Beginn der elektrischen Erregung im Herzen (Q – EKG) bis zum Beginn der Aortendruckkurve vergeht. Sie kann blutig oder unblutig bestimmt werden, letzteres mit Hilfe von EKG, Phonokardiogramm und piezoelektrischem Druckgeber. PEP =

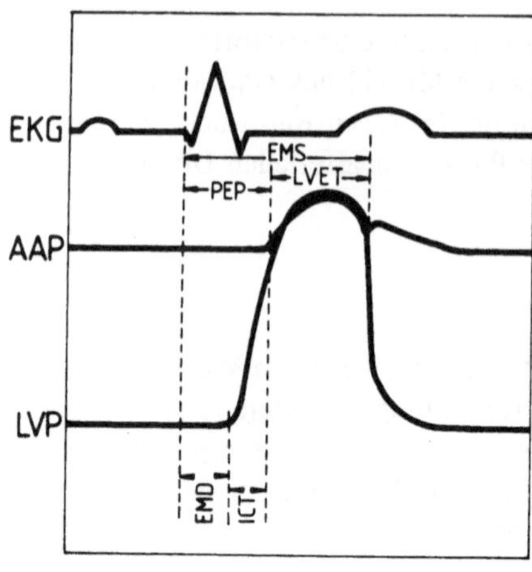

Abb. 2. Systolische Zeitintervalle aus EKG und Druck in Arcus aortae (*AAP*) und linken Ventrikel (*LVP*). Die Summe aus der Praejektionsphase (*PEP*) und der linksventrikulären Auswurfzeit (*LVET*) ergibt die elektromechanische Systole (*EMS*). PEP setzt sich aus der isovolumischen Kontraktionszeit (*ICT*) und einer elektromechanischen Verzögerung (*EMD*) zusammen

QS_2 − LVET; Q = Q-Zacke EKG, S_2 = Beginn 2. Herzton, QS_2 = Dauer der elektromechanischen Systole (EMS). Nichtinvasiv gemessene PEP-Werte (Reitan 1979) korrelieren ebenfalls im höchsten Maße mit invasiv im Ventrikel gemessenen Werten.

PEP unterscheidet sich von der echten Anspannungszeit (ICT = Schluß der Mitralklappe bis zur Öffnung der Aortenklappe), da sie auch eine elektrische Latenz einschließt (EMD − Abb. 2).

PEP ist ein Maß für die Kontraktilität und korreliert mit dp/dt_{max} ausgezeichnet [4]. Ebenso wie dieses ist auch PEP vorlastabhängig und zeigt eine geringe Frequenzabhängigkeit. Von Diamond et al. [6] wurden ein indirekter elektromechanischer Kontraktilitätsindex, basierend auf dem diastolischen Druck, dem pulmonalen Gewebsdruck (PCWP) und PEP aufgestellt.

$$\Delta P/\Delta T = \frac{P_D - PCWP}{PEP}$$

Er zeigt eine hohe Korrelation (r = 0,96) mit dem LV dP/dt. Dieser selten angewandte Parameter wäre eine ausgezeichnete Alternative für Kontraktilitätsmessungen im klinischen Bereich, da er auch die Vorlast berücksichtigt.

Funktionsindex PEP/LVET des linken Herzens

Der Quotient wurde von Weissler [34] aufgrund von Untersuchungen am Gesunden und Herzkranken aufgestellt und setzt die Anspannungszeit mit der Auswurfzeit der STI in Beziehung. Der Normwert beträgt: Q = 0,35 ± 0.03 (SD).

Der Quotient PEP/LVET ist ein Maß für die Myokardfunktion und korreliert mit allen entsprechenden invasiv gemessenen Größen. Garrad et al. [7] haben aufgrund von Untersuchungen an Gesunden und Herzkranken eine sehr enge Korrelation (r = −0,90) des Quotienten PEP/LVET mit der Auswurffraktion (EF) gefunden. EF = 1,125−1,25 PEP/LVET. Diese Umrechnung eines Zeitquotienten in eine Volumengröße [15] ist trotz guter Korrelation nicht unwidersprochen geblieben. Es ist sicherlich besser, den STI-Quotienten als eigenen Parameter mit entsprechender Nähe zu den derzeit gebräuchlichen Herzfunktionsgrößen zu sehen.

Einzelmessungen der systolischen Zeitintervalle als Screeningmethode der Herzfunktion können in einer Grauzone zwischen 0,40—0,50 nicht immer verläßlich zwischen pathologischer und normaler Funktion unterscheiden. Dazu sind weitere Parameter, z.B. vom Echokardiogramm oder Swan-Ganz-Katheter nötig. Werte > 0,50 sind pathologisch. Kontinuierliche Messungen mit sofortiger Auswertung sind auch intraoperativ möglich und sind sehr empfindliche Parameter für pharmakologische, pharmakodynamische Untersuchungen des inotropen Effekts von Medikamenten [5, 22]. Wird die Hämodynamik deutlich verändert, nämlich Vorlast, Nachlast und Herzfrequenz, so kann aus den systolischen Zeitintervallen allein nur eine globale Beurteilung wie Verschlechterung oder Verbesserung der Herzfunktion abgelesen werden.

Pulswellengeschwindigkeit – PWG

Sie ist weitgehend unabhängig von der Strömungsgeschwindigkeit des Bluts (z.B. Aorta 60 cm/s). Die PWG ist ein Maß, das in erster Linie vom Zustand der Gefäßwand und des Ventrikels abhängig ist [25]. Für klinische Untersuchungen wird sie vom Schluß der Aortenklappe (2. Herzton) bis zur Ankunft der dikroten Welle an der Meßstelle, z.B. Halsbereich (Aortenklappenschluß) gemessen. Die PWG nimmt im Alter zu, was auf die Starre der Gefäße zurückzuführen ist (jugendliche Aorta 4 m/s.). Der Normwert für die Herz-Karotis-Zeit beträgt 40 ms (Bereich 8—60 ms) und ändert sich auch nicht bei Erhöhung des Herzminutenvolumens unter ergometrischen Bedingungen. Neben der Dichte des Bluts und dem Aortenquerschnitt ist die PWG der wesentliche Faktor der aortalen Impedanz [14]. Die PWG ist daher auch ein Maß der Impedanz der Aorta.

Erste Ableitung der thorakalen Impedanz dZ/dt (Abb. 3)

Die von Kubicek [18] eingeführte Methode der Messung des elektrischen Widerstands über dem Thorax zeigt bei den durch die Herzaktion bedingten Flüssigkeitsverschiebungen in der Aorta deutliche Widerstandsänderungen. In Hundeversuchen konnte eine ausgezeichnete Korrelation der 1. Ableitung der Impedanzkurve dZ/dt mit dem „peak aortic flow" gefunden werden (r = 0,99). Nach Anlegen von 4 Aluminiumbandelektroden in bestimmten Abständen um den Hals und Thorax wird an den äußeren Elektroden ein konstanter Wech-

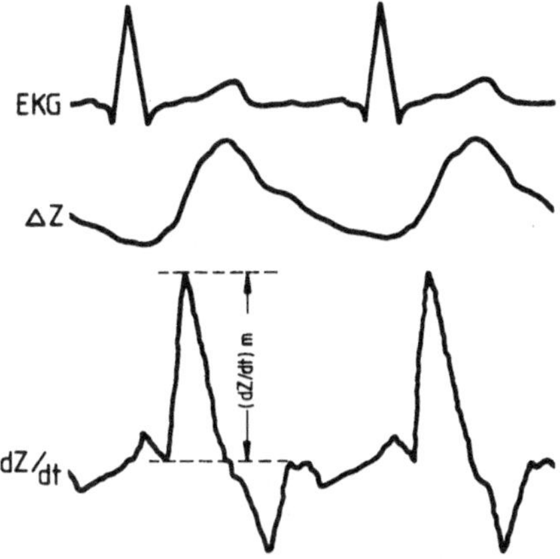

Abb. 3. Veränderung der thorakalen elektrischen Widerstände ΔZ und des 1. Differentialquotienten (dZ/dt) dieser Impedanzkurve durch die Herzaktion

selstrom zugeführt und an den inneren Elektroden der thorakale Gefäßwiderstand abgeleitet und digital angezeigt. Beim Erwachsenen beträgt der thorakale Widerstand ca. 25 Ohm.

Der Vorteil der thorakalen Impedanzmessung ist, daß sie nichtinvasiv ist, ihr Nachteil, daß man nicht genau weiß, was gemessen wird [10]. Beim Hund ist die Methode wegen der anatomischen Gegebenheiten besser anwendbar als beim Menschen. Darüber hinaus ist auch das Gesamtflüssigkeitsvolumen z.B. in der Anaesthesie, beim Schockpatienten nicht konstant und es ändert sich die Leitfähigkeit des Bluts mit Änderungen des Hämatokrits. Bei Lungenüberflutung durch Herzinsuffizienz und bei Pleuraexsudat ergeben sich ebenfalls deutliche Fehler. Nach Untersuchungen von Hartung u. Ottermann [10] sind die Korrelationen mit dem Schlagvolumen bei Anwendung am Menschen schlecht (r = 0,68). Darüberhinaus ist die Methode auch bei Shunt- und Herzfehlern nicht anwendbar. Die Messung der Thoraximpedanz ist bei Säuglingen und Kleinkindern zur unblutigen SV-Überwachung und zur Erfassung der systolischen Zeitintervalle angezeigt.

Maximale Druckanstiegsgeschwindigkeit – dP/dt_{max} (Linker Ventrikel oder Aorta) (Abb. 4)

Die Messung des 1. Differentialquotienten des Druckanstiegs dP/dt_{max} im linken Ventrikel ist nur auf invasivem Wege durch Einführung eines Kathetertipmanometers in den Ventrikel möglich.

LV dP/dt_{max} ist ein Maß für den kontraktilen Zustand und den Sauerstoffverbrauch des Myokards und ist in erster Linie vorlast-, in geringem Maße auch frequenz- und nachlastabhängig. Das Maximum wird in der isovolumetrischen Phase vor der Aortenklappenöffnung gemessen. Wegen der Invasivität dieser diagnostischen Maßnahme wird der Differentialquotient der Aortendruckkurve meist vorgezogen.

dP/dt_{max} – Aorta wird in der Auswurfphase gemessen und ist ein „Flow-Parameter"; Er ist abhängig von der Compliance, vom Flow und vom Widerstand der Aorta. Taylor et al. [32] konnte eine enge Beziehung zwischen linksventrikulärem und aortalem dP/dt_{max} feststellen. Um die Aussage über Kontraktilität des Myokards noch zu verbessern, hat Krayenbühl [16] mit dieser Zeitangabe auch den Druck zum Meßzeitpunkt in Beziehung gesetzt: $dP/dt_{max}/IP$ („instantaneous pressure"). Mason [23] verwendete den LV-Druck: $dP/dt_{max}/P$.

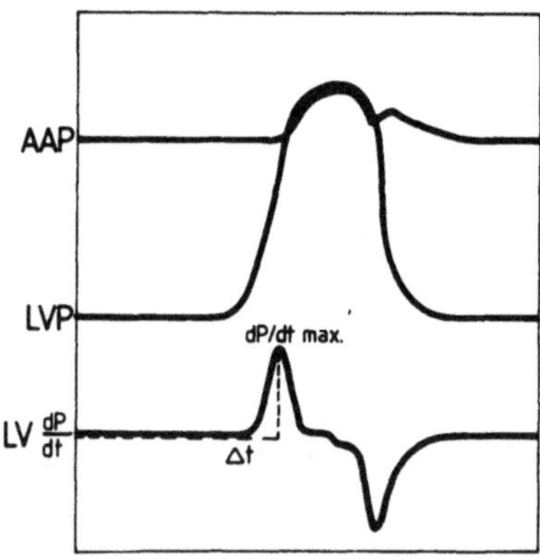

Abb. 4. Druckanstieg im linken Ventrikel (*LVP*) und im Arcus aortae (*AAP*) mit dem 1. Differentialquotienten und dessen Maximum *LV dP/dt$_{max}$*

Von Brettschneider et al. [1] wurde eine Formel angegeben, bei der vom systolischen Druck und dP/dt_{max} LV auf das endsystolische Volumen (ESV) geschlossen werden kann. ESV (100 g Ventrikel) = $P_s/(\sqrt{dP/dt_{max}}) \cdot 11$.

Die während der isovolumentrischen Phase der Herzaktion bestimmten Funktionsparameter (dP/dt_{max}, PEP) werden heute v.a. wegen ihrer Vorlastabhängigkeit als weniger geeignet angesehen, die Myokardfunktion zu definieren.

Nach Sonnenblick [30] ist die entscheidende Funktion des Herzens die Pumpfunktion. Es müssen daher die Größen der Pumpfunktion (SV, HMV, EF, LVET) für die Beurteilung der Herzfunktion verwendet werden. Derzeit scheint die Auswurffraktion ($EF = SV/_{EDV}$) der beste Einzelparameter für die Beurteilung der Herzfunktion zu sein.

Flächenabgeleitete arterielle Größen

Systolischer Spannungs-Zeit-Index – TTI (Abb. 5)

$TTI = MP_S \cdot T_s \cdot HF$. ($MP_s$ = mittlerer Systolendruck, T_s = Dauer der Systole, HF = Herzfrequenz). $Q{-}S_2$ = Dauer der elektromechanischen Systole. $TTI = MAP \cdot (Q{-}S_2) \cdot HF$ (nichtinvasiv).

Der TTI wurde 1958 von Sarnoff et al. [29] erstmals beschrieben. Er ist ein Maß für den Sauerstoffverbrauch des Herzens. Als wesentlicher Faktor wird die vom Myokard entwickelte Spannung angezeigt werden. Von Sonnenblick et al. [31] konnte allerdings gezeigt werden, daß neben der Spannung auch die Kontraktionsgeschwindigkeit eine wesentliche Rolle beim Sauerstoffverbrauch des Myokards spielt, die im TTI nicht berücksichtigt wird. Anstelle des MP_s kann auch als unblutige Größe der mittlere arterielle Druck (MAP) verwendet werden [13]. Bei Verwendung des MAP wird allerdings der Sauerstoffverbrauch des Herzens leicht unterschätzt.

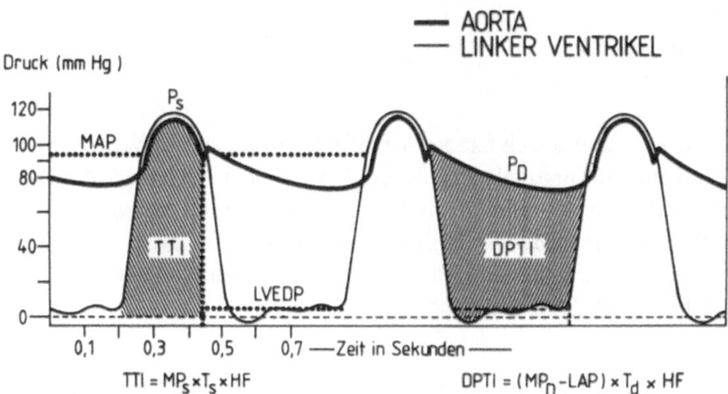

Abb. 5. Der systolische Spannungszeitindex (*TTI*) als Maß für den O_2-Bedarf des Myokards pro Minute. Der *TTI* errechnet sich aus systolischem Mitteldruck (*MP_S*), Dauer der Systole (*T_S*) und der Herzfrequenz (*HF*). Der diastolische Druck-Zeitindex (*DPTI*) als Maß für das O_2-Angebot pro Minute für das Herz. Der *DPTI* errechnet sich aus diastolischem Mitteldruck, linksatrialem Druck (*MP_D-LAP*), der Diastolendauer (*T_D*) und der Herzfrequenz

Frequenzdruckprodukt RPP („rate pressure product")

$RPP = P_S \cdot HF$, z.B. (RR 150, HF 100 = 15.000).

Ist seit längerem bekannt, und wird als ausgezeichnetes Maß für den Sauerstoffverbrauch des Myokards angesehen. Das RPP korreliert auch mit Ischämiezeichen wie im
EKG und dem Auftreten von Schmerzen wie bei Angina pectoris zu sehen ist [8]. Unter
Arbeitsbedingungen gibt es auch bei Normalpersonen Beziehungen zu dP/dt_{max} hinsichtlich des Sauerstoffverbrauchs. Auch während der Anaesthesie bei koronarchirurgischen
Eingriffen hat Kaplan [12] gute Korrelationen mit RPP-Anstiegen und Ischämiezeichen
im EKG gefunden.

Im Triple-Index (TI) wird neben dem P_S und HF noch der pulmonale Gewebsdruck
(PCWP) für den myokardialen Sauerstoffverbrauch mitberücksichtigt. $TI = P_S \cdot HF \cdot$
PCWP (Normalwert < 150 000). Bei erhöhtem PCWP ergibt sich eine verbesserte Aussage.

Diastolischer Druck − Zeit-Index-DPTI („diastolic pressure time index")

$DPTI = HF (MP_D − LAP) \cdot T_D$; MP_D = mittlerer diastolischer Druck, LAP = linksatrialer
Druck, T_D = Diastolendauer; HF = Herzfrequenz/min. $DPTI = HF \cdot P_D \cdot (S_2 − Q)$ nichtinvasiv); $S_2 − Q$ = Diastolenzeit vom Schluß der Aortenklappe (S_2) bis Q-Beginn im EKG.

70% des Koronarblutflusses erfolgt während der Diastole. DPTI ist daher ein Maß für
das Sauerstoffangebot an das Herz. Der DPTI wurde von Hoffmann u. Buckberg [11] eingeführt und von Philipps [26] für die Klinik vereinfacht. Der diastolische Druck wird bei
unblutiger Messung ermittelt, der linke Vorhofdruck ist jedoch nur invasiv erhebbar. Wird
er nicht gemessen, so kommt es zu einer geringen Ungenauigkeit, die v.a. bei erhöhten
LAP-Werten (Herzkranke) zu einer Überschätzung des Sauerstoffangebots führt.

Güte der Herzdurchblutung EVR („endocardial viability ratio")

$$EVR = \frac{DPTI}{TTI} = \frac{(MP_D − LAP)\, T_D}{MP_S \times T_S}$$

$$EVR = \frac{P_D \times (S_2 − Q)}{MAP\,(Q − S_2)} \text{ (nichtinvasiv)}$$

Die Güte der Herzdurchblutung wird durch Sauerstoffzufuhr und Sauerstoffverbrauch
bestimmt. EVR wurde von Vincent [33] erstmals angegeben. Die Flächen unter der Diastole
(DPTI) und unter der Systole (TTI) werden planimetrisch aus den mittleren Drücken und der
Dauer der Diastole und Systole errechnet. Die Durchblutung des Herzens ist ausreichend,
wenn der Quotient 0,8 bis 1 ist, Werte < 0,6 bedeuten Ischämie. Seine Kontrolle ist v.a.
bei Anaesthesien an koronarerkrankten Patienten angezeigt.

Aortale Pulskontur (Abb. 6)

Harley et al. [9] haben die Fläche unter der Aortendruckkurve als Maß für das Schlagvolumen (SV) wieder eingeführt: $SV = LVET \cdot (P_S − P_{ED})$.

Die von Harley angegebene Formel zur genaueren Errechnung des SV in ml wird jedoch praktisch nicht verwendet. Wesseling und De Witt haben auf obiger Formel basierend

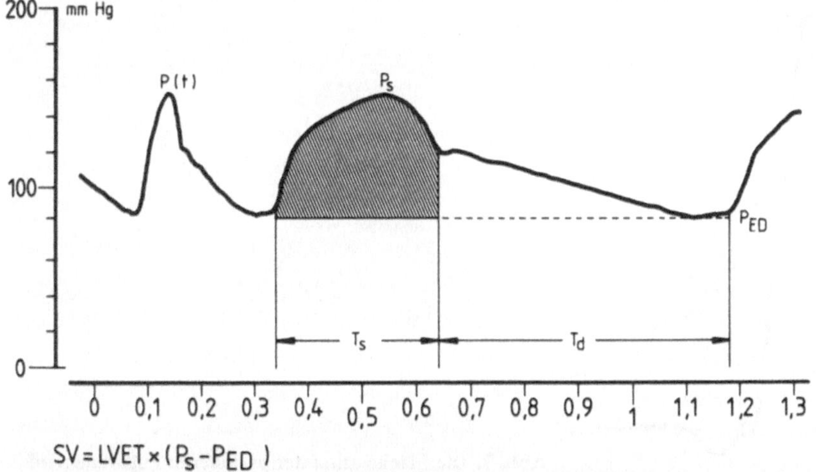

Abb. 6. Die Fläche unter der aortalen Pulskontur wird aus der Systolendauer (T_s oder *LVET*) und der aortalen Blutdruckamplitude ($P_s - P_{ED}$) errechnet und ist ein Maß für das Schlagvolumen (*SV*)

einen Computer entworfen, der die Fläche der Aortendruckkurve vom steilen Anstieg bis zur dikroten Einsenkung oberhalb des enddiastolischen Drucks (P_{ED}) berechnet. Nach den Erfahrungen von Purschke et al. [27] kann diese Methode zur kontinuierlichen Überwachung des Herzminutenvolumens verwendet werden. Vor dem Einsatz muß allerdings die charakteristische Impedanz der Aorta bestimmt werden, damit ein genaues Maß des Schlagvolumens und damit des Herzminutenvolumens bestimmt werden kann. SV = Zao · A, HMV = SV · HF. (Zao = charakteristische Impedanz (Aorta), HF = Herzfrequenz, A = Fläche unter dem systolischen Teil der Aortenkurve). Mit dieser Methode der Schlagvolumina bzw. der Herzminutenvolumenbestimmungen konnten Veränderungen ausgezeichnet erfaßt und gute Korrelationen und Trends angezeigt werden. Fehler dieser Methode ergeben sich aus der Änderung des Eichfaktors Zao, durch fehlerhafte Integration der Fläche, wobei es zu Unterschätzungen und Überschätzungen kam.

Die periphere Pulswelle

Durch Integration der Fläche unter einer peripheren Pulswelle (Finger oder Zehe) wird ein Maß für den peripheren Blutfluß gewonnen. Die Registrierung kann photoelektrisch oder mit einem „strain gauge" (Ring) durchgeführt werden. Die Fläche wird aus der halben Basis mal der Höhe (Amplitude) errechnet (Abb. 7). Sie ist ein Maß für das effektiv zirkulierende Blutvolumen, das Schlagvolumen und das Herzminutenvolumen, allerdings nicht unter Extrembedingungen. Durch Mitregistrierung der Hauttemperatur kann die Aussage noch verbessert werden.

Das Servoplethysmanometer nach Penaz [24] und Wesseling u. De Witt [35] ist ein elektronisch gesteuerter Photoplethysmograph. Er besitzt eine Lichtquelle, eine Photozelle, eine Manschette mit Ventil, die um die Fingerkuppe des Mittelfingers angelegt wird. Durch Kontrolle des transmuralen Drucks der Fingerarterie wird eine unblutige und kontinuierliche Messung des arteriellen Systemdrucks ermöglicht. Die Überwachung konnte über maximal 2 h durchgeführt werden und zeigte eine ausgezeichnete Korrelation mit dem blutig gemes-

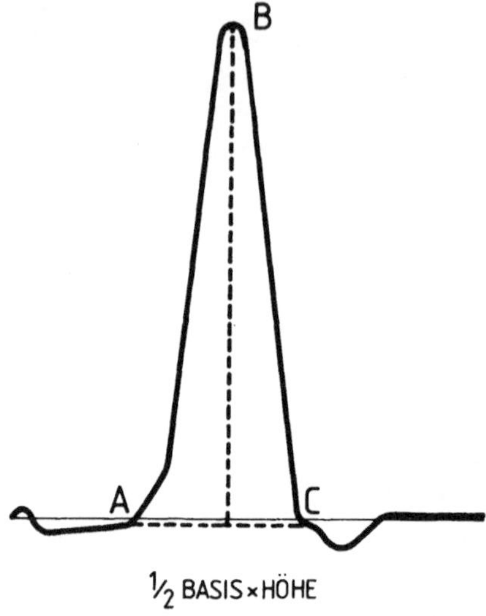

Abb. 7. Die Fläche unter der peripheren Pulswelle wird aus Zeit (*Basis*) und Druckhöhe (*Höhe*) errechnet

senen arteriellen Druck von (r = 0,98), wobei insgesamt der arterielle Druck etwas niedrig eingeschätzt wurde. Da die volle Pulskontur sichtbar gemacht wird, kann auch durch Flächenintegration auf das Schlagvolumen und das Herzminutenvolumen bzw. den mittleren arteriellen Druck unblutig rückgeschlossen werden.

Zusammenfassung

Zusammenfassend kann gesagt werden, daß die Registrierung arterieller Drücke und der daraus abgeleiteten Größen einer differenzierten Herz-Kreislauf-Überwachung dienen. Die Kreislaufüberwachung der arteriellen Seite wird gewöhnlich mit der Angabe von Drücken (P_S, P_D, MAP) ausreichend sein. Durch die Messung von Zeiten, Druckanstiegsgeschwindigkeiten und Flächenintegration unter den Druckkurven können auch Rückschlüsse auf die Herzfunktion gezogen werden. Je weiter zentral Drücke, Zeiten und Flächen gemessen werden, um so genauer, allerdings auch invasiver werden die Meßgrößen. Je weiter peripher man mit einer Messung geht, um so mehr verliert sie an Genauigkeit, gewinnt aber an Nichtinvasivität. Für fast jede aus dem arteriellen Druck abgeleitete Größe sind elektronische Geräte und Computer konstruiert worden, die eine kontinuierliche elektronische Messung von Drücken, Zeiten und Flächen ermöglichen. Dadurch werden diese Größen unabhängig von subjektiven Einflüssen. Gute Korrelationen der abgeleiteten Größen mit bekannten invasiven Größen bedeuten einen Annäherungswert unter bestimmten Bedingungen, nicht aber, daß derselbe Wert gemessen wurde. Wegen der Forderung der weitestgehenden Nichtinvasivität werden klinische Überwachungsgrößen oft nur Annäherungen an Idealwerte bringen. Jeder einzelne dieser vom arteriellen Druck abgeleiteten Größen ist für Trendbeobachtungen besser geeignet als für Diagnosen aus Einzelmessungen.

Obwohl nur 15% des Gesamtbluts im arteriellen Teil zirkuliert, ist die Registrierung von Drücken und daraus abgeleiteten Größen eine Notwendigkeit, um in klinischen Extremsituationen kardiale Komplikationen und Kreislaufkomplikationen zu verhindern oder frühzeitig zu behandeln.

Literatur

1. Brettschneider HJ, Martel J, Hellige G, Heusel I, Kettler D (1972) Korrelation des endsyst Ventrikelvolumens pro Gewichtseinheit (ES V/100 g) zu Potenzfunktionen des arteriellen Druckes (P) und der ventrikulären Druckanstiegsgeschwindigkeit. Verh Dtsch Ges Kreislaufforsch 38:233
2. Cullen DJ (1974) Interpretation of blood pressure measurements in anaesthesia. Anesthesiology 40: 6–12
3. Cushing HW (1903) On routine determinations of arterial tension in operating room and clinic. Boston Med Surg J 148:250–256
4. Dauchot P (1979) Systolic time intervals in operating room monitoring. In: Gravenstein JS (ed) Monitoring surgical patients in the OP. Thomas, Springfield, pp 93–115
5. Dauchot PJ, Rasmussen JP, Nicholson DH et al. (1976) On line systolic time intervals during anesthesia in patients with and without heart disease. Anesthesiology 44:472–480
6. Diamond G, Forrester JS, Chatterjee K et al. (1972) Mean electromechanical $\Delta P/\Delta t$. Am J Cardiol 30:338–341
7. Garrad CL, Weissler AM, Dodge HT (1970) The relationship of alterations in systolic time intervals to ejection fraction in patients with cardiac disease. Circulation 42:455–462
8. Gobel FO, Nordstrand LA, Nelson RR et al. (1978) The rate pressure product as an index of myocardial oxygen consumption during exercise in patients with angina pectoris. Circulation 57:549–556
9. Harley A, Starner CF, Greenfield JC (1969) Pressure-flow studies in man. An evaluation of the duration of the phases of systole. J Clin invest 48:895–905
10. Hartung E, Ottenmann U (1976) Impedanzkardiographie: Theorie und Praxis. In: Zindler M, Purschke R (Hrsg) Kontinuierliche Methoden zur Überwachung der Herz-Kreislauffunktion. Thieme, Stuttgart (JNA Reihe, Bd 1, S 92–109)
11. Hoffmann JIE, Buckberg GD (1974) Regional myocardial ischemia-causes, prediction and prevention. Vasc Surg 8:115–130
12. Kaplan JA (1979) Cardiac Anesthesia. Grune & Stratton, New York, pp 71–115
13. Katz LN, Feinberg H (1958) The relation of cardiac effort to myocardial oxygen consumption and coronary flow. Circ Res 6:656–669
14. Kenner T (1972) Flow and pressure in the arteries. In: Fung YC, Perrone N, Anliker M (eds) Biomechanics: Its foundations and objectives. Prentice Hall, New Jersey, pp 381–433
15. Kesteloot H (1980) In: List WF, Gravenstein JS, Spodick DH (eds) Systolic time intervals. Springer, Berlin Heidelberg New York, pp 30–35
16. Krayenbühl HP (1969) Die Dynamik und Kontraktilität des linken Ventrikels. Karger, Basel New York
17. Kreuzer H (1976) Beurteilung der Herz-Kreislauffunktion in der Intensivmedizin. In: Zindler M, Purschke R (Hrsg) Kontinuierliche Methoden zur Überwachung der Herz-Kreislauffunktion. Thieme, Stuttgart (JNA Reihe, Bd 1, S 17–25)
18. Kubicek WG, Patterson RP, Witsol DA (1970) Impedance cardiography as a noninvasive method of monitoring cardiac function and other parameters of the cardiovascular system. Ann NY Acad Sci 170:724–732
19. Kurtz CM, Bennett JH, Shapiro HH (1936) ECG studies during surgical anaesthesia. JAMA 106: 434–440
20. Lenox WG, Graves RG, Levine SA (1922) An electrocardiographic study of 50 patients during operation. Arch Intern Med 30:57
21. List WF, Gravenstein JS, Spodick DH (eds) (1980) Systolic time intervals. Springer, Berlin Heidelberg New York
22. List WF, Gravenstein JS, Spodick DH (eds) (1980) Systolic time intervals. Springer, Berlin Heidelberg New York
23. Mason DT (1969) Usefullness and limitations of the rate of rise of intraventricular pressure (dP/dt) in evaluation of myocardial contractility in man. Am J Cardiol 23:516–527
24. Penàz J (1973) Servo-Plethysmomanometer. 10th Int Conf Med Biol Eng Dresden 104
25. Pfeiffer KP, Kenner T (1980) Measurement and interpretation of pulse pressure and flow during systole. In: List WF, Gravenstein JS, Spodick DH (eds) Systolic time intervals. Springer, Berlin Heidelberg New York, pp 124–132

26. Philips PA, Marty AT, Miyamoto AM et al. (1975) A clinical method for detecting subendocardial ischemia after cardiopulmonary bypass. J Thorac Cardiovasc Surg 69:30–39
27. Purschke R, Wesseling KH, Schulte HD (1976) Kontinuierliche anatomische Überwachung des HZV aus der aortalen Pulskontur beim Intensivpatienten. Messungen in der Aorta: In: Zindler M, Purschke R (Hrsg) Kontinuierliche Methoden zur Überwachung der Herz-Kreislauffunktion. Thieme, Stuttgart (JNA Reihe, Bd 1, S 74–88)
28. Reitan JA (1978) Noninvasive monitoring. In: Saidman LJ, Ty Smith N (eds) Monitoring in anesthesia. John Wiley & Sons, New York, pp 85–125
29. Sarnoff SJ, Braunwald E, Welch GH, Case RB, Stainsby WN, Macruz R (1958) Hemodynamic determinants of oxygen consumption of the heart with special reference to the tension-time index. Am J Physiol 192:148–156
30. Sonnenblick EH (1978) General principials of cardiac function. 5th European Congress of Anaesthesiology, Paris 1978: Haemodynamic changes in Anesthesia Tam I. p 39–46
31. Sonnenblick EH, Ross J Jr, Covell JW, Kaiser GA, Braunwald E (1965) Velocity of concentration as a determinant of myocardial oxygen consumption. Am J Physiol 209:919–927
32. Taylor SH, Snow HM, Linden RJ (1972) Relationship between left ventricular and aortic dP/dt_{max}. Proc R Soc Med 65:550
33. Vincent WR, Buckberg GD, Hoffmann JIE (1974) Left ventricular subendocardial ischemia in severe valvar and supravalvar aortic stenosis – a common mechanism. Circulation 49:326–333
34. Weissler AM, Harris WS, Schoenfeld DC (1968) Bed-side techniques for the evaluation of ventricular function in man. Circulation 37:149–159
35. Wesseling KH, De Witt B (1981) New ways for the continuous clinical measurement of arterial blood pressure and cardiac output. Proc 7th World Congress of Anesthesiologists, Amsterdam 605–611

Diskussion

Van Ackern: Die Blutdruckregulierung geht doch offensichtlich nach dem pulsatilen Druck. Denn wir wissen von Operationen am offenen Herzen, wenn die Herzlungenmaschine mit ihrem kontinuierlichen Flow und damit mit ihrem kontinuierlichen Druck läuft, dann kommt es bei einigen Patienten zu einer vermehrten Katecholaminausschüttung und auch das Angiotensin-Renin-System springt an. Wir wissen aus den ersten Versuchen über eine Steuerung der Herzlungenmaschine mit pulsatilem Flow, daß diese Effekte zu vermeiden sind. Die Frage ist, ob der systolische Druck wirklich so unwichtig ist, oder genauer diese pulsatile systolische/diastolische Druckamplitude?

List: Das ist völlig richtig. Der mittlere arterielle Druck ist natürlich ein völlig künstlicher Druck, der mit irgendwelchen realen Gegebenheiten nicht so viel zu tun hat. Wenn Sie nur einen Druck beobachten, dann sind Sie mit dem mittleren arteriellen Druck besser dran. Wenn Sie über systolisch/diastolische Druckwerte verfügen, dann haben Sie ja gleichzeitig auch die Amplituden und damit die realen Gegebenheiten.

Arndt: Es ist natürlich nach wie vor richtig, daß die Blutdruckregulation etwas mit dem Mitteldruck zu tun hat. Dabei stellt der Mitteldruck die Schwelle für die Erregung der Rezeptoren dar.

Somit ist der Mitteldruck schon wichtig. Außerdem dürfen wir nicht vergessen, der Mitteldruck ist der treibende Druck für die Durchblutung des Kreislaufs.

Mittmann: Ich habe noch eine Frage zu diesem *endocardial viability index*. Da geht ja der *diastolic pressure time index* ein. Wie wollen wir etwas über die myokardiale Ischämie ableiten, wenn das Ausmaß der Koronarstenose, und da genau wollen wir es ja benutzen, gar nicht mit berücksichtigt wird. Denn diese Druckverhältnisse beinhalten ja nur die prästenotischen und nicht die poststenotischen Verhältnisse. Ich verstehe nach wie vor nicht ganz, was ich mit diesem Index anfangen soll.

List: Wenn man die Literatur durchsieht über die Anwendung dieses *endocardial viability index*, so findet man ihn auf wenige Arbeiten beschränkt.

Strauer: Ich wollte als Punkt zur Qualität des *tension time index* noch bemerken, daß er bei akuten und chronischen Erkrankungen sicherlich ein brauchbares Approximativ ist, wenn es darum geht, akute O_2-Verbrauchsänderungen abzuschätzen, z. B. unter pharmakologischen Eingriffen. Er ist sicherlich ein sehr schlechter Index, wenn es darum geht, O_2-Verbrauchsänderungen bei hypertrophen Insuffizienzen des Herzens abzuschätzen.

List: Dann würde es eigentlich ein Index sein, der vielleicht in der Anaesthesie oder in solchen akuten Situationen verwendbar wäre. Die Änderung dieses Index würde vielleicht doch etwas bringen, wenn man die Relationen und die Trendbeobachtungen als Maß nimmt.

Mittmann: Der *tension time index* ist oftmals ganz gut, um Änderungen des O_2-Verbrauchs abzuschätzen. Was nur nicht eingeht ist, wie Sie auch sehr richtig sagten, die Kontraktilität und wenn Sie Frequenzänderungen und Druckänderungen haben, die auf kontraktiler Basis beruhen, so ist dieser entscheidende Faktor nicht im sogenannten Druckfrequenzprodukt mit enthalten. Insofern gibt es, auch nach Sonnenblick, echte Diskrepanzen. Sie haben Kontraktilitätszunahmen und Abnahmen des Druckfrequenzproduktes und umgekehrt, d. h. er ist auch bei akuten Eingriffen mit sehr großem Vorbehalt zu verwenden.

Schmidt: Es erscheint bemerkenswert, daß es möglich sein soll, aus PEP/LVET die Ejektionsfraktion zu bestimmen. Dazu die folgende Frage: (1) Gibt es Arbeiten, die den Weissler'schen Befund bestätigen? (2) Haben Weissler et al. interindividuelle oder intraindividuelle Vergleiche durchgeführt?

List: Es gibt Arbeiten über alles. So auch Arbeiten, die die Weissler'schen Befunde widerlegen, dazu gehört vor allem Kestelot, der sehr deutlich wohl in etwas extremen Fällen gezeigt hat, daß das nicht stimmt. Und Gleichmann in Bad Oeyenhausen hat ebenfalls gezeigt, daß hier große Fehler möglich sind. Es erscheinen jetzt laufend Arbeiten. Weissler hat das interindividuell gemessen, bei 60 Patienten unter Normal- und unter pathologischen Bedingungen. Trotzdem meine ich, daß man damit sehr, sehr vorsichtig sein muß, vor allem, wenn mit einer Zeitgröße eine Volumengröße errechnet wird.

Funktions- und Regelprinzipien des Niederdrucksystems

Wertigkeit und Grenzen der zentralvenösen Druckmessung

J. O. Arndt

Das Adjektiv „hämodynamisch" im Titel des Workshops ist im Rahmen meines Themas antithetisch durch „hämostatisch" zu ersetzen; denn die Drücke im Niederdrucksystem und damit auch der hier zur Debatte stehende zentralvenöse Druck sind nicht dynamisch, also strömungsabhängig (Dimension Volumen pro Zeit!) determiniert, sondern sie resultieren aus der Wechselbeziehung zweier statischer Größen, nämlich dem Blutvolumen (Dimension Volumen!) und der Kapazität (Dimension Volumen pro Druck!) des Systems.

Es ist im wesentlichen diese Erkenntnis, die Gauer und Henry veranlaßte, die traditionelle Unterscheidung von großem und kleinem Kreislauf aufzugeben und statt dessen das Kreislaufsystem in einen Hoch- und einen Niederdruckanteil zu untergliedern. Nur auf der Grundlage dieser Vorstellungen werden Wertigkeit und Grenzen der zentralvenösen Druckmessung deutlich, deshalb seien die Grundlagen dieses Konzepts einleitend dargestellt (zusammenfassende Darstellung bei Gauer u. Henry 1976).

Konzept vom Niederdrucksystem

Das Prinzipielle geht aus dem einfachen Kreislaufschema in Abb. 1 hervor. Definitionsgemäß umfaßt das Niederdrucksystem sämtliche postarteriolaren Gefäße, die Lungenzirkulation mit dem Herzen, das Hochdrucksystem, die Systemarterien zwischen den Aortenklappen und dem Arteriolengebiet, wobei der linke Ventrikel als Nahtstelle zwischen beiden Systemanteilen, während der Diastole zum Nieder-, während der Systole dagegen zum Hochdrucksystem zählt.

Im Niederdrucksystem liegt das Druckniveau wesentlich niedriger als auf der Hochdruckseite. Am liegenden Menschen fallen die Drücke von 15 mmHg im Venolengebiet zum rechten Vorhof auf etwa 5 mmHg und von der Pulmonalarterie von 13 mmHg zum linken Vorhof auf etwa 8 mmHg ab. Das Druckniveau beträgt damit im Mittel nur etwa 1/10 des Systemarteriendrucks.

Daneben unterscheiden sich die beiden Systemanteile aber auch durch die Elastizität der Gefäße. Hier wurde die Elastizität als Dehnungswiderstand wiedergegeben, d.h. die Zahlen errechnen sich aus der Druckänderung pro Volumenänderung. Auf der Niederdruckseite ändert sich nämlich der zentrale Venendruck nur um 7 cm H_2O bei einer Blutvolumenänderung um 1000 ml [9], während im arteriellen Hochdrucksystem eine Volumenzunahme um 1 ml einen Druckanstieg um 1 mmHg erzeugt.[1] Als Compliance ausgedrückt,

---

[1] Im Steady state fließen pro Schlagvolumen rund die Hälfte ins Niederdrucksystem ab, die andere Hälfte wird systolisch im arteriellen System gespeichert, d.h. die Blutdruckamplitude von rund 40 mmHg wird durch das systolische Speichervolumen von rund 40 ml erzeugt

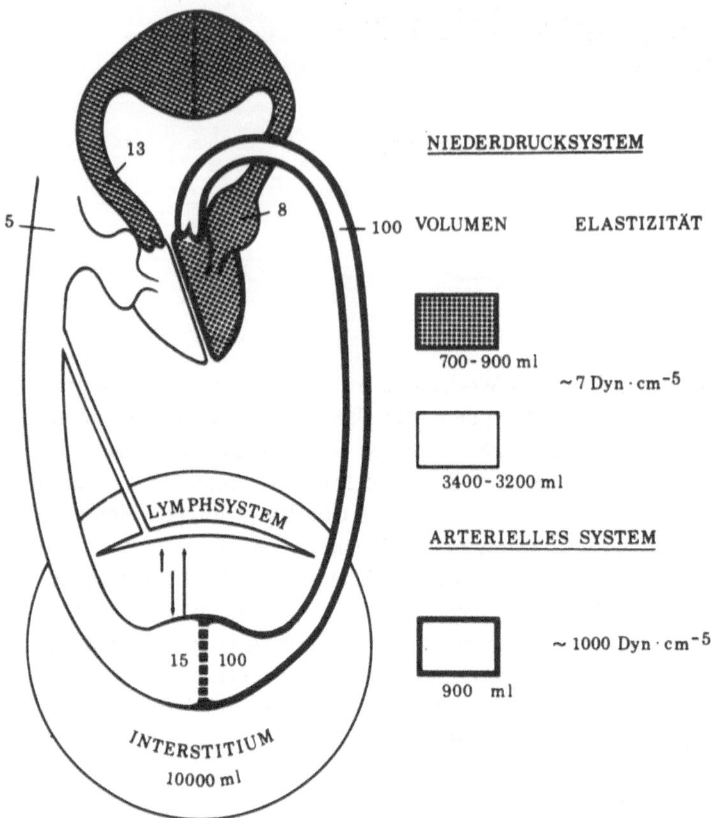

Abb. 1. Schematische Darstellung des Kreislaufs. Verteilung des Blutvolumens auf die wichtigsten Kreislaufabschnitte am liegenden Menschen unter Annahme eines Gesamtblutvolumens von 5 l. Die Zahlen in den Gefäßen geben die betreffenden mittleren Blutdrücke in mmHg an. Elastizität wurde hier als Elastizitätskoeffizient, d.h. als Druckänderung pro Volumenänderung wiedergegeben. Zu beachten ist auch, daß letztlich auch das Interstitium funktionell zum Niederdrucksystem gehört [6]

d.h. also als Volumen zur Druckänderung betrachtet, errechnet sich für das Niederdrucksystem ein Wert von 200 ml pro 1 mmHg Druckänderung, für die Hochdruckseite 1 ml pro 1 mmHg Druckänderung. Das Niederdrucksystem ist also rund 200mal dehnbarer als das Hochdrucksystem. Aufgrund dessen ergibt sich auch eine charakteristische Verteilung des Blutvolumens; denn das Niederdrucksystem enthält trotz der niedrigen Drücke mit 85—90% den Löwenanteil des Blutvolumens gegenüber nur 10—15% auf der Hochdruckseite.

Doch neben den Unterschieden im Druckniveau und in der Blutvolumenverteilung bezieht sich die Differenzierung u.a. auch und in erster Linie auf die unterschiedliche Determiniertheit der Drücke. Bedeutungsvoll ist hierbei, daß die Strömung im Kreislauf nur auf der Hochdruckseite im Arteriolengebiet auf einen hohen Strömungswiderstand trifft, nicht jedoch auf der Niederdruckseite, wenn man zunächst den Strömungswiderstand in der Lungenstrombahn außer acht läßt. Dank des Strömungswiderstands im Arteriolengebiet resultiert nämlich der arterielle Druck aus dem Gleichgewicht zweier Ströme, dem vom Herzen gelieferten Herzminutenvolumen und dem strömungswiderstandsabhängigen Ausstrom aus dem System. Das relativ hohe arterielle Druckniveau ist somit flußabhängig, es existiert überhaupt nur bei schlagendem Herzen und bestimmt unter funktionellen Gesichtspunkten im wesentlichen das Druckgefälle von der Hoch- zur Niederdruckseite.

Dadurch ist es möglich, daß die parallel angeordneten Organe durch Verstellung ihres internen Strömungswiderstands ihre Durchblutung je nach den Stoffwechselbedürfnissen selbständig besorgen können. Das Regelprinzip ist auf der Hochdruckseite deshalb darauf gerichtet, das sich aus Herzminutenvolumen und Strömungswiderstand ergebende Druckniveau über Anpassung des Ein- und Ausstromverhältnisses, über Vermittlung der Baroreflexe in engen Grenzen reflektorisch mit dem Ziel konstant zu halten, das Druckgefälle im Kreislauf zu gewährleisten.

Grundsätzlich anders sind demgegenüber die Verhältnisse auf der Niederdruckseite. Hier trifft die Strömung herzwärts nicht auf ein Widerstandsgefäßgebiet. Folglich sind hier die Drücke nicht von der Strömung abhängig und sie lassen sich auch nicht strömungsabhängig regulieren. Tatsächlich resultieren die Drücke im Niederdrucksystem aus dem Verhältnis zwischen Blutvolumen und Kapazität des Systems, d.h. bei gegebenen Dehnungswiderständen der Gefäße aus der gewachsenen Größe des Systems und dem Gefäßtonus, und sie haben deshalb weniger eine Bedeutung für strömungsdynamische Überlegungen, sondern sind Maß des Füllungszustandes der verschiedenen Gefäßabschnitte. In letzter Konsequenz kann man deshalb das Niederdrucksystem funktionell als Füllungsreservoir für das Herz auffassen, wobei dem sog. zentralen Blutvolumen, das zwischen den Pulmonalis- und Aortenklappen lokalisiert ist, eine besondere Rolle zukommt. Dieses Reservoir allein enthält etwa 700–900 ml Blut. Aus ihm kann der linke Ventrikel selbst bei völlig sistierendem venösen Rückstrom unmittelbar 5–7 Schlagvolumina abschöpfen, so daß das Herzzeitvolumen entgegen verbreiteter Ansicht nicht besonders eng an den venösen Rückstrom gekoppelt ist [6].

Experimente zum Nachweis der statischen Natur der Druckeinstellung im Niederdrucksystem

Die statische Natur der Druckeinstellung im Niederdrucksystem läßt sich bei stillstehendem Herzen besonders klar erkennen. In eleganten Versuchen studierten Guyton et al. [11] diese Frage. Sie erzeugten durch Elektrofibrillation des Herzens am Hund einen temporären Kreislaufstillstand. Dabei kommt es zum Ausgleich des Druckgefälles im Kreislauf, d.h. das Hochdrucksystem entleert sich unter Druckabfall in das Niederdrucksystem, wodurch der zentrale Venendruck geringfügig ansteigt. Der Schnittpunkt beider Drücke ist in Guytons Terminologie der sog. „mean circulatory filling pressure", der also unabhängig vom Fluß den *Füllungszustand* des Kreislaufs reflektiert.

Dieser Druck betrug am narkotisierten Hund bei normalem Blutvolumen und normalem Gefäßtonus mit erstaunlicher Präzision 7 mmHg, er fiel nach Ausschaltung des Gefäßtonus durch komplette Spinalanaesthesie auf 4,8 mmHg, also als Ausdruck der untergeordneten Bedeutung des Gefäßtonus nur wenig ab, und er erhöhte sich auf 14 mmHg, als das Gefäßsystem durch Adrenalininfusion maximal konstringiert wurde.

Von besonderer Wichtigkeit war nun die weitere Beobachtung, daß der zentrale Venendruck in diesen Versuchen über weite Bereiche linear mit den durch Aderlaß und Transfusion induzierten Blutvolumenänderungen korrelierte, d.h. bei gegebenem Gefäßtonus ist der zentrale Venendruck als Indikator der Kreislauffüllung hauptsächlich eine Funktion des Blutvolumens [12].

Die besonders enge Wechselbeziehung zwischen Blutvolumen einerseits und den Drücken im Niederdrucksystem andererseits läßt sich nun auch bei schlagendem Herzen nachweisen. Wenn man nämlich an Hunden das Blutvolumen um ±30% ändert (s. Abb. 2), dann steigen linker und rechter Vorhofdruck und ebenso bemerkenswerterweise auch der Pulmonalarteriendruck parallel an, wenn das Blutvolumen ausgedehnt wird, und umgekehrt fallen die Drücke ab, wenn das Blutvolumen vermindert wird. Die intrathorakalen Gefäßdrücke sind demnach im wesentlichen vom Blutvolumen abhängig, und diese Beziehung wird auch durch das zwischengeschaltete Widerstandsgebiet in der Pulmonalstrombahn prinzipiell nicht verändert, eine Beobachtung, die die Vorstellung von der funktionellen Einheit des Niederdrucksystems stark stützt [13].

Die *volumenpassive* Einstellung der Drücke läßt sich im Tierversuch noch eindrucksvoller demonstrieren, wenn man das Verhalten der Drücke in beiden Vorhöfen zusammen mit dem Vorhofumfang als Maß der Herzvolumenänderungen verfolgt (Abb. 3): Nach einem Aderlaß von etwa 15% des geschätzten Blutvolumens nehmen alle drei Parameter nach einer etwa 5 min anhaltenden Einschwingphase ein niedrigeres Niveau ein und sie bleiben solange dort, bis die initiale Volumenänderung durch Retransfusion des entnommenen Bluts wieder ausgeglichen wurde. Wird das Blutvolumen um den gleichen Betrag durch Dextraninfusion ausgedehnt, dann wird ein erhöhtes Niveau eingenommen, das wiederum solange aufrecht erhalten bleibt, bis die initiale Blutvolumenvergrößerung durch Aderlaß wieder rückgängig gemacht wird [1].

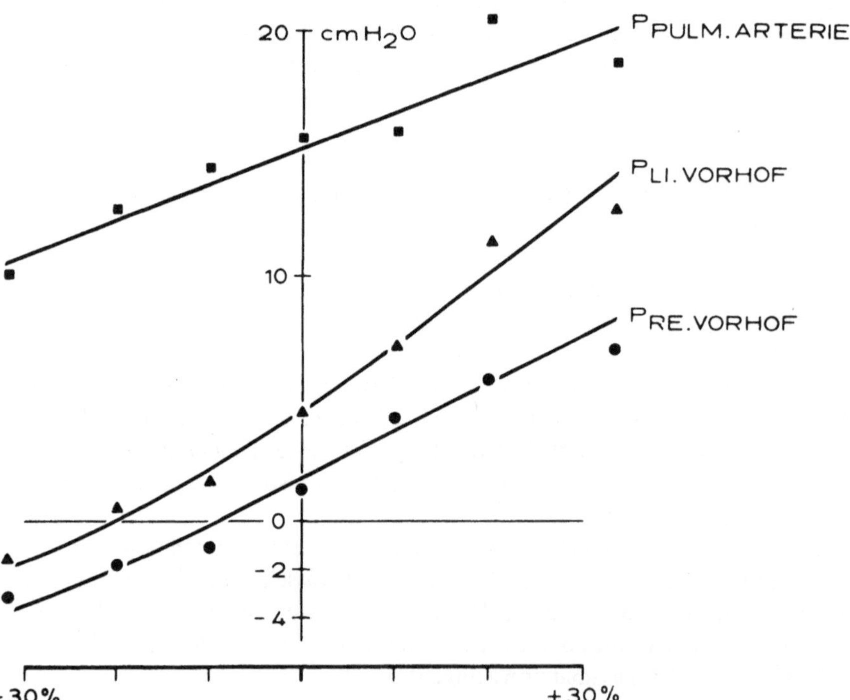

Abb. 2. Drücke in der Pulmonalzirkulation bei Änderung des Blutvolumens. Mittelwerte aus 15 Versuchen an narkotisierten Hunden. Zu beachten ist der nahezu parallele Verlauf der Drücke. Änderungen des Gesamtblutvolumens wirken sich also diesseits und jenseits des pulmonalen Strömungswiderstandsgebiets in gleicher Richtung und Größe aus, eines der Argumente für die einheitliche Betrachtung von Venensystem und Lungenkreislauf unter dem Begriff Niederdrucksystem [13]

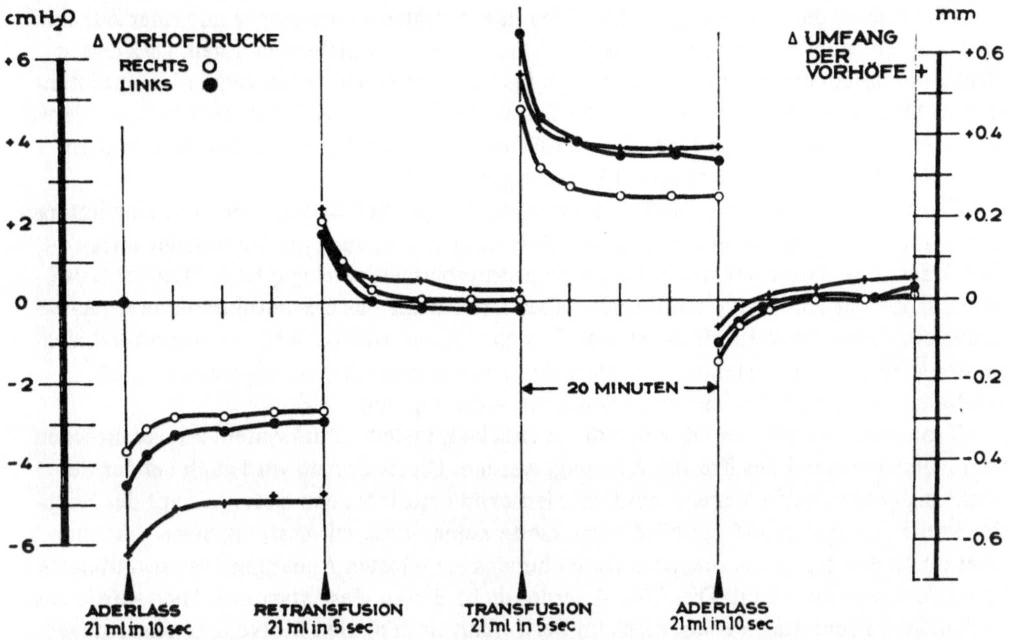

Abb. 3. Beziehung zwischen Vorhofdrücken und Vorhofumfang. Versuche an acht narkotisierten Katzen mit geschlossenem Thorax. Hinzuweisen ist auf die strenge Parallelität von Drücken und Umfang nach schnellen Blutvolumenänderungen sowie auf die Tatsache, daß sämtliche Parameter solange auf dem eingenommenen Niveau bleiben bis die initiale Blutvolumenänderung wieder rückgängig gemacht wird, wodurch die Passivität der Druckeinstellung bei Volumenänderungen in der Pulmonalzirkulation unterstrichen wird [1]

Obwohl derartige Versuche die volumenpassive Einstellung der Drücke klar zum Ausdruck bringen, hält dennoch die Debatte darüber an, ob nicht doch die Kapazität des Systems über venomotorische Reaktionen an das Volumen angepaßt wird. Sicherlich spielt die Venomotorik unter Streßbedingungen wie Hypoxie, körperlicher Anstrengung und bei Blutvolumenänderungen, die so groß sind, daß das arterielle Blutdruckniveau wegen des dabei abfallenden Herzzeitvolumens nicht mehr aufrecht zu erhalten ist, eine Rolle: solange sich jedoch die Blutvolumenänderungen im physiologischen Bereich halten, nämlich größenordnungsmäßig etwa 10—15% des gesamten Blutvolumens nicht überschreiten, ist die venomotorische Anpassung der Kapazität an das primär verminderte Blutvolumen von untergeordneter Bedeutung. So läßt sich z.B. bei orthostatischer Belastung keine stationäre Verstellung des Venentonus am Menschen nachweisen [8]. Allerdings spielt dann der Venentonus eine Rolle für die Stabilisierung des zentralen Venendrucks bzw. der intrathorakalen Gefäßfüllung, wenn die intrathorakale Füllung soweit vermindert ist, daß der linke Ventrikel nicht mehr genügend gefüllt und damit das Herzminutenvolumen und der arterielle Blutdruck nicht mehr aufrecht zu erhalten sind [16].

Wie wenig Einfluß das sympathische Nervensystem auf die Drücke im Niederdrucksystem des Menschen hat, kommt unter anderem auch darin zum Ausdruck, daß bei Periduralanaesthesie bis Höhe Th₅, d.h. nach Ausschaltung der sympathischen Innervation der gesamten unteren Körperpartien einschließlich des Nebennierenmarks und z.T. auch des Herzens der zentrale Venendruck am liegenden Menschen nur geringfügig um 1 mmHg abfällt [3].

Ob übrigens diese geringfügige Abnahme des zentralen Venendrucks mit einer Zunahme der Compliance in Zusammenhang steht, läßt sich nicht mit Sicherheit sagen. Daß dieser Mechanismus jedoch quantitativ nicht stark ins Gewicht fallen dürfte, zeigen Untersuchungen am Menschen. Hier reduziert sich die Gesamtcompliance des Kreislaufs von normalerweise 2,2 ml/mmHg/kg KG nur um 0,57 auf 1,68 ml/mmHg/kg KG, wenn das Gefäßsystem durch Noradrenalininfusion maximal konstringiert wurde [5].

Der nervale Gefäßtonus spielt also unter physiologischen Bedingungen nur eine untergeordnete Rolle, so daß die intrathorakalen Gefäßdrücke und auch die Füllung der intrathorakalen Zirkulation im wesentlichen vom Blutvolumen abhängig sind. Man versucht deshalb, aus der Änderung irgendeines dieser Drücke auf das Gesamtblutvolumen rückzuschließen. Dieser Umkehrschluß ist jedoch nicht immer erlaubt, weil die intrathorakalen Drücke auch von der Verteilung des Blutvolumens zwischen den verschiedenen Gefäßabschnitten innerhalb des Niederdrucksystems abhängig sind.

Trotzdem aber gilt das Prinzip, daß die Drücke im Niederdrucksystem im wesentlichen vom Füllungszustand des Kreislaufs geprägt werden. Dieses Prinzip wird auch bei der Betrachtung des zentralen Venendrucks am Menschen deutlich; denn anders als auf der Hochdruckseite lassen sich auf der Niederdruckseite keine größeren Anstrengungen erkennen, einer durch Änderung des gesamten Blutvolumens ausgelösten Änderung des zentralvenösen Drucks entgegenzuwirken. Die Abb. 4 verdeutlicht diesen Gesichtspunkt. Hier wurde das Verhalten des zentralen Venendrucks im Zeitverlauf nach akuten Blutvolumenänderungen am Menschen verfolgt. Ein Aderlaß von etwa 500 ml bewirkt an diesen gesunden, liegenden

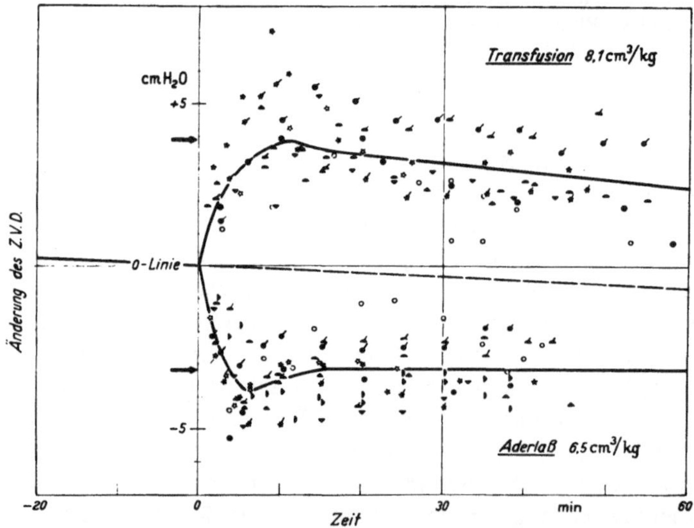

Abb. 4. Das Verhalten des zentralen Venendrucks in Abhängigkeit von der Zeit nach definierten Aderlässen (*unten*) und Transfusionen (*oben*) an 12 gesunden Versuchspersonen. Das Blut wurde innerhalb von 4–12 min entnommen und 4 Tage später in etwa gleicher Geschwindigkeit reinfundiert. Die reinfundierte Menge ist um den in den Spenderflaschen enthaltenen Stabilisator größer. Die Pfeile markieren die Schnittpunkte der extrapolierten Regressionsgeraden des Drucks mit der Druckachse. Zu beachten ist die strenge Proportionalität von Blutvolumenänderung und Druckänderung sowie v.a. die Tatsache, daß das System keine sonderlichen Anstrengungen erkennen läßt, die volumeninduzierten Druckänderungen zu kompensieren; denn auch nach 50–60 min haben sich die Drücke noch nicht wieder normalisiert. Danach hat man es auf jeden Fall auf der Niederdruckseite mit relativ langsamen Anpassungsmechanismen zu tun [9]

Menschen im Mittel einen Abfall des zentralen Venendrucks um 3,2 cm, und der Druck steigt im Mittel um 3,8 cm H_2O an, wenn das entnommene Blutvolumen 4 Tage später retransfundiert wurde.

Zu beachten ist, daß unter beiden Bedingungen der zentrale Venendruck das nach der Volumenänderung eingenommene Niveau ähnlich wie in Abb. 3 ohne größere Normalisierungstendenz beibehält. Der Körper macht also keine Anstrengungen, durch vasomotorische Reaktionen den Druck zu normalisieren. Auf jeden Fall aber hat man es mit den Regulationsvorgängen im Niederdrucksystem offensichtlich mit extrem langsam ablaufenden Mechanismen zu tun, die offensichtlich nicht darauf gerichtet sind, den Druck, sondern vielmehr die Füllung des Systems zu regulieren.

Aus diesen Experimenten leitet sich übrigens eine für die Transfusionstherapie wichtige Maßzahl ab. Addition der Druckänderungen bei Aderlaß und Retransfusion ergeben nämlich eine Gesamtdruckänderung von 7 cm H_2O, d.h. man geht auf dieser Grundlage davon aus, daß eine Blutvolumenänderung um 1 l beim Menschen den zentralen Venendruck um 7 cm erhöht. Diese Zahl darf jedoch nicht unkritisch angewandt werden. Zunächst muß man wissen, daß die absoluten zentralen Venendrücke im Einzelfall äußerst unterschiedlich sind. In diesem Kollektiv betrug der zentrale Venendruck vor dem Aderlaß in einem Extrem nur 5, im anderen aber 15 cm H_2O, d.h. aus einem einmal gemessenen zentralen Venendruckwert kann man über den Füllungszustand des Kreislaufs nichts aussagen.

Darüber hinaus sind bei gleichen Volumenänderungen aber auch die *Änderungen* des zentralen Venendrucks individuell äußerst verschieden. Für eine Volumenänderung um 1 l stieg nämlich bei einigen Probanden der zentrale Venendruck nur um 4 cm, bei anderen jedoch um 14 cm H_2O an. An der Reaktion des zentralen Venendrucks auf ein bestimmtes Transfusionsvolumen kann man deshalb im Einzelfall nicht beurteilen, ob dadurch die Füllungsverhältnisse normalisiert wurden oder nicht.

Faktoren, die den zentralen Venendruck unabhängig vom Blutvolumen beeinflussen

Soweit stützen sich die Aussagen über die volumenpassive Einstellung der Drücke im Niederdrucksystem nur auf die Verhältnisse in der intrathorakalen Zirkulation, wo offensichtlich unter bestimmten Umständen (horizontale Körperlage, Konstanz des Gefäßtonus und v.a. des arteriellen Blutdruckniveaus) die Drücke im wesentlichen vom Gesamtblutvolumen abhängig sind. Gehorchen aber die Drücke in den extrathorakalen Abschnitten des Niederdrucksystems den gleichen Gesetzmäßigkeiten? Die Diskussion dieses Problems muß die Existenz des Venenkollaps am Übergang in den Thorax in Betracht ziehen. Dadurch nämlich werden die intra- und extrathorakalen Anteile des Niederdrucksystems hydraulisch getrennt, so daß je nach den in ihnen herrschenden Drücken Blutvolumenumverteilungen zwischen beiden Kompartimenten in Gang gesetzt werden können, die ihrerseits den zentralen Venendruck beeinflussen.

Die hydraulische Trennung zwischen beiden Systemanteilen wird aus Abb. 5 deutlich. Schiebt man einer liegenden Versuchsperson ein Katheterspitzenmanometer von der Femoralvene bis in den Thorax vor, dann ändert sich das Druckniveau beim Durchgang des Meßelements durch das abdominale Venengebiet zunächst kaum, beim Übergang in den Thorax ist dann jedoch als Ausdruck der Existenz eines Strömungshindernisses im Zwerchfellgebiet ein steiler Druckabfall zu konstatieren. Im Endresultat liegt also das Druckniveau

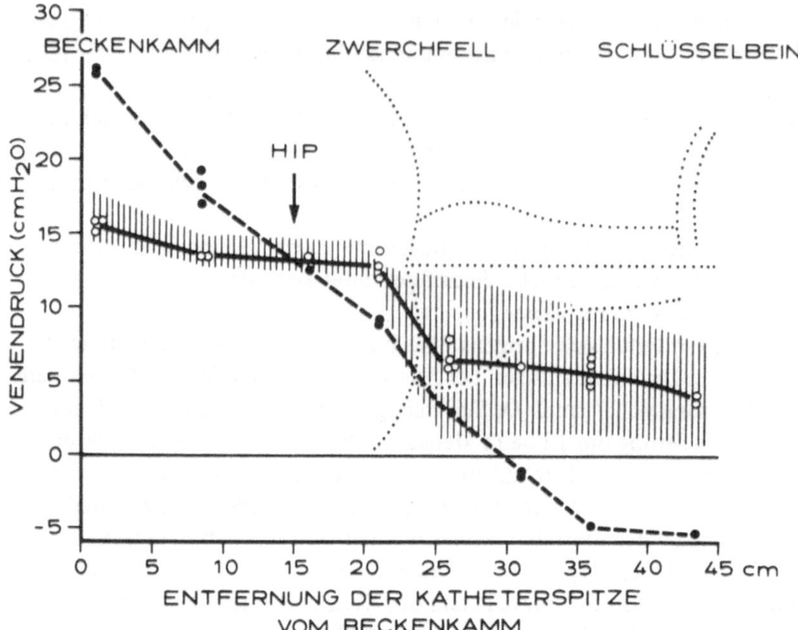

Abb. 5. Druckprofil im Niederdrucksystem am Menschen in horizontaler Rückenlage bzw. in aufrechter Körperstellung. Ein Katheterspitzenmanometer wurde von einer Femoralvene aus bis in den Thorax vorgeschoben. Die *schraffierte Fläche* markiert den Bereich der respiratorischen pulsatorischen Druckschwankungen. Die *ausgezogene Linie* gibt den Mitteldruck im Liegen, die *gestrichelte Linie* im Stehen wieder. Im Liegen herrscht als Ausdruck der Existenz eines Strömungshindernisses im Zwerchfellgebiet ein Druckgefälle von etwa 10 cm H_2O zwischen extra- und intrathorakalen Gefäßabschnitten, das im Stehen nicht mehr vorhanden ist. Etwa 9 cm unter dem Zwerchfell liegt der sog. hydrostatische Indifferenzpunkt (H.I.P.), der eine Ebene im Gefäßsystem markiert, in der die Drücke im Liegen und Stehen gleich sind. Am liegenden Menschen sind also extra- und intrathorakale Gefäßabschnitte hydraulisch getrennt, so daß sich zwischen beiden Anteilen des Niederdrucksystems Blutvolumenumverteilungen abspielen können [8]

im Thorax um etwa 8–10 cm H_2O niedriger als im abdominalen Gefäßgebiet. Am stehenden Menschen ist dieser Drucksprung dann allerdings nicht mehr nachzuweisen, weil unter diesen Bedingungen aufgrund des Anstiegs des hydrostatischen Drucks oberhalb des Zwerchfells die V. cava inferior zu allen Zeitpunkten offenbleibt [8].

Der Venenkollaps wirkt im Prinzip wie ein Damm im Strom, der ein höher liegendes Reservoir von einem niedriger liegenden trennt (Abb. 6). Aus diesem Grund wirken sich Bluttransfusionen zunächst nur im unteren Reservoir, d.h. also in der intrathorakalen Zirkulation aus, und erst dann im höher liegenden, wenn das intrathorakale Kompartiment bis zum Gipfel des Dammes gefüllt ist. Daraus erklärt sich nun die Tatsache, daß zwar der zentrale Venendruck in aller Regel eng mit Blutvolumenänderungen korreliert, nicht aber der periphere Venendruck. In Abb. 7 sind Versuche dargestellt, bei denen an Ratten in horizontaler Lage bzw. vertikaler Stellung, peripherer und zentraler Venendruck in Abhängigkeit von Blutvolumen studiert wurden [18].

In horizontaler Lage ändert sich der periphere Venendruck erst dann parallel mit dem zentralen, wenn ein bestimmter Füllungszustand des Systems durch Transfusion erreicht wurde. Anders sind die Verhältnisse in aufrechter Körperstellung. Unter diesen

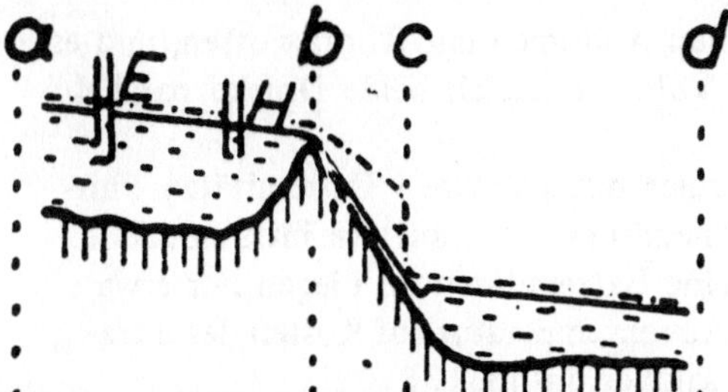

Abb. 6. Damm-im-Strom-Theorie zum Verständnis der unterschiedlichen Wirkungen von Volumenänderungen auf die intra- und extrathorakalen Gefäßdrücke am liegenden Menschen. Der Damm trennt ein höher liegendes Reservoir (*a b*) von einem tiefer liegenden (*c d*). Die Erhöhung des Zuflusses führt in *a b* erst dann zum Druckanstieg, wenn *c d* bis zum Gipfel des Dammes gefüllt ist, d.h. unterhalb dieses Punktes wirken sich Zuflußänderungen zunächst ausschließlich im tiefer liegenden, oberhalb dieses Punktes jedoch in beiden Kompartimenten aus [4]

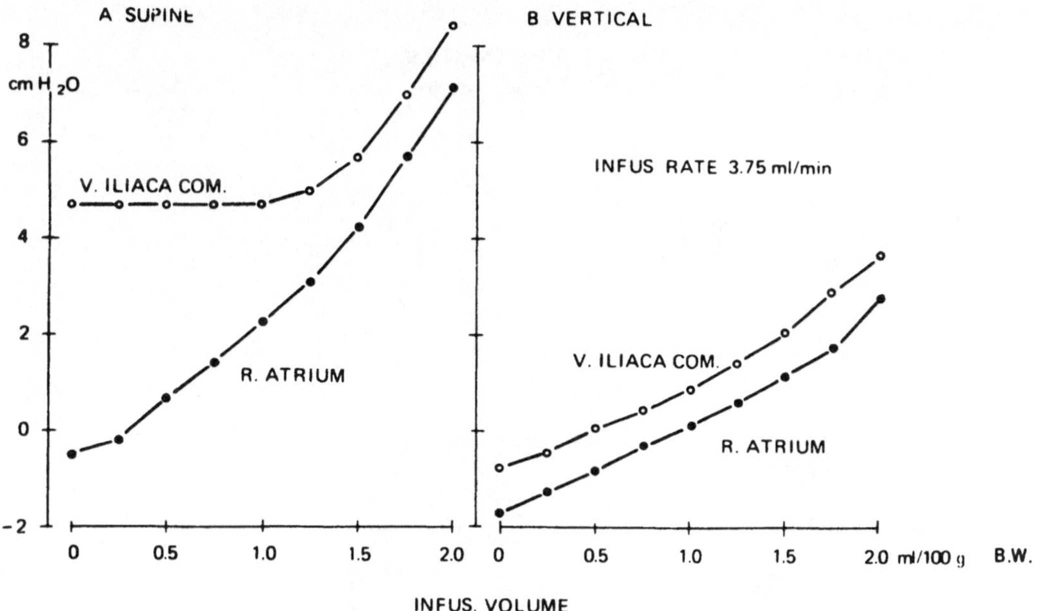

Abb. 7. Zentraler und peripherer Venendruck bei Blutvolumenänderungen in horizontaler Körperlage und vertikaler Körperstellung. Beobachtungen an narkotisierten Ratten. *Links* Effekte in Rückenlage, *rechts* in aufrechter Körperstellung. In horizontaler Körperlage steigt der rechte Vorhofdruck proportional mit Vergrößerung des Blutvolumens, der periphere Venendruck reagiert jedoch erst oberhalb eines bestimmten Füllungsvolumens und steigt erst darüber hinaus parallel mit dem rechten Vorhofdruck. Demgegenüber steigen beide Drücke volumenproportional in aufrechter Körperstellung. Änderungen des Blutvolumens spiegeln sich also in horizontaler Körperlage eindeutig im Verhalten des zentralen Venendrucks wider, am Verhalten des peripheren Venendrucks jedoch erst oberhalb eines bestimmten Füllungsvolumens [18]

Bedingungen sind die Venenverbindungen zwischen Abdomen und Thorax offen, und es überrascht nicht, daß dann über den gesamten Volumenbereich beide Drücke parallel verlaufen.

Besonders beim Menschen spielen wegen seiner massenreichen Extremitäten Blutvolumenverteilungseffekte auf den zentralen Venendruck bzw. auf die intrathorakale Gefäßfüllung eine bedeutende Rolle. Während seine Extremitäten im Liegen nur etwa 150 ml enthalten, nehmen sie im Stehen je nach Außentemperatur auf Kosten der intrathorakalen Gefäßfüllung um 400–600 ml Blut zusätzlich auf [8, 17].

Ähnliche starke Umverteilungseffekte lösen auch Änderungen der Atmungsdrücke aus. Bei Unterdruckatmung nimmt die intrathorakale Füllung zu, bei Überdruckatmung dagegen ab. Hierbei erlaubt übrigens das Verhalten des zentralen Venendrucks keine Rückschlüsse auf die intrathorakalen Füllungsverhältnisse, da sich hierbei die Atemwegsdrücke auf die intravasal gemessenen Drücke aufsetzen und den tatsächlich interessierenden, transmuralen Dehnungsdruck, das ist die Differenz zwischen Gefäßinnendruck und Pleuradruck, richtigungsmäßig falsch wiedergegeben.

Schließlich ist in Zusammenhang mit Blutvolumenverteilungen auch die wenig bekannte Tatsache von Wichtigkeit, daß auch Änderungen des arteriellen Blutdruckniveaus bzw. des peripheren Strömungswiderstands bei der Beurteilung des zentralen Venendrucks von Bedeutung sind.

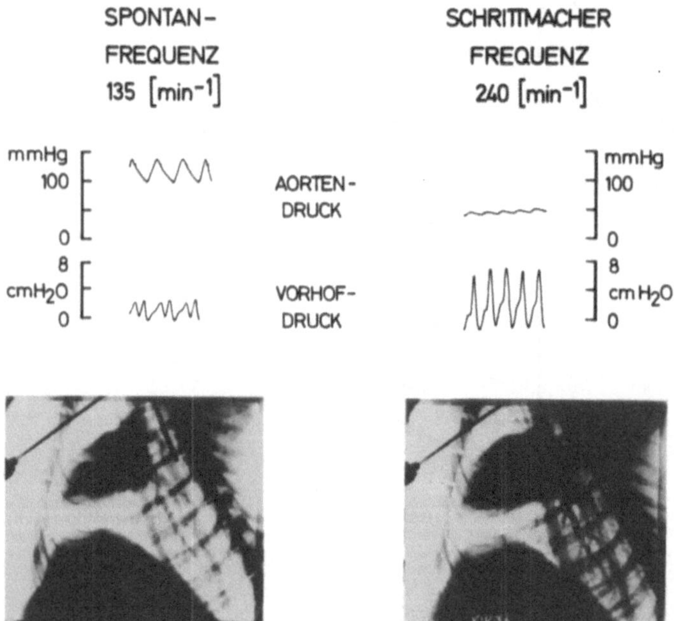

Abb. 8. Röntgenangiogramme zur Veranschaulichung der Füllungszunahme der intrathorakalen Gefäßabschnitte nach abrupter Blutdrucksenkung. Spontan atmende Katze, Darstellung der Gefäße mit Thorotrast in gleicher Atem- und Herzphase. Der Aortendruck wurde durch Vorhoftachykardie (elektrischer Schrittmacher) von 100 mmHg auf 50 mmHg innerhalb weniger s gesenkt. Zu beobachten ist die massive Verbreitung der Herz- und Gefäßschatten als Ausdruck ihrer Füllungszunahme, d.h. ein plötzlicher Abfall des arteriellen Blutdrucks führt zu einer Blutvolumenumverteilung aus dem extra- in das intrathorakale Gefäßgebiet [14]

Das Ausmaß solcher Effekte wird durch kinoangiographische Studien besonders augenfällig. Die beiden Röntgenbilder in Abb. 8 wurden in der gleichen Herz- und Atemphase, aber bei unterschiedlichem arteriellen Druckniveau angefertigt. Das rechte Angiogramm gibt die Verhältnisse wieder, nachdem innerhalb weniger Sekunden das Blutdruckniveau durch rasche Vorhofstimulation von ursprünglich 100 mmHg auf 50 mmHg erniedrigt wurde. Dabei kommt es unter Anstieg des zentralen Venendrucks zu einer augenfällig starken Zunahme der Herz- wie auch allgemein der intrapulmonalen Gefäßfüllung.

Dieser Effekt erklärt sich aus der Betrachtung des Druckprofils im Kreislauf (Abb. 9). Die postarteriolaren, extrathorakalen und stark bluthaltigen Gefäßabschnitte stehen normalerweise unter einem Druck zwischen 25 mmHg und 10 mmHg, die von ihnen im Liegen hydraulisch getrennten intrathorakalen Gefäßabschnitte aber nur unter einem Druck von etwa 5 mmHg. Wenn nun das Blutdruckniveau plötzlich abfällt, muß sich das ganze Druckniveau postarteriolar ebenfalls erniedrigen. Infolgedessen entleeren sich die extrathorakalen Gefäßabschnitte in die intrathorakale Zirkulation und erhöhen hier die Füllung und damit den Druck.

Ebenso wirkt sich übrigens auch ein Anstieg des Strömungswiderstands unter Therapie mit vasokonstriktorisch wirkenden Pharmaka aus. Bedingt durch den größeren Druckverlust im Widerstandsgebiet fällt das postarteriolare Druckniveau ab, und es wird ebenso wie bei einem Blutdruckabfall Blutvolumen zugunsten der intrathorakalen Zirkulation unter Anstieg des zentralen Venendrucks umverteilt. Umgekehrt vermindert sich der Füllungs-

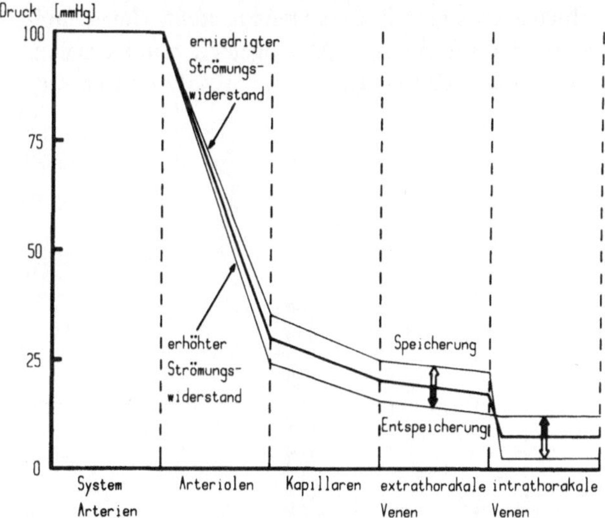

Abb. 9. Schematische Darstellung des Druckprofils im Kreislauf zur Erklärung des Einflusses von Druck- und Strömungswiderstandsänderungen auf der arteriellen Hochdruckseite auf die Blutvolumenverteilung zwischen intra- und extrathorakalen Gefäßabschnitten des Niederdrucksystems. Änderungen des arteriellen Druckniveaus müssen mit gleichgerichteten Änderungen der postarteriolaren Drücke einhergehen, d.h. bei einem plötzlichen Druckabfall müssen sich die stark bluthaltigen, extrathorakalen Venengebiete zugunsten der Füllung der intrathorakalen Gefäßabschnitte entleeren und umgekehrt. Aufgrund ähnlicher Überlegungen muß bei Erhöhung des Strömungswiderstands wegen des dabei abfallenden postarteriolaren Druckniveaus Blutvolumen aus den extrathorakalen Gefäßen in die intrathorakalen entspeichert, bei Erniedrigung des Strömungswiderstands jedoch auf Kosten der intrathorakalen Zirkulation extrathorakal gespeichert werden [18]

zustand und damit der zentrale Venendruck, wenn unter Therapie mit vasodilatatorisch wirkenden Pharmaka der periphere Strömungswiderstand abnimmt. Dadurch erhöht sich das postarteriolare Druckniveau und die extrathorakalen Gefäßabschnitte füllen sich auf Kosten der intrathorakalen Zirkulation.

Änderungen des zentralen Venendrucks oder anderer intrathorakaler Gefäßdrücke sind deshalb nicht unter allen Bedingungen ein Indiz für Änderungen des Gesamtblutvolumens, sondern nur dann, wenn Umverteilungseffekte, wie sie durch Änderung der hydrostatischen Druckverhältnisse, der Beatmungsdrücke und auch der Druckverhältnisse bzw. Widerstandsverhältnisse auf der arteriellen Seite ausgelöst werden können, nicht im Spiele sind.

Regelprinzipien auf der Niederdruckseite

Prima vista unternimmt der Körper nach den vorangegangenen Erörterungen offensichtlich keine nennenswerten Anstrengungen, den zentralen Venendruck wie z.B. bei Blutverlust etwa durch vasomotorische Einflüsse konstant zu halten. Vermutlich ist deshalb das homöostatische Prinzip auf der Niederdruckseite primär auf die Konstanterhaltung der Kreislauffüllung gerichtet. Da bekanntlich das Herz mit dehnungsempfindlichen Mechanorezeptoren ausgestattet ist, deren Entladung eng mit der Herzfüllung korreliert (zusammenfassende Darstellung [8]), postulierten Gauer und Henry die Existenz eines vom Herzen ausgehenden volumenregulatorischen Reflexes [10]. Wenn es bei einem solchen Reflex darauf ankommt, Volumenänderungen auszugleichen, dann müßte man als Zielorgan dieses Reflexes an ein Organ denken, das mit der Flüssigkeitsbilanz in engem Zusammenhang steht. Gauer und Henry analysierten deshalb folgerichtig die Nierenfunktion in Abhängigkeit vom kardialen Füllungszustand und fanden, daß Zunahmen des Füllungszustands der intrathorakalen Zir-

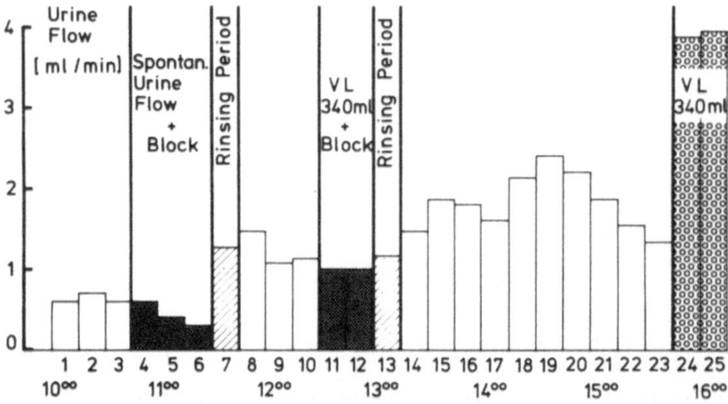

Abb. 10. Die Bedeutung der Herzinnervation für den Harnfluß bei normalem Blutvolumen und nach akuter Expansion des Blutvolumens. Beobachtungen an einem wachen Hund, bei dem das Herz durch Instillation von Procain in die Perikardhöhle reversibel deneriviert wurde. Der spontane Harnfluß nimmt bei deneriviertem Herzen stark ab, ein Effekt, der nach Ausspülen des Lokalanaesthetikums prompt umgekehrt wird. Bei inneriviertem Herzen bewirkt eine akute Expansion des Blutvolumens mit 340 ml Dextran am Ende des Versuchs eine starke Diurese (Volumendiurese), der gleiche Versuch ist bei deneriviertem Herzen im mittleren Teil der Abb. wirkungslos. Vom inneriverten Herzen gehen also tonisch-inhibitorische Einflüsse auf die exkretorische Nierenfunktion aus, und die Intaktheit der Herzinnervation ist Voraussetzung für das Entstehen der sog. Volumendiurese (eigene unveröffentlichte Beobachtungen)

Tabelle 1. Zeitverlauf der Blutvolumenänderungen bei Bettruhe [15]

	Δ Blutvolumen	Δ Plasmavolumen	Δ Volumen der roten Blutkörperchen
2 Tage	− 528 ml	−418 ml	− 47 ml
28 Tage	−1048 ml	−672 ml	−408 ml

kulation wie nach Transfusion, Unterdruckatmung, Übergang vom Stehen zum Liegen, Körperimmersion in ein Wasserbad zu Diuresen führen, während Antidiuresen auftreten, wenn der intrathorakale Füllungszustand wie durch Aderlaß, Übergang vom Liegen zum Stehen, Überdruckatmung vermindert wurde. Schließlich gelang ihnen auch die Existenz einer Reflexverbindung zwischen Herz und Nieren nachzuweisen, denn Ballondehnung des linken Vorhofs löste am Hund eine Diurese aus, die nach Unterbrechung der Vagusnerven ausblieb.

Daß dieser Reflex auch von physiologischer Bedeutung ist, lassen Versuche an wachen Hunden erkennen (Abb. 10), bei denen die Herzinnervation durch Instillation eines Lokalanaesthetikums in die Perikardhöhle temporär blockiert wurde. Dabei nimmt der Harnfluß wacher Tiere um etwa 50% ab, ein Effekt, der nach Aufheben der Blockade sofort wieder umgekehrt wird. Schließlich ist auch zu erkennen, daß die Diurese, die normalerweise bei einer Volumenexpansion auftritt (Volumendiurese), bei denerviertem Herzen ausbleibt. Es unterliegt demnach keinem Zweifel, daß das Herz physiologischerweise einen tonischen Einfluß auf die exkretorische Nierenfunktion ausübt und sie je nach dem kardialen Füllungszustand moduliert. Aus diesen Beobachtungen wird nun aber auch klar, warum die Änderung des zentralen Venendrucks nach Blutverlust oder Übertransfusion so außerordentlich lange aufrecht erhalten bleibt; denn offensichtlich wird die Normalisierung des Blutvolumens im Niederdrucksystem über Eingriffe in die Flüssigkeitsbilanz je nach der Harnausscheidung Stunden, sogar Tage in Anspruch nehmen. Der Effekt solcher Langzeitregulationsprozesse wird z.B. durch Bettruhestudien eindrucksvoll unterstrichen. Dabei nimmt bekanntlich die intrathorakale Gefäßfüllung auf Kosten der extrathorakalen Gefäßabschnitte um etwa 500 ml zu [17] und das Blutvolumen vermindert sich schon nach 2 Tagen absoluter Bettruhe um 528 ml, nach 28 Tagen sogar um 1048 ml [15] (Tabelle 1).

Zusammenfassung

Im Rahmen der Transfusionstherapie spielt der zentrale Venendruck als Maß der Füllung der intrathorakalen Zirkulation unter dem Blickwinkel der Herzdynamik, d.h. der Aufrechterhaltung eines adäquaten Herzzeitvolumens in der Klinik eine wichtige Rolle. Indessen wird dabei kaum beachtet, daß sich Störungen des Regelsystems auf der Niederdruckseite, wie sie z.B. durch Bettruhe oder Langzeitbeatmung ausgelöst werden, erst nach Tagen und Wochen auswirken und sich in einer Störung der Flüssigkeitsbilanz bzw. des Blutvolumens äußern. Der zentrale Venendruck spielt also nicht so sehr für die Kurzzeitregulation des Kreislaufs unter „hämodynamischen" Gesichtspunkten eine Rolle, sondern er ist allem Anschein nach viel bedeutsamer für die „hämostatische" Kontrolle der Kreislauffüllung und für das Verständnis von Störungen der Flüssigkeitsbilanz. Insgesamt muß dabei das Verhalten des zentralen Venendrucks äußerst kritisch beurteilt werden. Er korreliert zwar äußerst eng mit dem Blutvolumen, gibt aber Blutvolumenänderungen nur solange zuverlässig wieder, solange durch die Blutvolumenänderungen keine nennenswerten Effekte auf der arteriellen Seite ausgelöst werden. Zu beachten ist auch, daß die Höhe des zentralen Venendrucks interindividuell sehr verschieden ist und daß große Füllungsänderungen in der intrathorakalen Zirkulation mit nur geringen und individuell verschieden starken Druckänderungen einhergehen. Schließlich muß man bei der Bewertung des überhaupt nur mit größter Akribie richtig zu messenden zentralen Venendrucks stets durch Änderung der Körperlage, der Beatmungsdrücke, v.a. aber auch durch Änderungen des arteriellen Blutdrucks bzw. des arteriellen Strömungswiderstands bedingte Blutvolumenverteilungseffekte in Betracht ziehen.

Literatur

1. Arndt JO (1966) Die Beziehungen zwischen Umfang der Vorhöfe und Vorhofdrücke bei Volumenänderungen an narkotisierten Katzen. Pflügers Arch 292:343
2. Arndt JO (1978) Neurophysiological properties of atrial mechanoreceptors. In: Linden R, Kidd C (eds) Cardiac receptors. Cambridge London New York, Cambridge University Press
3. Bonica JJ, Kennedy WF, Akamatzu TJ, Gerbershagen HU (1972) Circulatory effects of peridural block III. Effects of acute blood loss. Anesthesiology 36:219
4. Duomarco JL, Rimini R (1954) Energy and hydraulic gradients along systemic veins. Am J Physiol 178:215
5. Echt M, Düweling J, Gauer OH, Lange L (1974) Effective compliance of the total vascular bed and the intrathoracic compartiment derived from changes in central venous pressure induced by volume changes in man. Circ Res 34:61
6. Gauer OH (1972) Kreislauf des Blutes. In: Gauer OH, Kramer K, Jung R (Hrsg) Physiologie des Menschen, Bd III. Urban & Schwarzenberg, München, S 223–268
7. Gauer OH, Henry JP (1976) Neurohormonal control of plasma volume. Int Rev Physiol, Cardiovasc Physiol II:9, 145
8. Gauer OH, Thron HL (1965) Postural changes in the circulation. In: Handbook of physiology, Sect 2: Circulation, III, American Society of Physiology, Washington DC
9. Gauer OH, Henry JP, Sieker HO, Edelberg R (1956) Changes in central venous pressure after moderate hemorrhage and transfusion in man. Circ Res 4:79
10. Gauer OH, Henry JP, Sieker HO (1961) Cardiac receptors and fluid volume control. Prog Cardiovasc Dis 4:1
11. Guyton AC, Polizo D, Armstrong GG (1954) Mean circulatory filling pressure measured immediately after cessation of heart pumping. Am J Physiol 179:261
12. Guyton AC, Jones CE, Coleman TG (1973) Circulatory physiology: Cardiac output and its regulation. Saunders, Philadelphia
13. Henry JP, Gauer OH, Sieker HO (1956) The effect of moderate changes in blood volume on left and right atrial pressures. Circ Res 4:91
14. Mersch FD, Arndt JO (1969) Dehnungszustand der Vorhöfe unter dem Einfluß künstlicher Herzfrequenzänderungen bei narkotisierten Katzen. Pflügers Arch 311:55
15. Miller PB, Johnson RL, Lamb LE (1965) Effects of moderate physical exercise during four weeks of bed rest on circulatory functions in man. Aerosp Med 36:1077
16. Murray RH, Thompson LJ, Bowers JA, Albright CD (1968) Hemodynamic effects of graded hypovolemia and vasodepressor syncope induced by lower body negative pressure. Am Heart J 76:799
17. Sjöstrand T (1953) Volume and distribution of blood and their significance in regulating the circulation. Physiol Rev 33:202
18. Thron HL, Kirsch K (1972) Active and passive components in the orthostatic behaviour of the venous system in man and in animals. Int Symp on the Regulation of Capacitance Vessels, Leningrad. Budapest, Verlag der Ungarischen Akademie der Wissenschaften

Diskussion

Mittmann: Eine Frage zum zeitlich verzögerten Druckanstieg im venösen Kapazitätsbereich unterhalb des Zwerchfells: Könnte die von Ihnen angesprochene Kompartimentierung nicht auf die Beobachtung zurückzuführen sein, daß das intestinale Venensystem bei zunehmender Füllung (Volumengabe) zunächst durch Änderung der ovalären zur runden Venenform reagiert?

Arndt: Der Übergang elliptischer Venen bei niedrigem Volumen in die zirkuläre Form mit zunehmender Füllung spielt bekanntlich bei der Deutung der Steilheit der Druck-Volumen-Kurven eine Rolle. Auf dieser Basis läßt sich aber nicht erklären, warum die Druckniveaus in den extra- und intrathorakalen Gefäßen des liegenden Menschen unterschiedlich sind. Die Kompartimentierung hängt meines Wissens nicht davon ab, ob die Venengebiete außer- oder innerhalb des Thorax rund sind oder nicht. Vielmehr ist dafür von Bedeutung, daß die Venen je nach den transmuralen Druckverhältnissen und je nach der Atem- und Herzphase sowie je nach der Körperlage im Schwerefeld der Erde in einem bestimmten Abschnitt, nämlich beim Übergang in den Thorax, kollabiert sind.

Mittmann: Meines Erachtens erklärt es das schon, weil einfach das gesamte Volumen dieses ovalären Anteils groß ist in der Relation zu diesem thorakalen Volumen, wo Sie den Sprung sehen. Wenn Sie nämlich in den übrigen Anteilen vor dem Diaphragma auffüllen, dann brauchen Sie einfach sehr viel Volumen, bis Sie in den runden Zustand transformiert haben, und erst wenn das geschehen ist, würde sich das auf den kleineren Volumenanteil auswirken und sich somit durch Ihren Überlaufeffekt erklären lassen.

Arndt: Im Prinzip würden Ihre Überlegungen in der Tat Druckunterschiede in verschieden gefüllten Venengebieten erklären. Diese Vorstellung läßt sich aber nur unter einer Voraussetzung auf das hier anstehende Problem übertragen, nämlich dann, wenn die intrathorakalen Gefäße elliptisch wären, d. h. also, eine Füllung in der Nähe des instabilen Kollapspunktes hätten. Dafür gibt es meines Wissens jedoch keine Hinweise, sehr wohl aber herrschen derartige Verhältnisse in den peripheren Venengebieten. Beides paßt aber offensichtlich nicht zusammen. Gegen Ihre Vorstellung spricht des weiteren, daß bei Blutvolumenänderungen am liegenden Menschen bei normalen Füllungsverhältnissen nur der zentrale Venendruck, nicht jedoch der periphere Venendruck gleichgerichtete Änderungen erfährt.

Mittmann: Nach Befunden von Gilmore und nach eigenen Ergebnissen spielen die Niederdrucksystemrezeptoren bei Primaten nur eine untergeordnete Rolle. Wie beurteilen Sie die Situation beim Menschen nach Ihren Ergebnissen?

Arndt: Wenn ich mich recht erinnere, konnten Gilmore und Mitarbeiter an Pavianen auch nach chirurgischer Denervierung des Herzens eine Diurese auslösen, wenn sie den linken Vorhof der Tiere mit einem Ballon dehnten. Ungeachtet der Frage, ob der Diuresereflex nur bei Hunden, Katzen und Ratten, nicht aber am Primaten funktioniert, sollte bei unserer Diskussion der wichtige Punkt aber nicht aus dem Auge verloren werden, daß nämlich der zentrale Venendruck hämostatischen Faktoren (Blutvolumen, Blutvolumenverteilung zwischen intra- und extrathorakal, Gefäßkapazität) unterliegt und nicht wie der arterielle Druck von hämodynamischen Faktoren (Herzminutenvolumen im Verhältnis zum peripheren Widerstand) abhängig ist. Diese für die Deutung der Druckveränderungen unter klinischen Bedingungen wichtige Frage hat zunächst nichts mit der Existenz oder Nicht-Existenz des Diuresereflexes zu tun.

Strauer: Ist der Venentonus immer eine konstante passive Größe oder durch zentrale Eingriffe beeinflußbar, z. B. bei Herzinsuffizienz und anderen Funktionsänderungen?

Und die 2. Frage: Sie hatten Ihre Procainamid-Experimente gezeigt. War das eine Rezeptorenanaesthesie des Epikards oder des Perikards? Geht es auch bei Perikardektomie?
Arndt: Der *Venentonus* ist sicher keine konstante Größe. Er kann erhöht sein wie bei Herzinsuffizienz, er kann aber auch erniedrigt sein wie z.B. unter den Bedingungen der Schwerelosigkeit. Doch welche Rolle spielt der Venentonus für die kardialen Füllungsdrücke? Es gibt eine Reihe von Hinweisen dafür, daß er keine wesentliche Rolle spielt, solange die kardialen Füllungsverhältnisse so sind, daß ein adäquates Herzminutenvolumen und damit ein adäquater arterieller Blutdruck garantiert werden können. So finden sich in den gezeigten Untersuchungen von Gauer und Mitarbeiter (s. Abb. 4) keine Hinweise für akute Verstellungen des Venentonus. Schließlich wird die untergeordnete Bedeutung dieses Faktors für die Druckeinstellung im Niederdrucksystem auch dadurch unterstrichen, daß selbst bei kompletter Ausschaltung efferent-sympathischer Antriebe durch hohe Periduralanaesthesie (Bonica et al., Anesthesiology 1972) der zentrale Venendruck am liegenden Menschen nur um 1−2 mm Quecksilber geringfügig abfällt und daß nach Studien von Thron und Gauer auch bei orthostatischer Belastung des kreislaufgesunden Menschen der Venentonus nur temporär während 10−30 Sekunden nach Übergang vom Liegen zum Stehen erhöht wird, nicht jedoch stationär über längere Zeiträume (Gauer und Thron s. Zitat 10). Gleichwohl spielt der efferente Sympathikustonus im Notfall, wenn nämlich die intrathorakale Gefäßfüllung soweit reduziert wird, daß das Herzminutenvolumen und damit der arterielle Druck nicht mehr aufrechtzuerhalten ist, eine bedeutsame Rolle. Das zeigen Versuche am Menschen durch Anwendung des Verfahrens des sogenannten *Lower body suction*. Dabei wird durch Anwendung von negativen Drücken auf die untere Körperhälfte (unterhalb des Xyphoids) Blutvolumen aus der intrathorakalen Zirkulation in die extrathorakalen Gefäßgebiete umverteilt (Murray et al., Am. Heart J. 1968). Wie bei den Aderlaßversuchen nimmt dabei der zentrale Venendruck zunächst linear mit den negativen Umgebungsdrücken ab. Wenn dabei allerdings die intrathorakale Füllung über einen kritischen Wert hinaus vermindert wird, kommt es bei einem bestimmten, minimalen Herzminutenvolumen zu einer plötzlichen Bradykardie mit dramatischem Druckabfall. Erst in dieser Situation steigt dann der zentrale Venendruck als Ausdruck einer Venenkonstriktion über die Ausgangswerte hinaus stark an. Eine reflektorische Erhöhung des Venentonus über Vermittlung des efferenten Sympathikustonus spielt also im Notfall, nicht aber unter alltäglichen Bedingungen für die Stabilisierung des zentralen Venendrucks eine Rolle.
Mendler: Ein klinisches Modell des denervierten Herzens ohne Reinnervation liefert der Patient nach einer Herztransplantation. Welche Ersatzmechanismen für den Gauer-Henry-Mechanismus können hier einspringen, da diese Patienten ja über Jahre ihr Volumen stabil halten können?
Arndt: Herr Brendel aus München hat mich mit dieser Frage vor 10 Jahren tatsächlich verblüfft. Inzwischen haben wir darauf eine Antwort; denn bei der Herztransplantation bleiben gerade die volumenempfindlichen Rezeptoren in den Vorhöfen und in den vorhofnahen Venen des Empfängers erhalten. Darüber hinaus gibt es Literaturberichte, daß nach totaler Herztransplantation, also unter Einschluß der Vorhöfe und vorhofnahen Venen, Störungen der Flüssigkeitsbilanz in Richtung einer Herzinsuffizienz auftreten.
Mendler: Seit etwa 1 1/2 Jahren leben Patienten mit kombinierter Transplantation des Herzens und der Lunge. Hier können natürlich in situ verbleibende Rezeptoren nur eine geringe Rolle spielen.
Arndt: Daß Patienten nach Transplantationen von Herz und Lunge ohne Störung der Flüssigkeitsbilanz leben, war mir bisher nicht bekannt, und ich kann sie wegen einer Antwort nur

auf die nächsten 10 Jahre vertrösten. Allerdings ist wohl anzunehmen, daß ein so wichtiger Parameter wie das Blutvolumen, das über Jahrzehnte beim Menschen außerordentlich konstant bleibt (Chien et al. J. Appl. Physiol. 1975), sicher auch über mehr als einen Regelmechanismus kontrolliert wird. Die Bedeutung der Blutvolumenverteilung für die Flüssigkeitsbilanz wird indessen auch sehr schön durch die Raumfahrtmedizin unterstrichen. Bei der ersten Weltraummission der USA litten bekanntlich die Astronauten nach Rückkehr auf die Erde unter orthostatischen Hypotensionen, sie konnten sich praktisch nicht mehr auf den Beinen halten und hatten als Zeichen der starken Störungen ihrer Flüssigkeitsbilanz etwa 10 kg an Gewicht verloren. Erst bei späteren Missionen, bei denen die Astronauten sich einem strikten Trinkregime unterwerfen mußten, ließ sich das Problem lösen. Um dabei die Bedeutung des Flüssigkeitshaushaltes abzuklären, wurde nach der ersten Mission ein Schimpanse in den Weltraum befördert. Das Tier starb nach 14tägigem Aufenthalt und die spätere Untersuchung offenbarte einen starken Verlust an Blutvolumen und eine Verminderung des Extrazellulärraumes. Es spricht deshalb vieles dafür, daß Blutvolumenverteilungen zugunsten der intrathorakalen Füllung, wie sie im Weltraum durch Wegfall des hydrostatischen Drucks in den abhängigen Körperpartien auftreten, mit chronischen Störungen der Flüssigkeitsbilanz einhergehen.

Martin: In welcher Größenordnung liegen die Schwankungen des zentralvenösen Drucks beim Patienten bei Lagewechsel, z. B. vom Stehen zum Liegen?

Arndt: Diese Frage ist für den einzelnen Patienten nicht zu beantworten, weil der zentrale Venendruck schon am liegenden Menschen erstens zwischen 5–15 cm Wasser schwankt und weil zweitens auch die Änderungen des zentralen Venendruckes pro Volumenänderung ebenso stark interindividuell schwanken. Beim Übergang vom Liegen zum Stehen fällt der zentrale Venendruck im Mittel um etwa 3–5 cm Wasser ab, aber auch hierbei spielen eine Reihe von Faktoren wie der individuelle Venentonus, besonders aber auch die Umwelttemperatur, eine entscheidende Rolle.

Ebenso wie übrigens auch beim arteriellen Blutdruck kann nur der vor einer Erkrankung bzw. vor Beginn der Therapie oder einer Narkose gemessene zentrale Venendruck einen Anhaltspunkt liefern, wobei zusätzlich noch die individuelle Reaktion des Drucks auf Volumenänderung in Betracht zu ziehen sind. Aus einer einzelnen Druckmessung kann man über den Füllungszustand des Kreislaufs keine Information erhalten.

HZV-Messung durch Thermodilution

U. Mittmann

Die 1953 von Lochner [6] eingeführte Thermodilutionsmethode beruht mit ihren Stärken
und Schwächen auf dem Indikatorverdünnungsprinzip, das von Stewart 1897 [9] erstmals
in der Weise angewandt wurde, daß ein Indikator über einen definierten Zeitraum kontinuierlich in den Blutstrom infundiert wurde.

Indikatorverdünnungsprinzip

Die in ein fließendes System eingebrachte Indikatormenge B steht zur stromabwärts gemessenen Fläche unter der Verdünnungskurve (Integral der Konzentration C) in einer de-
finierbaren Beziehung, vorausgesetzt, daß die Stromstärke während der Infusion oder auch
der heute angewandten Indikator-Bolus-Injektion konstant ist (Abb. 1a).

Hamilton et al. [3] beobachteten, daß die nach Herz- und Lungenpassage in der Aorta
gemessene Indikatorverdünnungskurve im abfallenden Schenkel einen exponentiellen Verlauf
hat, und zwar unter verschiedenen Variationen von Stromvolumina, Mischvolumina und In-
dikatorkonzentrationen (Abb. 1b).

$$C_t = C_0 \cdot e^{-(I/M)t}$$

C_0 = Indikatorkonzentration zum Zeitpunkt t = 0
M = Mischvolumen

Durch semilogarithmische Transformation läßt sich daher die Kurvenfläche vor Beginn
der Indikatorrezirkulation bestimmen. Auf der Abb. 1b ist eine Thermodilutionskurve dargestellt, bei der prinzipiell das gleiche Verhalten wie bei molekularen Dilutionskurven zu
beobachten ist, obwohl sich die Kurve aus der Überlagerung von 2 Exponentialverläufen zu-
sammensetzt: (1) dem exponentiellen Verlauf der echten Indikatorverdünnung (wie bei
molekularen Indikatoren, z.B. Indocyanin-grün) und (2) dem exponentiellen Verlauf der
Wärmeaustauschkurve des „Kältebolus" mit seiner Umgebung.

Analog zur Stewart-Hamilton-Formel gilt (Abb. 1c):

$$I = k \cdot v \cdot \frac{T_b - T_i}{F}$$

v = Injektionsvolumen
T_b = Bluttemperatur
T_i = Injektattemperatur
F = Fläche unter der Temperaturkurve

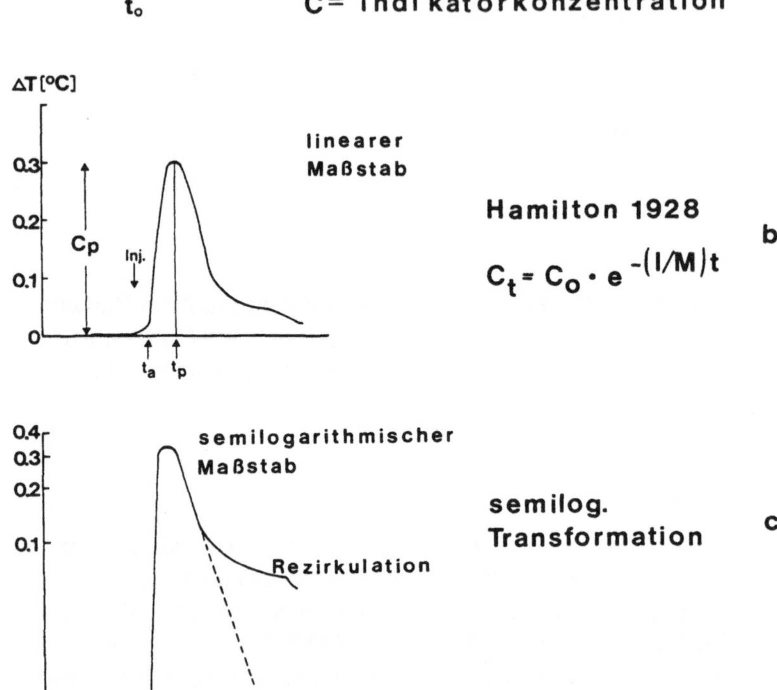

Abb. 1a–c. Indikatorverdünnungsprinzip

Die Konstante k enthält das Verhältnis von spezifischem Gewicht und spezifischer Wärme im Injektat bzw. Blut.

Mit fortschreitender Entwicklung der Computertechnologie wurden zahlreiche Verfahren geprüft, um die zeitraubende semilogarithmische Kurventransformation und Planimetrie der Kurvenfläche zu automatisieren. Bei allen Verfahren war darauf zu achten, daß nur der Anteil der Kurvenfläche planimetriert wurde, der vor Beginn der Indikatorrezirkulation liegt. Der Rest der Kurvenfläche, der sich unter dem Rezirkulationsanteil verbirgt, muß entweder durch einen empirisch ermittelten Korrekturfaktor oder durch Anpassung theoretischer Verteilungsfunktionen ergänzt werden. In der Vergangenheit beschäftigte sich eine große Zahl von Arbeiten damit, welcher Kurvenanteil sicher vor Rezirkulationsbeginn integriert werden könnte (sog. Primärfläche), und auf welche Weise die Restfläche zu ergänzen sei. Aus einer Übersichtsarbeit von Spieckermann u. Bretschneider [8], die sich mit der Übertragbarkeit der verschiedenen Methoden auf das Thermodilutionsprinzip auseinandersetzt, seien 2 Verfahren, die sich als besonders zuverlässig erwiesen haben, erwähnt.

Methode nach Slama und Piiper (Abb. 2)

Bei dieser Methode der automatischen Auswertung von Kälteverdünnungskurven wird die Integration der Kurve beendet, wenn 2/3 des maximalen Ausschlags erreicht sind. Die so

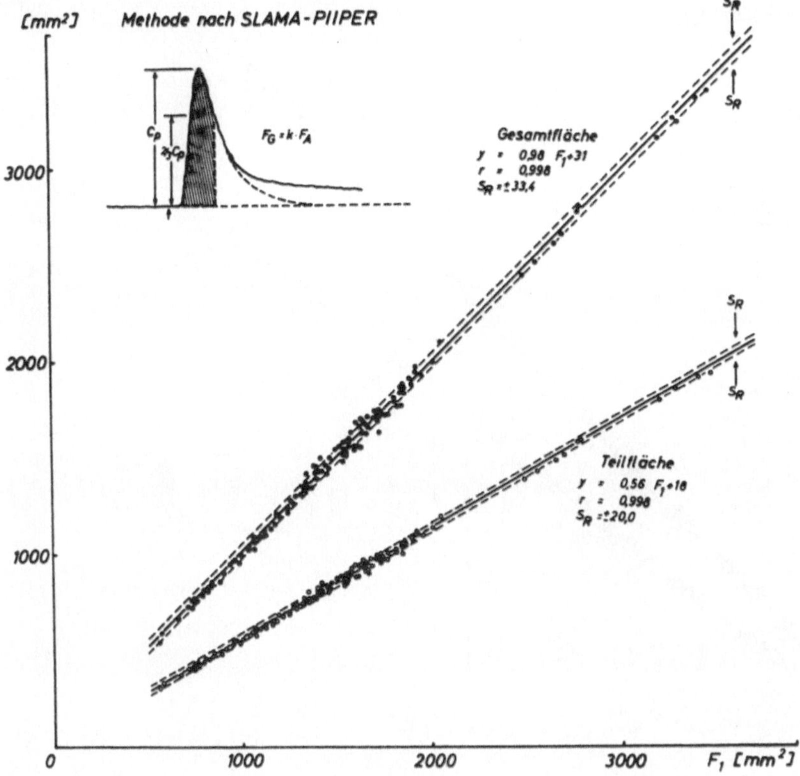

Abb. 2. Methode nach Slama-Piiper. Tierexperimentell ermittelte Kurvenflächen: *Abszisse* nach Hamilton, *Ordinate* nach Slama-Piiper [8]

ermittelte Teilfläche wird mit einem konstanten Faktor multipliziert. Die resultierende Gesamtfläche korreliert bei sehr kleiner Streuung ausgezeichnet (r = 0,998) mit dem Hamilton-Verfahren der semilogarithmischen Extrapolierung und Planimetrierung der Kurvenfläche.

Methode nach Warner und Wood (Abb. 3)

Bei dieser Methode wird unter der Kurve ein Dreieck konstruiert, das die Gesamtfläche möglichst weit überlagert. Ein Korrekturfaktor ergänzt die Teilfläche zur Gesamtfläche, die mit der nach Hamilton ermittelten Fläche ähnlich gut wie bei Slama und Piiper korreliert.

Mit zunehmender Anwendung der Thermodilutionsmethode in der Klinik stellte sich jedoch heraus, daß trotz Verwendung offenbar besonders geeigneter Integrationsverfahren Dilutionskurven entstehen können, die automatisiert nicht korrekt auszuwerten sind. Dies gilt besonders bei pulmonalen Veränderungen mit unterschiedlichen Perfusionsgeschwindigkeiten in pulmonalen Teilkreisläufen. Wie wir wissen, wird dadurch der exponentielle Verlauf der Wärmeaustauschkurve des „Kältebolus" beeinträchtigt. Erst als der Störfaktor

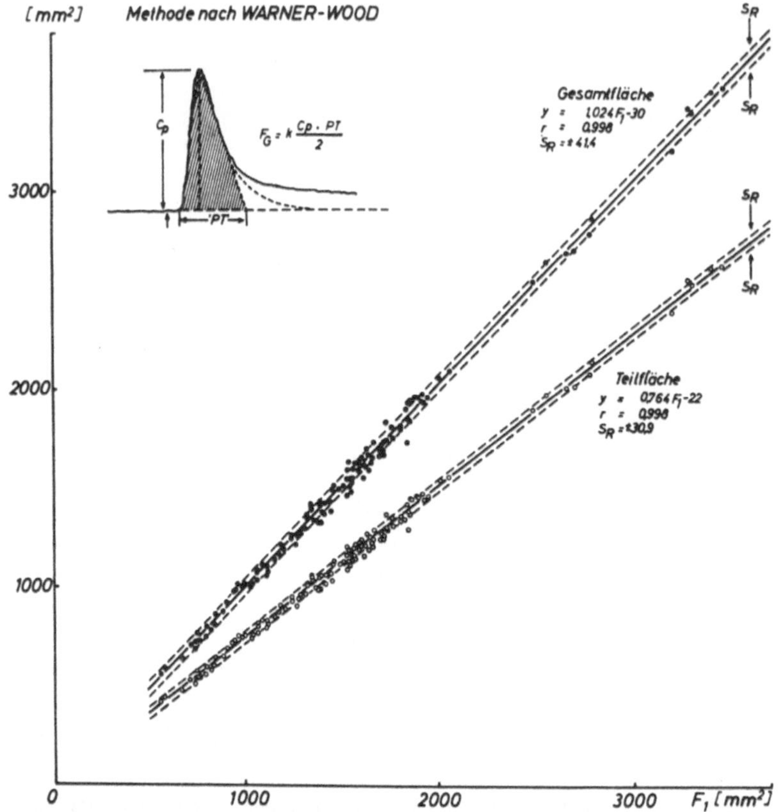

Abb. 3. Methode nach Warner-Wood. Tierexperimentell ermittelte Kurvenflächen: *Abszisse* nach Hamilton, *Ordinate* nach Warner-Wood [8]

„Lungenpassage" mit Einführung des Swan-Ganz-Prinzips (1971) ausgeschaltet wurde, erhöhte sich die Zuverlässigkeit der Methode beträchtlich.

Da die Injektion des Kältebolus beim Swan-Ganz-Katheter in den rechten Vorhof erfolgt und der Thermistor vor den Lungenkapillaren in der A. pulmonalis liegt, entfällt die sehr variable pulmonale Wärmeaustauschfläche als Störfaktor (Ventilations-Perfusionsstörungen, Lungenödem etc.). Die Mischbedingungen für den Indikator „Kälte" werden jedoch nicht nachteilig beeinflußt.

Die bisher dargestellten Störfaktoren sollten verdeutlichen, daß bei Injektionen in den rechten Vorhof und Aufzeichnung der Thermokurve in der Aorta verfälschte Kurven dadurch entstehen können, daß die Indikatorverdünnungskurve durch eine zeitlich stark gedehnte Wärmeaustauschkurve überlagert wird. Hier muß auch ein ansonsten gutes Auswertungsverfahren zwangsläufig zu Fehlern führen. Die Beachtung dieser Fehlerquelle scheint mir heute wieder wichtig, weil das hier beschriebene Prinzip der transpulmonalen Thermodilution bei der zunehmend aktuellen Lungenwasserbestimmung [4] erneut angewendet wird.

Fehlermöglichkeiten bei der Swan-Ganz-Technik

Leider treten auch bei der Swan-Ganz-Technik immer wieder Meßfehler auf. Das gilt immer dann, wenn man dem Computer die Analyse einer nicht aufgezeichneten Thermokurve überläßt, die aus den verschiedensten Gründen verzerrt sein kann.

1. Injektataufwärmung

Die häufigsten Fehler treten auf, wenn sich das Injektat erwärmt, d.h., wenn dem Rechner damit eine falsche Injektattemperatur eingegeben wird.

Wenn sich die Injektion verzögert, so ist der Temperaturanstieg in der Spritze zwar langsamer, wenn mit 20 °C-Lösung anstatt mit 0 °C-Lösung gearbeitet wird, die Empfindlichkeit der Methode, d.h., der Signal-Rausch-Abstand der Temperaturmessung ist jedoch um den Faktor 2–3 kleiner, wenn eine zimmerwarme Lösung injiziert wird. Dieser Nachteil könnte nur vermieden werden, wenn das Injektionsvolumen beträchtlich gesteigert würde, was in der Praxis nicht sinnvoll ist.

Wird die vorgekühlte Injektatspritze zu lange in der Hand gehalten, so steigt die Temperatur nach einigen Sekunden steil an [5].

Eine weitere Fehlerquelle ist die Aufwärmung des Injektats im Katheter, und zwar besonders in dem intravaskulär gelegenen Anteil. Diese Fehlermöglichkeit wird bei dem HZV-Gerät nach Edwards durch eine Konstante korrigiert, die je nach Injektattemperatur unterschiedlich am Gerät einzustellen ist. Voraussetzung ist jedoch, daß der intravaskuläre Katheteranteil 35 cm beträgt.

Bei dem HZV-Gerät der Firma Hoyer (HMV 7905) kann die Konstante zusätzlich in Abhängigkeit von dem intravaskulären Katheteranteil eingestellt werden.

2. Atemabhängige HZV-Schwankungen

Der mathematischen Prämisse folgend müßte die Stromstärke während des Meßvorgangs eigentlich konstant sein. Die durch die Herzzyklen bedingten Schwankungen wirken sich jedoch nicht meßbar aus. Im Gegensatz dazu führen Atemschwankungen zu erheblichen Verzerrungen der Thermokurve, so daß Meßfehler bis zu etwa 50% entstehen. Vor allem bei tiefer Atmung und bei Überdruckbeatmung ist darauf zu achten, daß die Injektionen immer in den gleichen Atemphasen durchgeführt werden. Da die Injektionsdauer wegen des hohen Katheterwiderstands auch beim Geübten zwischen 3–4 s liegt – im Idealfall ist ein echter „Bolus" zu fordern – sollte auch die Injektionsdauer standardisiert sein, um eine vergleichbare Beeinflussung der Thermokurve durch die Atemschwankungen zu haben.

Ein von Pfeiffer [7] entwickeltes Injektionsgerät standardisiert die Kälteinjektion sehr weitgehend. Das gekühlte Injektat wird durch eine thermostatisiert gekühlte Spritze EKG- und atmungsgesteuert injiziert.

Ähnlich kurze Injektionszeiten (10 ml/s) werden auch durch die, allerdings nicht gekühlten und getriggerten, „Injektionspistolen" erzielt. Nach eigener Erfahrung reduziert sich der Meßfehler auch ohne jeden maschinellen Injektor entscheidend, wenn der Injizierende nicht dauernd wechselt, die Atemschwankungen beachtet und grundsätzlich jede Thermokurve aufgezeichnet und inspiziert wird. Verzerrte Kurven im exponentiellen Anteil sollten grundsätzlich verworfen werden.

3. Arrhythmien

Da Arrhythmien, die z.T. auch durch die Injektion selbst ausgelöst werden können, beträchtliche Stromstärkeschwankungen bewirken, werden die Dilutionskurven entsprechend beeinträchtigt. Die Registrierung des EKGs während der Injektion ist daher empfehlenswert.

4. Schlechte Thermistorlage

Wichtiger als der Injektionsort (vorhofnah oder in den rechten Vorhof) ist die Thermistorlage (Abb. 4). Ein Wandkontakt des NTC-Widerstands an der Pulmonalklappe oder an einem Gefäßabgang verfälscht die Thermokurve. Liegt der Swan-Ganz-Katheter zu weit peripher („Dauer-Wedge") so kommt es ebenfalls häufig zum Wandkontakt.

5. Intrakardiale Shunts

Bei intrakardialen Shunts ist die Verwertung von Dilutionskurven grundsätzlich problematisch. Bei *RL-Shunts* ist häufig die Anstiegsflanke der Thermodilutionskurve verzerrt, so daß die normalen Auswertungsverfahren zu falschen Ergebnissen führen. *LR-Shunts* (Abb. 5) führen meist zur Veränderung des Kurvenabfalls (Doppelgipfel). Auswertungsverfahren, welche die Integration früh nach dem Kurvengipfel abbrechen, können hier korrekte Meßwerte liefern.

Diese Möglichkeit ist z.B. durch die freie Wahl des Auswerteprogramms bei dem HZV-Rechner der Firma Hoyer gegeben. Nach dem Verfahren von Dalen [1] kann auch das linksventrikuläre HZV berechnet werden, wenn gleichzeitig RV-HZV und die O_2-Sättigung im rechten Ventrikel, in der Pulmonalarterie und in einer systemischen Arterie bestimmt werden.

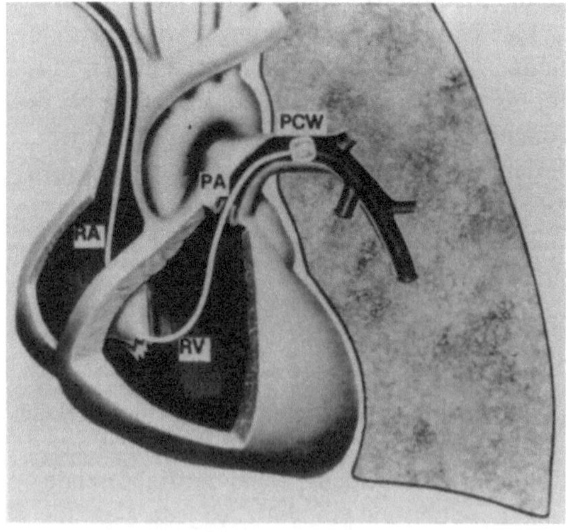

Abb. 4. Korrekte Lage des Swan-Ganz-Katheters

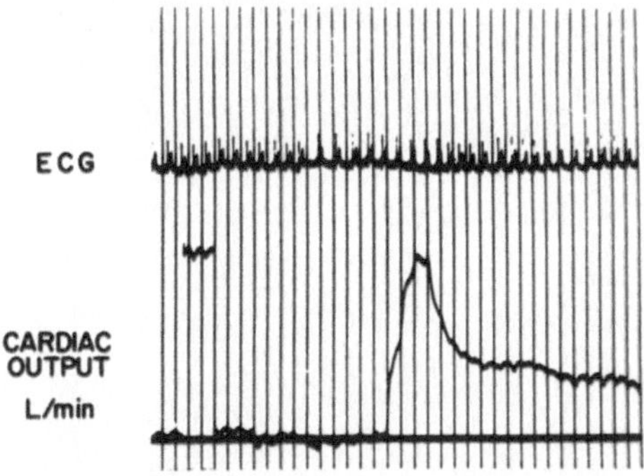

Abb. 5. Thermodilutionskurve bei intrakardialem
LR-Shunt. Rezirkulation mit typischem Doppelgipfel

„Black-box-Prinzip" der HZV-Meßgeräte

Der nicht selten erhobene Vorwurf, daß dem Untersucher nicht klar wird, wie der HZV-
Rechner die Thermodilutionskurve auswertet, besteht nicht ganz zu unrecht. Praktisch
wichtiger dürfte aber das Versäumnis des Untersuchers sein, die auszuwertende Dilutionskurve vor der Verwertung nicht mitregistriert und inspiziert zu haben. Eine ungleichmäßige
Kurve sollte grundsätzlich nicht verwertet werden.

Auswertungsverfahren Hoyer-Gerät

Das Gerät der Firma Hoyer (HMV 7905) bietet ein Programm an, bei dem die nach verschiedenen Methoden integrierten Kurvenflächen miteinander verglichen werden. Bei zu großer
Abweichung der Ergebnisse (>15%), was bei fehlerhaft verzerrten Kurven immer der Fall
ist, erfolgt eine Fehleranzeige. Durch routinemäßige Kurvenaufzeichnung auf einen Schreiber ist aber auch bei anderen HZV-Rechnern eine vergleichbare Irrtumssicherheit zu erzielen.

Vergleich Thermodilution/Farbstoffverdünnung

Bekanntlich ist die Reproduzierbareit der Thermodilutionsmethode sehr gut, solange die
zuvorgenannten Fehlermöglichkeiten beachtet werden (Abb. 6).
 Beim Vergleich mit der simultan gemessenen Farbstoffverdünnung läßt sich tierexperimentell eine Korrelation von r = 0,92 erzielen (Abb. 7).
 Trotz der hohen Übereinstimmung existieren Gesichtspunkte, die m.E. deutlich für
das Thermodilutionsverfahren sprechen:
1. Bei Verwendung der Swan-Ganz-Technik entfällt die Notwendigkeit, einen arteriellen
Katheter zu legen.
2. Die Injektion von Glucose-Lösung ist erheblich kostengünstiger als die von Cardiogreen.
3. Durch den raschen Temperaturausgleich nach dem Kältebolus resultieren nur geringe
Schwankungen der Temperatur-0-Linie. Die Messungen können daher häufiger und in kür-
zeren Zeitabständen (alle 45 s) wiederholt werden.
4. Biochemische Analysen werden bei Thermodilution im Gegensatz zur Farbstoffmethode nicht beeinflußt.
 Abschließend sei jedoch betont, daß man in der Praxis mit dem Verfahren die zuver-
lässigsten Ergebnisse erhält, mit dem man die meisten Erfahrungen hat.

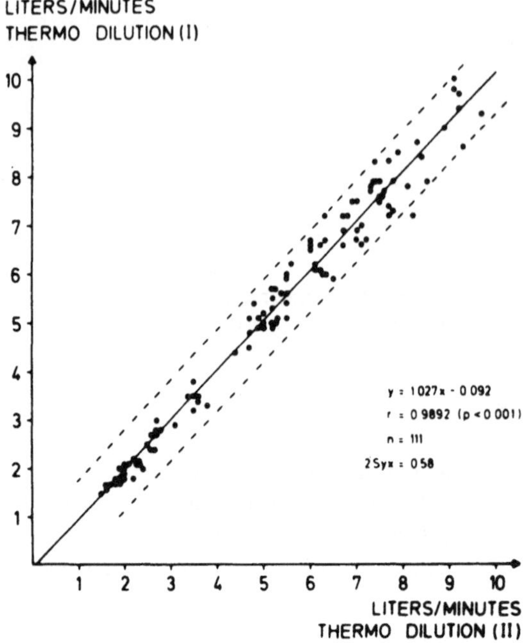

Abb. 6. Die Reproduzierbarkeit des Thermodilutions-HZV ist bei 111 Doppelbestimmungen (Swan-Ganz-Technik) im Tierexperiment mit r = 0,989 sehr gut [Sørensen MB et al. (1976) Ann Surg 183:69]

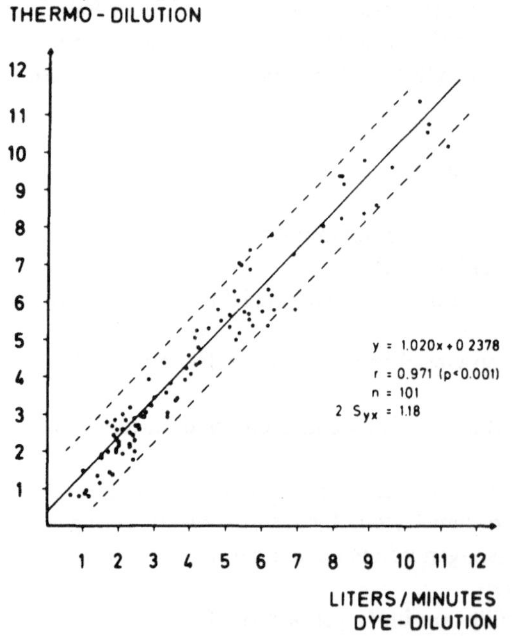

Abb. 7. HZV-Korrelationen von 101 Messungen mit der Farbstoffverdünnung (*Abszisse*) und simultanen Thermodilutionen (*Ordinate*). Tierexperimentelle Ergebnisse beim Schwein mit der Swan-Ganz-Technik [Sørensen MB et al. (1976) Ann Surg 183:70]

Literatur

1. Dalen JE (1974) Shunt detection and measurement. In: Grossman W (ed) Cardiac catheterization and angiography. Lea & Febiger, Philadelphia, pp 96–107
2. Ganz W, Donoso R, Marcus HS, Forrester JS, Swan HJC (1971) A new technique for measurement of cardiac output by thermodilution in man. Am J Cardiol 27:392–396
3. Hamilton WF, Moore JW, Kinsman JM, Spurling RG (1928) Simultaneous determination of the greater and lesser circulation times of the mean velocity of blood flow through the heart and lungs, of the cardiac output and an approximation of the amount of blood actively circulating in the heart and lungs. Am J Physiol 85:377
4. Holcroft JW, Trunkey DD, Carpenter MA (1978) Excessive fluid administration in resuscitating baboons from hemorrhagic shock, and an assessment of the thermo-dye technique for measuring extravascular lung water. Am J Surg 135:412–416
5. Klempt HW, Bender F (1975) Vorratshaltung der Kältelösung für die Thermodilutionsmethode. Z Kardiol 64:48–51
6. Lochner W (1953) Untersuchungen über die unvollständige Mischung des Blutes im rechten Herzen mit Hilfe von Temperaturmessungen. Pflügers Arch 256:296
7. Pfeiffer U, Birk M, Blümel G (1979) Ein vollautomatischer Thermodilutionsinjektor. Biomed Tech (Berlin) [Suppl] 24:60–61
8. Spieckermann PG, Bretschneider HJ (1967) Vereinfachte quantitative Auswertung von Indikatorverdünnungskurven. Arch Kreislaufforsch 55:211–282
9. Stewart GN (1897) The output of the heart. Am J Physiol 22:259

Bestimmung des Herzminutenvolumens mit der Farbstoffverdünnungsmethode

H. Schad und H. Brechtelsbauer

Die Bestimmung des Herzminutenvolumens mit der Farbstoffverdünnungsmethode ist auf das engste mit den Namen Stewart und Hamilton verbunden. George Stewart hat 1897 [26] erstmals eine Methode beschrieben, mit der durch konstante Infusion eines Indikators das Herzminutenvolumen gemessen werden kann. Die Arbeitsgruppe um Hamilton hat Ende der 20er Jahre dann ausgedehnte Studien zur Bestimmung des Herzminutenvolumens mittels Bolusinjektion eines Indikators durchgeführt [9, 12, 18], eine Methode, die zum erstenmal 1913 von Henriques angegeben worden ist [10]. Praktische klinische Bedeutung hat die Farbstoffverdünnungsmethode für die Herzminutenvolumenbestimmung jedoch erst erlangt, nachdem Kramer [14] und Fox [6] unabhängig voneinander Farbstoffe beschrieben hatten, deren Absorptionsmaximum nahe dem isosbestischen Punkt von Hämoglobin und Oxyhämoglobin liegt. Dadurch ist die Messung der Farbstoffkonzentration im Blut unabhängig von der Sauerstoffsättigung geworden, was bei den bis dahin bekannten Farbstoffen, wie z.B. Evans-Blau, nicht gegeben ist.

Bei der Bestimmung des Herzminutenvolumens mit konstanter Farbstoffinfusion (Abb. 1) wird pro Zeiteinheit eine bekannte Menge ($\dot{m}$) des Indikators vor dem Herzen infundiert und seine Konzentration nach dem Herzen gemessen. Die arterielle Konzentration erreicht nach einer gewissen Latenz einen Plateauwert (c_p). Wenn kein Farbstoff während der Passage von der Infusionsstelle zur Meßstelle das Gefäßsystem verlassen hat und wenn eine homogene Durchmischung von Blut und Farbe gegeben ist, errechnet sich die Stromstärke ($\dot{Q}$) aus der Bilanzgleichung:

$$\dot{m} = \dot{Q} \cdot c_p \quad \text{zu} \quad \dot{Q} = \dot{m}/c_p$$

Da jedoch Farbstoff rezirkuliert, kommt es zu einem weiteren Anstieg der arteriellen Konzentration. Und hierin liegt die Limitierung der Methode: Ist nämlich die Rezirkula-

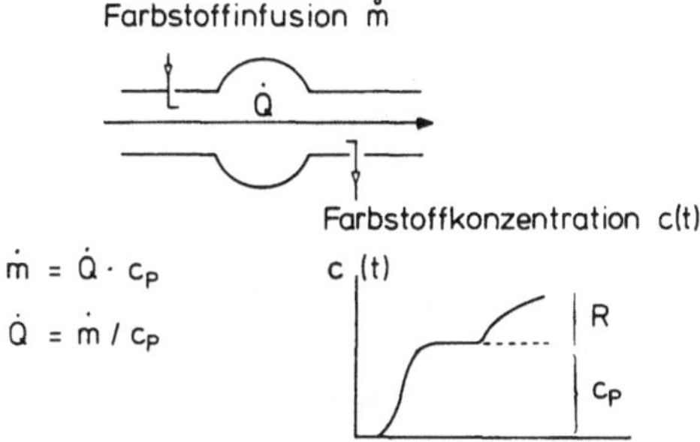

Abb. 1. Prinzip der Bestimmung der Stromstärke $\dot{Q}$ bei konstanter Infusion eines Indikators. Nach Ausbildung eines Plateauwerts der Indikatorkonzentration (c_p) kommt es durch rezirkulierenden Indikator zu einem weiteren Konzentrationsanstieg (R)

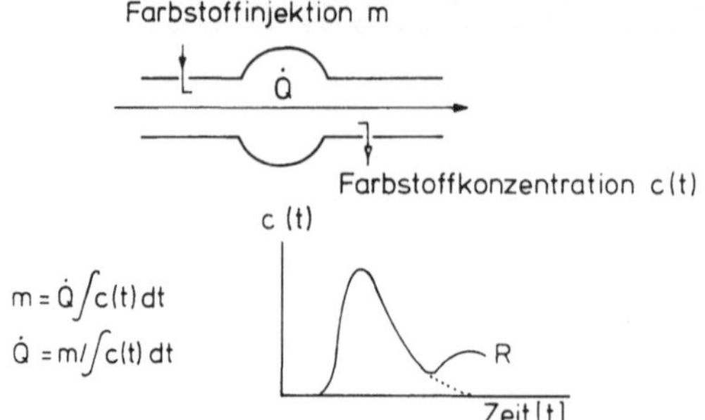

Abb. 2. Prinzip der Bestimmung der Stromstärke $\dot{Q}$ bei Bolusinjektion eines Indikators. Die Indikatorkonzentration $c(t)$ fällt nicht wieder auf Null ab, da der rezirkulierende Indikator (R) vorher die Meßstelle passiert

tionszeit kürzer als die Zeit, die zur Einstellung des Plateauwerts benötigt wird, ist eine Messung der Stromstärke nicht möglich. Bei peripherer venöser Farbstoffinfusion und arterieller Konzentrationsmessung beträgt die Einstellzeit des Plateaus z.B. bis über 8 s und liegt damit in der Größenordnung der Rezirkulationszeit von ungefähr 8–15 s [2, 23].

Deshalb kommt i. allg. die Bolusinjektion des Farbstoffs zur Anwendung (Abb. 2). Die arterielle Farbstoffkonzentration (c(t)) zeigt dabei einen glockenförmigen Verlauf. Ist die Menge (m) des injizierten Farbstoffs bekannt, dann gilt:

$$m = \dot{Q} \cdot \int c(t)dt \quad \text{und} \quad \dot{Q} = m / \int c(t)dt$$

Jedoch auch bei dieser Methode besteht das Problem der Rezirkulation. Gewöhnlich tritt rezirkulierender Farbstoff auf, bevor die Farbstoffkonzentration wieder auf Null abgefallen ist, und zur Berechnung des Herzminutenvolumens muß dieser Anteil von der Zeit-Konzentrationskurve abgezogen werden. Hamilton u. Mitarb. [12] haben gefunden, daß der absteigende Schenkel der Verdünnungskurve bei fehlender Rezirkulation durch eine monoexponentielle Funktion beschrieben werden kann, wodurch es möglich ist, die Rezirkulation von der eigentlichen Verdünnungskurve – der Primärkurve –·abzutrennen (Abb. 3): Der abfallende Schenkel der Kurve wird im semilogarithmischen Maßstab aufgetragen, der lineare Abschnitt, der noch nicht durch Rezirkulation überlagert ist, wird über 1–2 Dekaden verlängert und die Punkte dieser Geraden werden in die Originalkurve übertragen.

Die Integration der so erhaltenen rezirkulationsfreien Primärkurve kann dann z.B. durch Planimetrie erfolgen. Es wurde auch eine Reihe empirischer Formeln zur Berechnung, der von der Primärkurve eingeschlossenen Fläche angegeben, bei denen sich die semilogarithmische Extrapolation erübrigt [3, 25]. Die meisten dieser Methoden ergeben jedoch systematische Unterschiede gegenüber „extrapolierten" Flächen [7, 25]. Eine empirische Methode [20], die keine systematischen Abweichungen zeigt, ist in Abb. 4 dargestellt: Die Analyse von Farbstoffverdünnungskurven ergab, daß das Produkt aus der Höhe (H) des Gipfels der Verdünnungskurve und der Strecke (t_{75}) vom Erscheinen des Indikators bis zu dem Zeitpunkt wo die Farbstoffkonzentration auf 75% des Maximalwerts abgefallen ist, der Fläche (ABC) entspricht, die man durch Extrapolation und Panimetrierung erhält:

$$ABC = H \cdot t_{75}$$

Herzminutenvolumina, die mit diesen empirischen Flächen berechnet werden, zeigten keine systematische Differenz gegenüber den Werten aus extrapolierten-planimetrierten Flächen (Abb. 5). Im übrigen entspricht t_{75} nach der von Zierler [28] angegebenen Beziehung der mittleren Kreislaufzeit ($\bar{t}$) oder „mean transit time", aus der sich bei bekannter Strom-

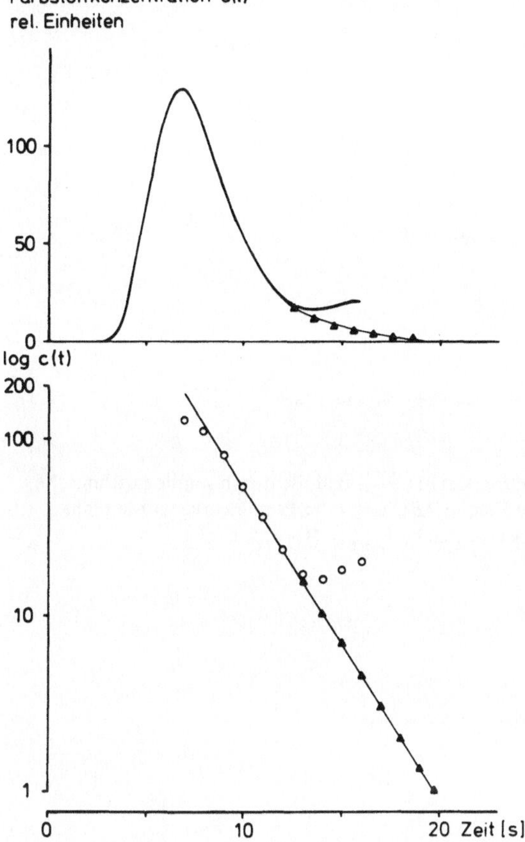

Abb. 3. Originalregistrierung einer Farbstoffverdünnungskurve mit Rezirkulation (——) und Konstruktion der rezirkulationsfreien Primärkurve (▲——▲) durch semilogarithmische Extrapolation des abfallenden Schenkels der Verdünnungskurve

stärke ($\dot{Q}$) das Volumen (V) zwischen Injektionsstelle und Meßstelle des Indikators berechnen läßt:

$$V = \dot{Q} \cdot \bar{t}$$

Zur Flächenbestimmung der Primärkurve — und der weiteren Errechnung des Herzminutenvolumens — sind auch eine Reihe von Computern auf dem Markt, die im Prinzip alle auf dem von Hamilton u. Mitarb. beschriebenen Extrapolationsverfahren basieren. Vergleiche der Ergebnisse verschiedener Computer mit der manuellen Technik erbrachten Variationen von 1—7%, jedoch zeigte sich keiner der Computer den anderen überlegen (s. [8]).

Die Form der Farbstoffverdünnungskurve ist nicht nur von der Größe des Herzminutenvolumens abhängig, sondern auch von dem Volumen zwischen Injektionsstelle und Meßstelle. Je größer dieses Volumen im Verhältnis zum Herzminutenvolumen wird, um so flacher und lang gezogener wird die Kurve und u.U. ist es dann nicht mehr möglich, die Rezirkulation von der Primärkurve abzutrennen. Solch ungünstige Verhältnisse liegen häufig unter pathologischen Bedingungen vor, wie bei schwerer Herzinsuffizienz, bei Klappenvitien oder

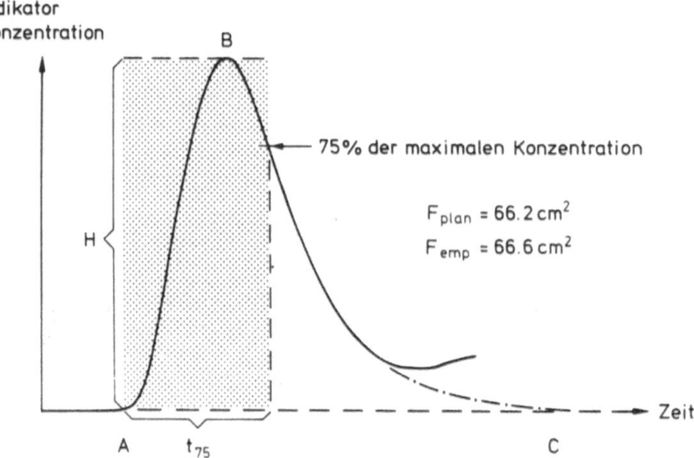

Abb. 4. Originalregistrierung einer Farbstoffverdünnungskurve (——) und die durch semilogarithmische Extrapolation gewonnene Primärkurve (−.−.−). Die Fläche *ABC* unter der Primärkurve wurde planimetrisch bestimmt (*F_{plan}*). Ihr entspricht die gepunktete Fläche *F_{emp}* = H · t_{75}

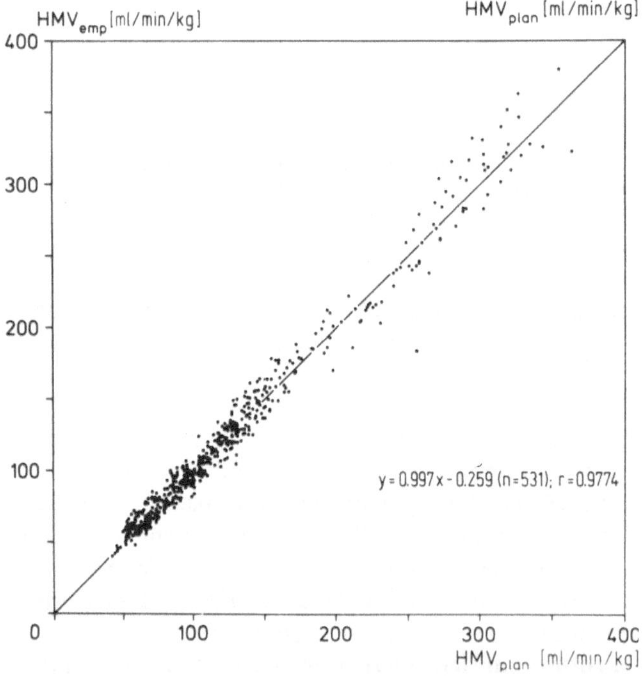

Abb. 5. Korrelation von Herzminutenvolumina, die aus jeweils einer Verdünnungskurve mit der planimetrisch bestimmten Fläche unter der durch semilogarithmische Extrapolation erstellten Primärkurve (*HMV_{plan}*) und mit der Fläche *F_{emp}* = H · t_{75} (*HMV_{emp}*) errechnet wurden

bei drastisch erniedrigtem Herzminutenvolumen. Dow [5] hat zwei Kriterien angegeben, die eine Farbstoffverdünnungskurve erfüllen sollte, damit eine zuverlässige Messung des Herzminutenvolumens gewährleistet ist:

1. Die Rezirkulation darf frühestens sichtbar werden nachdem die Maximalkonzentration auf 50% abgefallen ist.

2. Das Verhältnis der Zeit von der Farbstoffinjektion bis zu dem Zeitpunkt wo die Primärkurve auf 10% des Maximalwerts abgefallen ist (t_{10}) zur Erscheinungszeit (t_0) soll nicht > 3,5 sein:

$$t_{10}/t_0 \leqslant 3,5$$

Zeigen die Verdünnungskurven einen flachen protrahierten Verlauf, kann man günstigere Bedingungen schaffen, indem man die Injektionsstelle und die Meßstelle einander annähert, also das Volumen dazwischen verkleinert.

Die Farbstoffe, die heute i. allg. zur Herzminutenvolumenbestimmung verwendet werden, sind Cyaninfarbstoffe, deren Absorptionsmaximum in der Nähe des isosbestischen Punkts von Hämoglobin und Oxyhämoglobin liegt, wo auch die Absorption von Hämoglobin gering ist. Der bekannteste dieser Farbstoffe, das Cardiogreen, wurde vielfach auf seine Eigenschaften untersucht [15, 27]: Das Molekulargewicht beträgt 775. Trotzdem verbleibt der Farbstoff intravaskulär, weil er im Blut an Plasmaproteine, vornehmlich an α_1-Lipoproteine, gebunden wird. Bei dieser Eiweißbindung verlagert sich das Absorptionsmaximum von 775 nm in wäßriger Lösung nach 800 nm in Plasma, bzw. Blut. Außerdem zeigt das Absorptionsspektrum von Cardiogreen eine Abhängigkeit von der Konzentration. Die Spek-

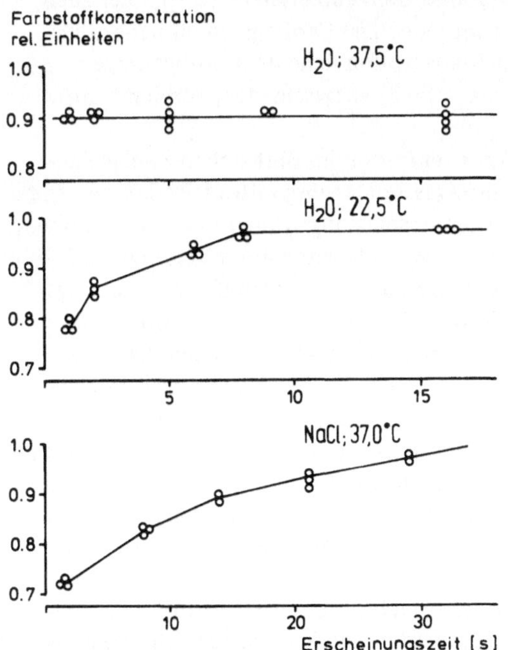

Abb. 6. Einfluß von Temperatur und Lösungsmittel auf die Geschwindigkeit der spektralen Stabilisierung von Cardiogreen nach Injektion in Vollblut. Cardiogreen war entweder in destilliertem Wasser gelöst (*oben, Mitte*) oder in NaCl 0.9% (*unten*)

tralverschiebung, die bei Injektion einer konzentrierten wäßrigen Lösung ins Blut auftritt, ist bei 37 °C jedoch in weniger als 1 s abgeschlossen (Abb. 6). Bei Raumtemperatur, bei Lösung des Farbstoffs in Elektrolytlösungen und bei Zusatz von Proteinen zum Farbstoff verzögert sich die spektrale Stabilisierung, wodurch bei kurzen Erscheinungszeiten des Farbstoffs fehlerhafte Herzminutenvolumenbestimmungen entstehen können. Cardiogreen erfüllt das Lambert-Beer-Gesetz bis zu Konzentrationen von etwa 15 mg/l in Vollblut und bis etwa 25 mg/l in Plasma. Auf Grund der hohen Lichtabsorption ist die Injektion von etwa 2—3 mg für eine Herzminutenvolumenbestimmung ausreichend, und die rasche Elimination des Farbstoffs durch die Leber mit einer Halbwertszeit von ungefähr 3 min verhindert seine Akkumulation, so daß auch bei wiederholter Injektion keine Konzentrationen auftreten, bei denen das Lambert-Beer-Gesetz nicht mehr gültig ist. Wird Cardiogreen in verdünnter wäßriger Lösung bei Raumtemperatur am Tageslicht aufbewahrt, kommt es zu einem Absorptionsverlust, der möglicherweise auf einer Oxydation des Farbstoffs beruht. So fand sich z:B. bei Konzentrationen unter 10 mg/l innerhalb von 4 h eine Extinktionsabnahme um ungefähr 25%, verdünnte Lösungen in Plasma sind dagegen stabil und auch die konzentrierte wäßrige Cardiogreenlösung von 10 g/l erlitt innerhalb von 4 h keinen Absorptionsverlust. Bezüglich der Toxizität von Cardiogreen gibt es einen Bericht über allergische Reaktionen nach der intravenösen Injektion des Farbstoffs bei drei urämischen Patienten [17] was jedoch von anderen Arbeitsgruppen nicht bestätigt werden konnte, und Kochsiek [13] berichtete von Symptomen eines Kreislaufschocks nach der kurz aufeinander folgenden Injektion von Cardiogreen und Novalgin. Bei der gleichzeitigen Anwendung von Cardiogreen und anderen Pharmaka ist darauf zu achten, daß durch die Pharmaka Änderungen der Lichtabsorption von Cardiogreen verursacht werden können, wie z.B. durch Heparinpräparationen, die reduzierende Stabilisatoren enthalten (s. [27]), oder auch durch das bereits erwähnte Novalgin [13]. Insgesamt jedoch ist Cardiogreen als nahezu idealer Indikator zu bezeichnen: Es hat eine hohe Lichtabsorption nahe dem isosbestischen Punkt von Hämoglobin und Oxyhämoglobin, wird schnell ausgeschieden, verbleibt intravaskulär und scheint nicht toxisch zu sein.

Für die fortlaufende Messung der Farbstoffkonzentration im Blut stehen zwei gleichwertige Methoden zur Verfügung: Die direkte intravasale Messung mittels Reflektometrie über Fiberoptikkatheter oder die externe Transmissionsmessung, wobei mit einer Pumpe kontinuierlich Blut über einen Katheter durch ein Küvettendensitometer abgesaugt wird. In beiden Fällen erfolgt die Messung bei einer Wellenlänge von etwa 800 nm. Um Strömungsartefakte zu reduzieren, wird gegen eine Wellenlänge zwischen 900 nm und 1000 nm gemessen. In diesem Bereich absorbiert Cardiogreen kein Licht. Als Lichtquellen dienen gewöhnlich Lichtemissionsdioden. Als Vorteil der intravasalen Reflektometrie wird gewertet, daß keine Verzerrung der Verdünnungskurve durch ein Absaugsystem auftritt. Die Kurvenverformung durch das Absaugsystem bei externer Transmissionsmessung dürfte aber keinen Einfluß auf die Herzminutenvolumenbestimmung haben. In Modellversuchen errechneten sich identische Stromstärken, wenn die Erscheinungszeit der Farbstoffverdünnungskurve durch Verlängerung des Systems zwischen Injektionsstelle und Meßstelle von 1—30 s variiert wurde (Abb. 7). Als dritte Methode sei noch die „Ohrdensitometrie" erwähnt. Dabei wird ein Densitometer am hyperämisierten Ohr angebracht und die Farbstoffkonzentration unblutig gemessen. Nach unserer Meinung läßt diese Methode jedoch nur die Messung relativer Herzminutenvolumina zu, also die prozentuale Änderung der Stromstärke, da eine exakte Eichung praktisch nicht möglich ist. Außerdem sind die Verdünnungskurven kaum mehr vergleichbar, wenn das Densitometer abgenommen und neu angelegt wird, oder wenn längere Zeiträume zwischen den einzelnen Messungen liegen.

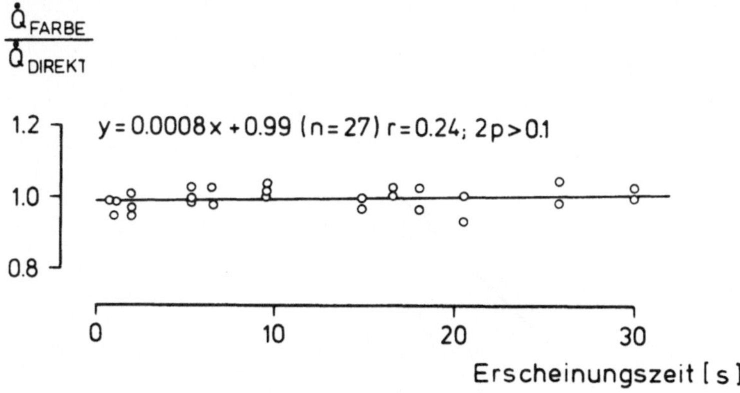

Abb. 7. Einfluß der Strecke zwischen Injektionsstelle und Meßstelle, die sich in der Erscheinungszeit ausdrückt, auf die Bestimmung der Stromstärke eines künstlichen Kreislaufs mittels Farbstoffverdünnung ($\dot{Q}_{Farbe}$). Die Stromstärke wurde simultan dazu direkt volumetrisch bestimmt ($\dot{Q}_{direkt}$)

Für die Eichung der Densitometer bzw. der Farbstoffverdünnungskurven wurden verschiedene Methoden angegeben (s. [4]), von denen hier zwei genannt sein sollen: Die statische Eichung und die dynamische Eichung nach Sparling [24]. Bei der statischen Eichung werden bekannte Farbstoffmengen aus dem Injektat mit bekannten Blutvolumina vom Patienten gemischt und das Signal dieser definierten Konzentrationen mit dem Densitometer bestimmt. Bei der dynamischen Eichung wird in einen kleinen künstlichen Kreislauf, der eine homogene Mischung von Farbe und Blut gewährleistet und dessen Stromstärke (Q̇) bekannt ist, eine bekannte Menge Farbstoff (m) injiziert und die Fläche (F) der Verdünnungskurve bestimmt. Der Eichfaktor (E) ergibt sich dann aus:

$$\dot{Q} = E \cdot m / F \quad \text{zu} \quad E = \dot{Q} \cdot F/m$$

Abschließend sei noch etwas zu der Genauigkeit der Herzminutenvolumenbestimmung mit der Farbstoffverdünnungsmethode gesagt.

In Modellexperimenten, in denen die Stromstärke eines künstlichen Kreislaufs gleichzeitig mit der Farbstoffverdünnungsmethode und direkt mit Meßzylinder und Stoppuhr bestimmt wurde, konnte der tatsächliche Fluß mit der Farbstoffmethode auf ±5% genau gemessen werden (Abb. 8) [21]. Ähnliche Ergebnisse wurden für ein Herz-Lungen-Präparat beschrieben [22] und in vivo Untersuchungen zeigten eine gute Übereinstimmung der Herzminutenvolumenbestimmung mit der Farbstoffmethode und dem Fick-Prinzip (s. [27]). Eine Reihe von Untersuchungen spricht dafür, daß bei Messung der Farbstoffkonzentration nach dem linken Herzen die Injektion des Farbstoffs in den rechten Vorhof, die A. pulmonalis oder den linken Ventrikel übereinstimmende Ergebnisse erbringt. Gleiches gilt auch bei Injektion des Farbstoffs in den rechten Vorhof und Messung der Farbkonzentration in der A. pulmonalis oder nach dem linken Herzen (s. [2]). Für Messungen in der A. pulmonalis wurden jedoch auch systematisch höhere [1] und systematisch niedrigere [15] Herzminutenvolumina als für Messungen in der A. femoralis oder Aorta beschrieben. In eigenen Untersuchungen [21] errechneten sich keine systematisch differenten Herzminutenvolumina aus Verdünnungskurven, die simultan in der A. pulmonalis und der Aorta registriert wurden. Jedoch beobachteten wir Unterschiede bis zu 25% (Abb. 9), die möglicherweise auf respiratorischen Schwankungen des Herzminutenvolumens beruhen [11, 19], die in der Aorta nicht

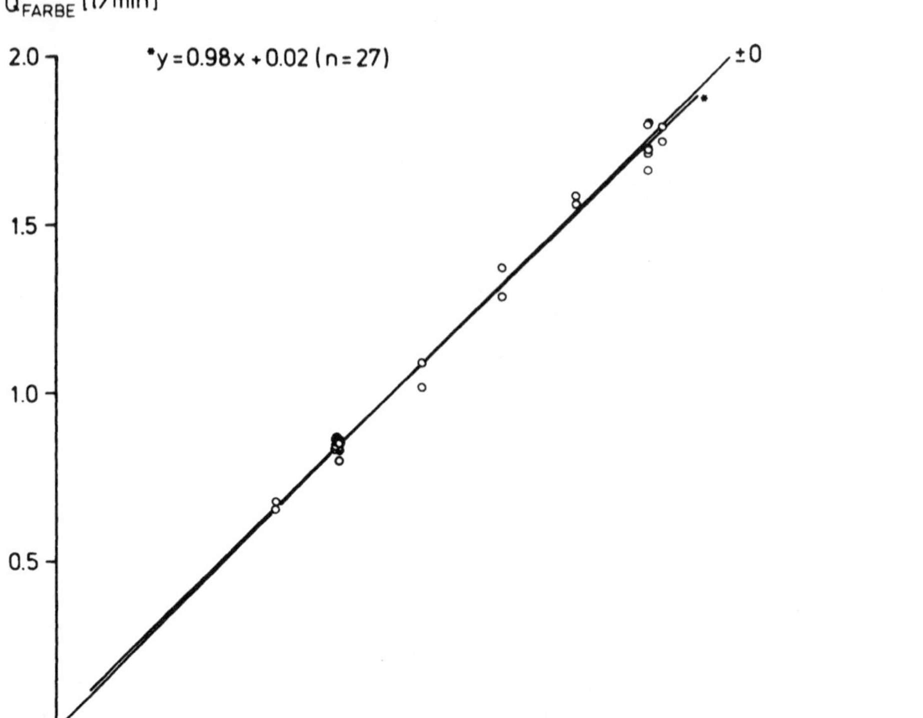

Abb. 8. Korrelation der mit der Farbstoffverdünnungsmethode bestimmten Stromstärke ($\dot{Q}_{Farbe}$) und der direkt volumetrisch gemessenen Stromstärke ($\dot{Q}_{direkt}$) in einem künstlichen Kreislauf

meßbar sind, weil die Kreislaufzeit der aortalen Verdünnungskurven länger ist als die der A. pulmonalis. Aber auch respiratorische Schwankungen des rechtsventrikulären Schlagvolumens bis zu 50% ohne gleichzeitige Änderung des linksventrikulären Schlagvolumens [11] können diese Differenzen erklären. Außerdem kann eine ungenügende Mischung von Farbstoff und Blut im rechten Herzen [16] zu den beobachteten Unterschieden beitragen. Die Farbstoffverdünnungsmethode erlaubt aber mit den heute verfügbaren Indikatoren, Densitometern und Auswertverfahren mit hinreichender Genauigkeit die wiederholte Messung des Herzminutenvolumens in kurzen Zeitabständen, bei einer äußerst geringen Belastung des Patienten.

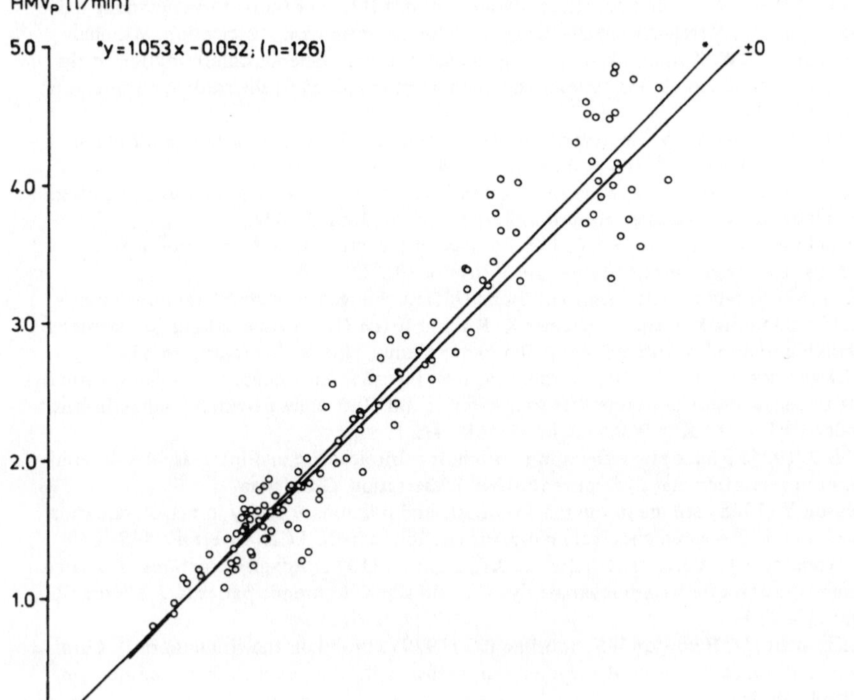

Abb. 9. Korrelation der Herzminutenvolumina, die aus einem Farbstoffbolus aus den simultan registrierten Verdünnungskurven in der A. pulmonalis (HMV_P) und der Aorta (HMV_A) berechnet wurden. Die HMV_P differieren bis zu ±25% von den HMV_A

Literatur

1. Bassingthwaighte JB, Edwards AWT, Wood EH (1962) Areas of dye-dilution curves sampled simultaneously from central and peripheral sides. J Appl Physiol 17:91−98
2. Bloomfield DA (1974) Indicator injection an sampling and the problem of mixing. In: Bloomfield DA (ed) Dye curves: The theory and practice of indicator dilution. University Park Press, Baltimore, pp 55−69
3. Bloomfield DA (1974) The calculation of cuve areas. In: Bloomfield DA (ed) Dye curves: The theory and practice of indicator dilution. University Park Press, Baltimore, pp 71−86
4. Bloomfield DA (1974) The calibration of indicator-dilution curves and computation of cardiac output. In: Bloomfield DA (ed) Dye curves: The theory and practice of indicator dilution. University Park Press, Baltimore, pp 87−106
5. Dow P (1955) Dimensional relationships in dye dilution curves from humans and dogs, with an empirical formula for certain troublesome curves. J Appl Physiol 7:399−408
6. Fox IJ, Brooker LGS, Heseltine DW, Essex HE, Wood EH (1957) A tricarbocyanine dye for continuous recording of dilution curves in whole blood independent of variations in blood oxygen saturation. Mayo Clin Proc 32:478−484
7. Gil-Rodriguez JA, Hill DW, Horny JT, Lundburg S, Wilcock AH (1970) A comparison of some methods for estimating the area under a dye dilution curve. Br J Anaesth 42:981−987

8. Habild W (1977) Die Bestimmung des Herzzeitvolumens mit Hilfe der Indikatorverdünnung bei stoßförmiger Injektion: Vergleich verschiedener Berechnungsverfahren. Dissertation, München

9. Hamilton WF, Moore JW, Kinsman JM, Spurling RG (1928) Simultaneous determination of the pulmonary and systemic circulation times in man and a figure related to the cardiac output. Am J Physiol 84:338−344

10. Henriques V (1913) Über die Verteilung des Blutes vom linken Herzen, zwischen dem Herzen und dem übrigen Organismus. Z Biochem 56:230−248

11. Hoffman JIE, Guz A, Charlier AA, Wilcken DEL (1965) Stroke volume in conscious dogs: effect of respiration, posture and vascular occlusion. J Appl Physiol 20:865−877

12. Kinsman JM, Moore JW, Hamilton WF (1929) Studies on the circulation. I. Injection method: physical and mathematical considerations. Am J Physiol 89:322−330

13. Kochsiek K (1969) Vergleichende formanalytische Untersuchungen zwischen Thermodilutions- und Farbstoffverdünnungskurven. In: Kramer K, Kirchhoff HW (Hrsg) Anwendung densitometrischer, thermischer und radiologischer Methoden in der Klinik. Thieme, Stuttgart, pp 25−37

14. Kramer K, Ziegenrücker G (1957) Die Bestimmung des Herzminutenvolumens, unabhängig von der Sauerstoffsättigung des Blutes, an uneröffneten Arterien mit Hilfe eines neuen, im nahen Infrarot absorbierenden Farbstoffs. Klin Wochenschr 35:468−472

15. Landsman MLJ (1975) Fiberoptic reflection photometry. Intracardiac and intravascular determination of oxygen saturation and dye concentration. Dissertation, Groningen

16. Maseri A, Enson Y (1968) Mixing in the right ventricle and pulmonary artery in man: evaluation of ventricular volume measurements from indicator washout curves. J Clin Invest 47:848−859

17. Michie DD, Wombolt DG, Carretta RF, Zencka AE, Egan JD (1971) Adverse reactions associated with the administration of a tricarbocyanine dye (Cardio-green) to uremic patients. J Allergy Clin Immunol 48:235−239

18. Moore JW, Kinsman JM, Hamilton WF, Spurling RG (1929) Studies on the circulation. II. Cardiac output determination, comparison of the injection method with the direct Fick procedure. Am J Physiol 89:331−339

19. Opdyke DF, Cannila JE, Borsuk GM (1960) Effect of respiration, asphyxia and muscle relaxants on cardiac output in the dog. Anaesthesiology 21:244−250

20. Schad H, Brechtelsbauer H (1981) Eine zeitsparende, empirische Methode zur Berechnung der Flächen von Farbstoffverdünnungskurven bei der Bestimmung des Herzminutenvolumens. Anaesthesist 30:243−245

21. Schad H, Brechtelsbauer H, Kramer K (1977) Studies on the suitability of a cyanine dye (Viher-Test) for indicator dilution technique and its application to the measurement of pulmonary artery and aortic flow. Pflügers Arch 370:139−144

22. Sekelj P Oriol A, Anderson NM, Morch J, McGregor M (1967) Measurement of indocyanine green dye with a cuvette oximeter. J Appl Physiol 23:114−120

23. Sowton E, Bloomfield DA, Jones NL, Higgs BE, Campbell EJM (1968) Recirculation time during exercise. Cardiovasc Res 4:341−345

24. Sparling CM, Mook GA, Nieveen J, Slikke LB van der, Zijlstra WG (1960) Calibration of dye dilution curves for calculating cardiac output and central blood volume. Excerpta Med Int Congr Ser 2:595−598

25. Spiekermann PG, Bretschneider HJ (1968) Vereinfachte quantitative Auswertung von Indikatorverdünnungskurven. Arch Kreislaufforsch 55:211−282

26. Stewart GN (1897) Researches on the circulation time and on the influences which affect it. IV. The output of the heart. J Physiol 22:159−183

27. Tripp MR, Swayze CR, Fox IJ (1974) Indocyanine green. In: Bloomfield DA (ed) Dye curves: The theory and practice of indicator dilution. Baltimore, University Park Press, pp 365−391

28. Zierler KL (1965) Equation for measuring blood flow by external monitoring of radioisotopes. Circ Res 16:309−321

Herzzeitvolumen-Bestimmung nach der Methode von Fick

H. Neuhof

Der Physiologe Adolf Fick hat das nach ihm benannte Verfahren zur Bestimmung des Herzzeitvolumens erstmals 1870 vor der Würzburger Phys.-Med. Gesellschaft anhand theoretischer Überlegungen und fiktiver Berechnungen vorgetragen [2]. Lange Zeit war es die einzige am Patienten anwendbare Meßmethode. Wegen der anfänglichen methodischen Schwierigkeiten bei der Gewinnung von gemischt-venösen Blutproben und der aufwendigen Bestimmung der Einzelparameter wurde dieses Verfahren später von den Indikator-Verdünnungs-Methoden zunehmend verdrängt. Neue meßtechnische Entwicklungen haben inzwischen die Fick'sche Methode für die klinische Routine anwendbar gemacht, zumal aus intensivmedizinischen Erwägungen oft routinemäßig Pulmonalis-Katheter eingeführt werden, über die problemlos gemisch-venöses Blut entnommen werden kann. Bei solchen Gegebenheiten ist dieses Meßverfahren ohne größere Vorbereitungen einsetzbar und ermöglicht die gleichzeitige Überwachung mehrerer Patienten in zeitlicher Abfolge.

Meßprinzip

Nach der Fick'schen Methode errechnet sich das HZV aus der aktuellen Sauerstoffaufnahme über die Lunge und der zeitlich zugeordneten Differenz im O_2-Gehalt zwischen arteriellem und gemischt-venösem Blut (AVD_{O_2}) nach der Formel:

$$HZV = \frac{\text{Sauerstoffaufnahme}}{AVD_{O_2} \cdot 10}$$

(Maßeinheiten: HZV = l/min; O_2-Aufnahme = ml/min; AVD_{O_2} = Vol.-%)

Hiermit wird der Flow durch die Lungenstrombahn errechnet: Es ist das Blutvolumen, in dem die pro Zeiteinheit aufgenommene Sauerstoffmenge eine Zunahme der O_2-Konzentration um den Differenzbetrag zwischen gemischt-venösem und arteriellem Meßwert bewirkt.

Methodische Voraussetzungen und Fehlermöglichkeiten

Das Fick'sche Prinzip gilt nur unter der Voraussetzung, daß keine venöse Beimischung erfolgt zwischen den Meß- bzw. Entnahmestellen für das venöse Mischblut und das arterialisierte Blut.

Sofern kein intracardialer shunt besteht, ist das errechnete HZV repräsentativ für den Flow durch den kleinen und großen Kreislauf. Funktionelle oder anatomische shunts innerhalb der einzelnen Kreisläufe stören die Meßmethode nicht.

Bei einem Links-Rechts-shunt auf Herzebene (Vorhof- und Ventrikelseptumdefekte, offener Ductus arteriosus Botalli) repräsentiert das errechnete HZV nur den Flow durch die Lungenstrombahn; der Flow durch den großen Kreislauf ist um den (nichtbekannten) shunt-flow verringert.

Bei einem Rechts-Links-shunt ist die Fick'sche Methode mit Messung der O_2-Konzentration im arteriellen Schenkel des großen Kreislaufs nicht anwendbar. In diesem Falle wird ständig eine unbekannte Menge venösen Bluts dem in der Lunge arterialisierten Blut vor dessen Meß- bzw. Entnahmestelle beigemischt und verändert dessen ursprünglichen O_2-Gehalt.

Physiologischerweise werden ca. 67–75% des venösen Blutes aus dem Bronchialkreislauf (normal 1–2% des HZV) über broncho-pulmonale Venen dem linken Vorhof zugeführt [1]. Daraus läßt sich je nach dessen Sättigungsgrad ein möglicher Bestimmungsfehler von ±0,7% für das Stromzeitvolumen im großen Kreislauf errechnen.

Über die Vv parvae cordis und die Vv cordis minnimae (Thebesii) wird im linken Vorhof und im linken Ventrikel stark O_2-entsättigtes coronarvenöses Blut in einer Menge von weniger als 1% des HZVs dem arterialisierten Blut beigemischt [7]. Das Stromzeitvolumen des großen Kreislaufs kann dadurch bis zu 2% zu hoch errechnet werden.

Insgesamt liegt der Bestimmungsfehler, der durch die broncho-pulmonalvenöse und coronarvenöse Beimischung möglich ist unter 3%, und er dürfte nach Modellberechnungen auch bei pathologisch gesteigerter Durchblutung des Bronchialkreislaufs 5% nicht überschreiten (bei gesteigerter Durchströmung beider Teilkreisläufe wird durch den Bronchialflow das HZV für den großen Kreislauf zu niedrig und durch den Coronarflow zu hoch berechnet; beide Störfaktoren korrigieren sich damit teilweise selbst).

Die Genauigkeit der Fick'schen Methode ist abhängig von:
1. der Zuverlässigkeit der Methoden zur Bestimmung der Einzelparameter
2. der Konstanz der Einzelparameter während der Meßwertgewinnung
3. der zeitlichen Zuordnung der Messung der O_2-Aufnahme und der Entnahme der Blutproben zur Bestimmung der AVD_{O_2}

Bestimmung der AVD_{O_2}

Zur Bestimmung der AVD_{O_2} wird gemischt-venöses Blut aus der Pulmonalarterie und arterialisiertes Blut aus einer beliebigen Arterie des großen Kreislaufs benötigt. Das noch nicht homogen durchmischte Blut im rechten Vorhof kann um ±10 Sättigungsprozent von der Sauerstoffsättigung des Pulmonalis-Blutes abweichen (eigene Beobachtung anhand 27 Vergleichsmessungen bei sieben Intensivpatienten) und würde einen Bestimmungsfehler von über 50% für das HZV möglich machen.

Die arterielle und gemischt-venöse Blutentnahme muß gleichzeitig und sollte insbesondere bei Respiratorbeatmung gleichmäßig über einen Zeitraum von 1 min erfolgen!

Zur Bestimmung der AVD_{O_2} kann prinzipiell der O_2-Gehalt beider Blutproben direkt z.B. coulometrisch mit dem Lex-O_2-con (Lexington Instruments Corporation) ermittelt werden oder indirekt über die Messung der O_2-Sättigung, des PO_2 und der Hb-Konzentration errechnet werden. Das direkte Meßverfahren mit dem Lex-O_2-con ist als bedside Methode nicht empfehlenswert, da bereits geringgradige Entmischungen der Blutprobe und kleinste Luftbläschen große Meßfehler verursachen [8]. Weniger Fehlermöglichkeiten haben spektralphotometrische Meßgeräte wie das OSM_2-Radiometer Copenhagen. Mit diesem kann unbeeinflußt vom Dilutionsgrad des Blutes sehr gut reproduzierbar und wenig zeitaufwendig die O_2-Sättigung und gleichzeitig die Hb-Konzentration gemessen werden. Das indirekte Meßverfahren liefert nach eigenen Untersuchungen unter klinischen Gegebenheiten zuverlässigere und wesentlich besser reproduzierbare Ergebnisse für die AVD_{O_2} als die direkte Meßmethode.

Berechnung der AVD_{O_2}

$$AVD_{O_2} = \frac{H_B \cdot 1{,}34}{100} \cdot (S_{O_2 \, art.} - S_{O_2 \, ven.}) + (PO_{2 \, art.} - PO_{2 \, ven.}) \cdot 0{,}003$$

Bei Atmung von atmosphärischer Luft kann die folgende vereinfachte Formel verwendet werden:

$$AVD_{O_2} = \frac{H_B \cdot 1{,}34}{100} \cdot (S_{O_2 \, art.} - S_{O_2 \, ven.}) + 0{,}15$$

(Maßeinheiten: AVD_{O_2} = Vol.-%, Hb = g/100 ml, SO_2 = %, PO_2 = mmHg)

Messung der Sauerstoffaufnahme

Zur Messung der Sauerstoffaufnahme werden unter klinischen Bedingungen offene Respirationssysteme verwendet (Abb. 1).

Die klassische *Douglassack-Methode* stellt ein diskontinuierliches Verfahren dar: Über ein Atemventil wird die Exspirationsluft des Patienten quantitativ während eines genau zu messenden Zeitraums (ca. 10 min) in einem luftdichten Sack gesammelt. Nach Abschluß der Sammelperiode wird in einer Luftprobe eine Gasanalyse für O_2 und CO_2 durchgeführt und das Volumen der Ausatmungsluft über eine Gasuhr bestimmt.

Bei Anwendung des Douglassack-Verfahrens erfolgt die Blutentnahme zur AVD_{O_2}-Bestimmung in der Mitte der Sammelperiode. Falls keine steady state-Bedingungen vorliegen, können Berechnungsfehler dadurch auftreten, daß die punktuell bestimmte AVD_{O_2} mit einem Mittelwert der O_2-Aufnahme verrechnet wird, der von der zeitlich zugehörigen O_2-Aufnahme abweicht.

Diese Fehlermöglichkeit wird durch *kontinuierliche Meßverfahren* vermieden. Bei dem von uns entwickelten Gerät (Fa. Ing. Heinemann u. Gregori/Kelkheim-Fischbach) wird mit Hilfe einer Saugpumpe und eines elektronischen Flowmeters über ein Rohrsystem eine pro Zeiteinheit konstante Luftmenge (30–50 l/min) abgesaugt. Aus diesem Luftstrom entnimmt der Patient seine Einatemluft und gibt seine Ausatemluft wieder in ihn zurück. Bei Spontanatmung atmet der Patient unter einer Haube aus durchsichtiger Kunststoff-Folie, aus der im Überschuß (30–50 l/min) Luft abgesaugt wird, so daß die Ein- und Ausatmung in einem gerichteten Luftstrom erfolgt (Abb. 2 und 3). Bei Respiratorbeatmung wird der Respirator mit seinem In- und Exspirationsschenkel mit der Meßeinheit verbunden (Abb. 3).

Der über das Flowmeter fortlaufend ermittelte Luftflow wird elektronisch auf STPD-Bedingungen korrigiert. Die Konzentrationsdifferenz für O_2 und CO_2 im Luftstrom auf der Meßstrecke vor Entnahme der Einatmungsluft und nach Beimischung der Ausatmungsluft wird kontinuierlich über Gasanalysatoren (Oxytest-S und Uras, H. & B. Frankfurt) ge-

                                                                        H. Neuhof

Douglassack–Verfahren

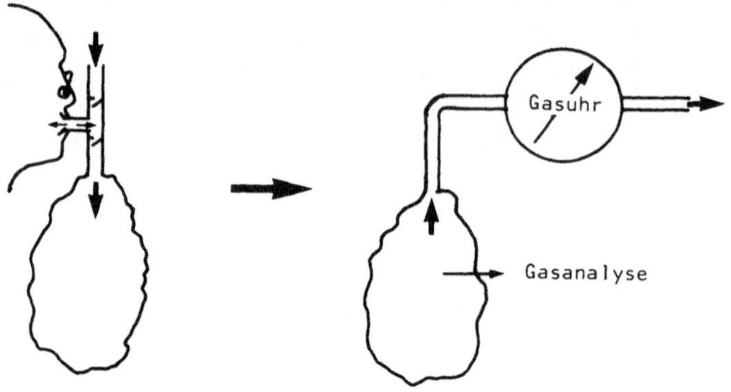

kontinuierliches Meßverfahren

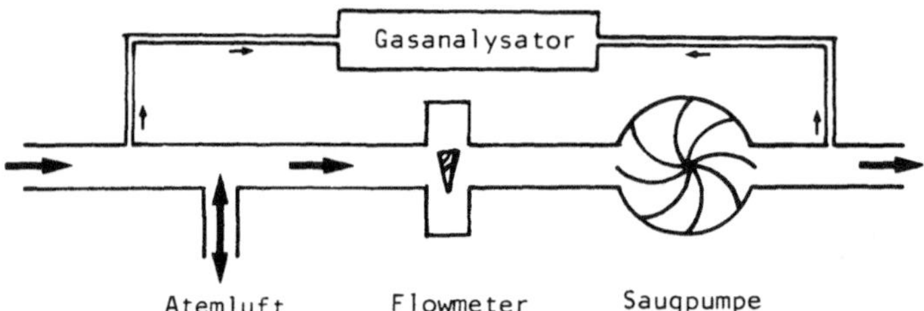

Abb. 1. Technischer Aufbau und Meßprinzip offener Respirationssysteme zur Messung der Sauerstoffaufnahme

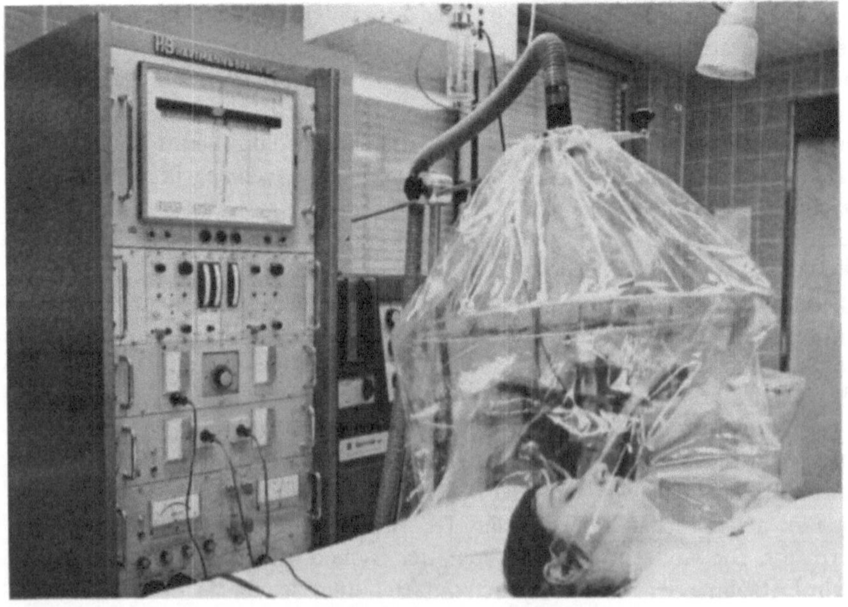

Abb. 2. Überwachungsgerät zur direkten Registrierung der Sauerstoffaufnahme und anderer Parameter

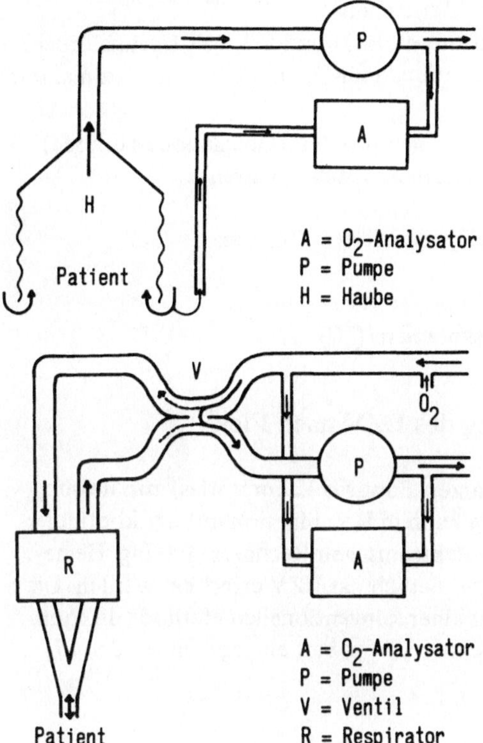

Abb. 3. Meßanordnung bei spontan atmenden Patienten und bei Respiratorbeatmung

messen. Die aktuelle O_2-Aufnahme wird dabei kontinuierlich als Produkt aus dem Luftflow und der O_2-Konzentrationsdifferenz errechnet. Der methodische Meßfehler liegt unter 5%. Nicht steady state Bedingungen können bei diesem kontinuierlichen Meßverfahren sofort erkannt werden und dadurch bedingte Fehler bei der Berechnung des HZV vermieden werden [9, 12].

Berechnungsformeln der O_2-Aufnahme für das Douglassack-Verfahren und das kontinuierliche Meßverfahren [10]

$$\Delta\dot{V}_{O_2} = \frac{F_{IO_2} - F_{EO_2} + F_{EO_2} \cdot F_{ICO_2} - F_{ECO_2} \cdot F_{IO_2}}{1 - F_{IO_2} - F_{ICO_2}} \cdot \dot{V}_E$$

Bei Atmung von atmosphärischer Luft kann folgende vereinfachte Formel verwendet werden:

$$\Delta\dot{V}_{O_2} = (1{,}265 \cdot \Delta F_{O_2} - 0{,}265 \cdot F_{ECO_2}) \cdot \dot{V}_E$$

Umrechnung auf Standard-Bedingungen (STPD):

$$V_0 = V \cdot \frac{P_B - P_{H_2O}}{760} \cdot \frac{273}{273 + t}$$

$\Delta \dot{V}_{O_2}$ = mittlere Sauerstoffaufnahme pro Zeiteinheit

F_{IO_2}, F_{ICO_2} = mittlere inspiratorische Konzentration für O_2 und CO_2 (als Dezimalbruch)

F_{EO_2}, F_{EO_2} = mittlere exspiratorische Konzentrationen für O_2 und CO_2 (als Dezimalbruch)

ΔFO_2 = $F_{IO_2} - F_{EO_2}$

$\dot{V}_E$ = mittleres exspiratorisches Atemvolumen pro Zeit (Douglassackmethode)

   = Luftflow pro Zeiteinheit (kontinuierliches Meßverfahren)

V = gemessenes Volumen

V_0 = auf Standard-Bedingungen (STPD) reduziertes Volumen

P_B = Luftdruck

P_{H_2O} = Wasserdampfdruck

t = Temperatur des gemessenen Gasvolumens (°C)

Methode zur kontinuierlichen Bestimmung des HZV nach Fick

Bei Verwendung von invivo Oximeter (Fa. Schwarzer, Edwards Laboratories) zur Messung der arteriellen und gemischt-venösen O_2-Sättigung kann in Kombination mit der kontinuierlichen Messung der O_2-Aufnahme mit Hilfe eines elektronischen Rechners (Fa. Ing. Heinemann u. Gregori/Kelkheim-Fischbach) auch kontinuierlich das HZV errechnet werden. Die Hb-Konzentration muß bei diesem Verfahren mit einer konventionellen Methode diskontinuierlich in Blutproben bestimmt und in den Rechner als Fixwert eingegeben werden [5] (Abb. 5 und 6).

Methoden – Vergleich

Beim Vergleich der Fick'schen Methode mit anderen Meßverfahren ergibt sich in Abhängigkeit von der Referenzmethode eine enge Korrelation [3, 4, 6, 11, 13] (Abb. 6 und Tabelle 1). Der gesamte Bestimmungsfehler der Fick'schen Methode dürfte bei kontinuierlicher Messung der Sauerstoffaufnahme unter 10% liegen.

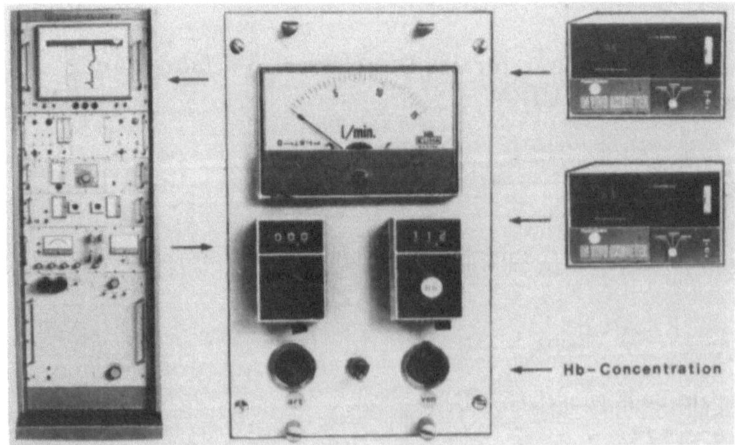

Abb. 4. Technische Meßanordnung zur kontinuierlichen Bestimmung des Herzzeitvolumens nach Fick

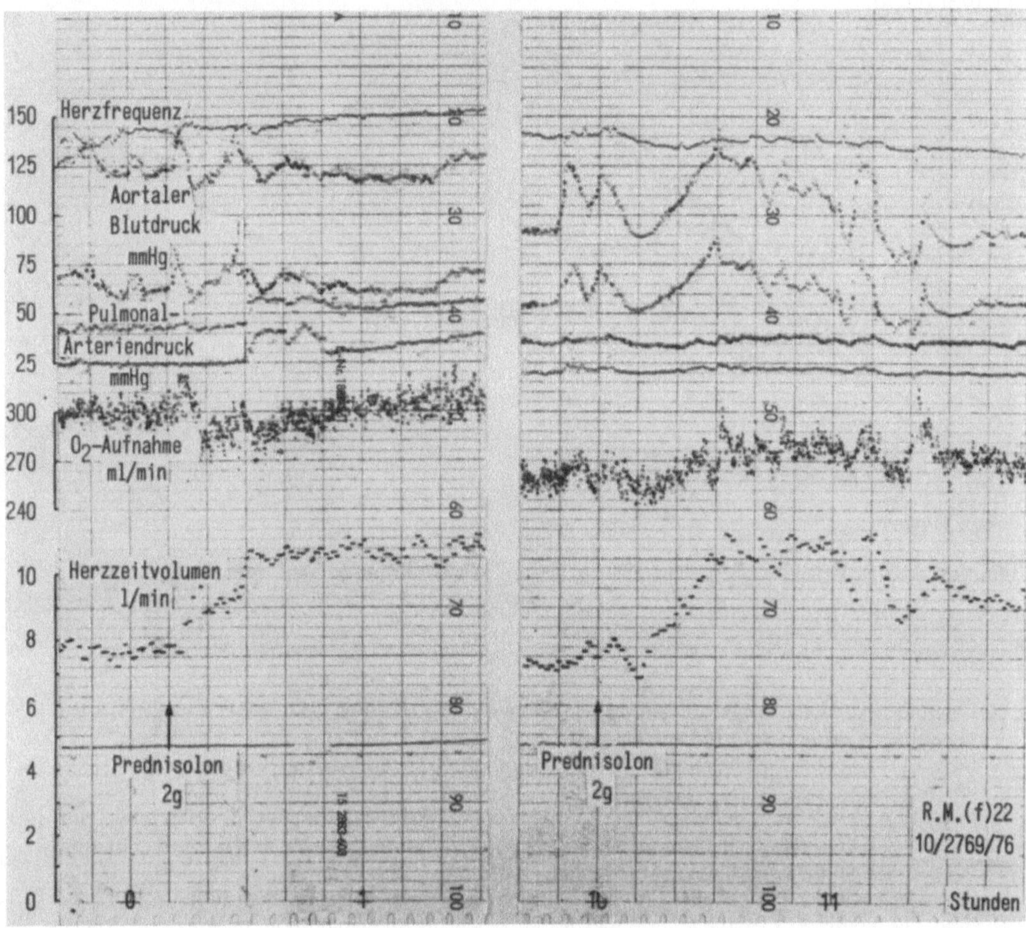

Abb. 5. Registrierbeispiel für eine kontinuierliche Messung und Registrierung des Herzzeitvolumens nach Fick in Kombination mit der Sauerstoffaufnahme und anderen Kreislaufparametern bei einer Patientin mit Sepsis

Tabelle 1

			n	r
Hamilton et al. 1948	Fick: Dye-Dilut.	31 Patienten	48	0,872
Werkö et al. 1949	Fick: Dye-Dilut.	50 Patienten	69	0,867
Seely et al. 1950	Fick: Rotameter	10 Hunde	16	0,937
Huggins et al. 1950	Fick: Rotameter	8 Hunde	36	0,960
Neuhof et al. 1976	Fick: Thermo-Dil.	5 Patienten	25	0,983
Fournell 1981	Fick: Thermo-Dil.	9 Patienten	46	0,907

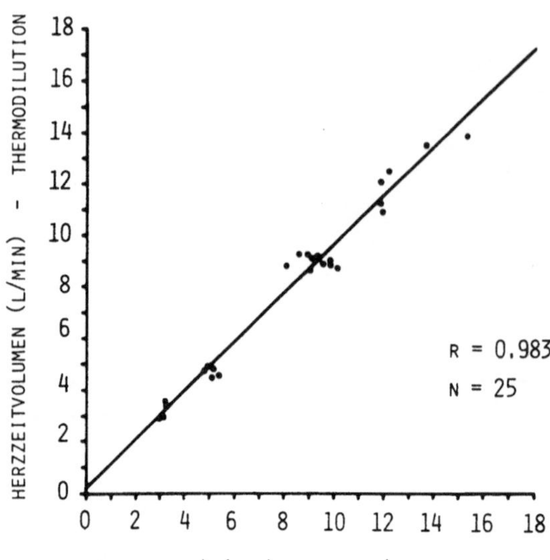

Abb. 6. Methoden-Vergleich: Fick'sches Prinzip, gegen Thermodilution bei fünf Intensivpatienten

Literatur

1. Cudkowicz L, Abelmann WH, Levinson GE, Katznelson G, Jreissaty RM (1960) Bronchial arterial blood flow. Clin Sci 19:1–15
2. Fick A (1870) Über die Messung des Blutquantums in den Herzventrikeln. Sitzung der Phys Med Ges Würzburg
3. Fournell A (1982) Kontinuierliche Registrierung der Sauerstoffaufnahme und des Herzzeitvolumens nach Fick in der Intensivmedizin: Untersuchungen zur Zuverlässigkeit der Methoden. Habilitationsschrift, Medizinische Fakultät der Universität Düsseldorf
4. Glaser E, Koch HU, Neuhof H (1976) Zur Bestimmung des Herzzeitvolumens auf der Intensivstation: eine modifizierte Methode nach Fick im Vergleich zur Thermodilution. Intensivmed 13:431–435
5. Hamilton WF, Riley RL, Attyah AM et al. (1948) Comparison of the fick and dye infection methods of measuring the cardiac output in man. Am J Physiol 153:309–321
6. Huggins RA, Smith EL, Sinclair MA (1950) Comparison between the cardiac output measured with a rotameter and output determined by the direct Fick method in open-chest dogs. Am J Physiol 160:183–186
7. Koch HU, Neuhof H, Glaser E (1977) Methodische Untersuchungen zur Bestimmung der arteriovenösen Sauerstoffdifferenz. Intensivmedizin 14:45–49
8. Neuhof H, Hey D, Glaser E, Wolf H, Lasch HG (1973) Schocküberwachung durch kontinuierliche Registrierung der Sauerstoffaufnahme und anderer Parameter. Dtsch Med Wschr 98:1227–1234
9. Neuhof H, Wolf H (1978) Method for continuously measured oxygen consumption and cardiac output for use in critically ill patients. Critical Care Medicine 6:155–161
10. Neuhof H, Koch HU (1980) Kontinuierliche intravasale Messung der arteriellen und gemischt-venösen Sauerstoffsättigung zur Beurteilung der Kreislaufsituation und Lungenfunktion. Anaesthesiologie und Intensivmedizin, Bd 125, Kreislaufschock, S 353–358
11. Seely RD, Nerlich WE, Gregg DE (1950) A comparison of cardiac output determined by the fick procedure and a direct method using the rotameter. Circulation 1:1261–1266
12. Ulmer H-V (1975) Zur Methodik, Standardisierung und Auswertung von Tests für die Prüfung der körperlichen Leistungsfähigkeit. Deutscher Ärzte-Verlag
13. Werkö L, Lagerlöf H, Bucht H, Wehle B, Holmgren A (1949) Comparison of the Fick and Hamilton methods for the determination of cardiac output in man. J Clin Lab Invest 1:109–113

Diskussion

Schad: Wie groß schätzen Sie die Fehlermöglichkeit bei der Thermodilutionsmethode durch nicht-homogene Mischung im rechten Ventrikel ein bei einem Patientenkollektiv, das auch Herzinsuffizienzpatienten mit einschließt?

Mittmann: Bei einem großen klinischen Kollektiv werden Werte unter 5% angegeben. Wenn Sie aber sagen, ich beziehe mich auf ein Patientenkollektiv von Herzinsuffizienten, dann werden sie wesentlich geringer. Wenn sie Tierversuche nehmen, dann liegen sie unter 1%.

Schad: Nach Angaben in der Literatur findet im rechten Ventrikel keine homogene Durchmischung statt. Damit würden die Fehler bei der Bestimmung dann auch größer werden. Unsere Messungen in der Art. pulmonalis mit der Farbstoffverdünnungsmethode haben eine sehr große Variabilität gegenüber der Messung in der Aorta gezeigt.

Mittmann: Es gibt eine Reihe von ganz interessanten Beobachtungen dazu, worauf diese unterschiedlichen Ergebnisse in der Literatur zurückzuführen sein könnten. Und eine der interessantesten Arbeiten konnte zeigen, daß diese vom Mischungsverhältnis abhängig sind, (a) vom Gesamtmischvolumen natürlich und (b) von der Herzfrequenz. Das war mir auch relativ neu. Bei niederen Herzfrequenzen bekommen sie bessere Durchmischungsverhältnisse in der Pulmonalarterie als bei höheren Herzfrequenzen. Vorher hatte man genau umgekehrt überlegt und auch solche Dinge müssen sie beim Vergleich solcher Arbeiten mit einbeziehen. Und dadurch bekommen sie unterschiedliche Aussagen. Ich selber habe es nicht nachgeprüft, aber das sind die Angaben dazu, die ich Ihnen zitieren kann.

Neuhof: Ist nicht ein Grund für diese großen Unterschiede die Messung in der Art. pulmonalis. Die Pulmonaliskurven sind sehr spitz und schlank und die Thermistoren erfassen mit ihrer Zeitkonstante diese hohen schlanken Kurven eher zu klein als z.B. eine länger ausgezogene Kurve in der Aorta. Ich weiß nicht, inwieweit das für die Farbstoffmethode mit eine Rolle spielt.

Herr Mittmann, kennen Sie ein einfaches Verfahren, mit dem man die Zeitkonstanten der Thermistoren kurz überprüfen könnte?

Mittmann: Ein wirklich einfaches Verfahren dazu gibt es wahrscheinlich nicht. Auch wenn Sie den Thermistor schnell in ein Gefäß mit kaltem Wasser hineinstecken, müssen Sie wirklich die Temperatur genau an dieser Stelle kennen und berücksichtigen, bei welcher Temperatur sie Ihren Temperatursprung messen. Wenn Sie annäherungsweise das Eintauchen in ein definiertes Milieu mit definierter Temperatur durchführen und wirklich korrekt den Ausschlag dabei messen, können Sie die Vergleiche zwischen den verschiedenen Thermistoren sehr gut durchführen. Bei der HZV-Messung nach der Methode von Swan-Ganz spielt es keine große Rolle. Dieser Punkt ist klar ausgeschlossen worden. Die Thermistoren sind heute nämlich ausreichend gut.

Mendler: Ich kann Herrn Mittmann nur bestätigen. Wir haben das sowohl theoretisch als auch experimentell untersucht. Man kann zeigen, daß die üblichen Swan-Ganz-Katheter Thermistoren haben, die an sich sehr schnell sind. Sie werden nur dadurch träge, daß sie in die Isolationsmasse des Katheters eingebettet sind und dadurch erhöht sich das, was unsere Physiker den thermischen Hüllenwiderstand genannt haben. Dadurch werden die Katheter träger, nur ist es sowohl theoretisch als auch in der Praxis so, daß Sie das, was Sie oben als Spitze der Dilutionskurve abschneiden, im absteigenden Schenkel wiederbekommen, und zwar quantitativ. So daß Sie zwar eine Verzerrung der Kurve bekommen, die aber auf das Meßergebnis ohne Einfluß ist. Das entspricht genau dem, was Herr Schad über die Verlängerung des Abnahmekatheters bei der Farbstoffverdünnungsmethode gezeigt hat. Die

Kurvenform ist also in diesem Fall ohne Einfluß auf die Kurvenfläche. Die thermische Trägheit des Thermistors entspricht bei der Farbstoffverdünnungsmethode der Länge des Abnahmeschlauches zwischen der Arterie und der Kuvette.

Mendler: Herr Neuhof, Sie haben gesagt, die Entnahme zentralvenösen Blutes aus der Arteria pulmonalis ist heute kein Problem mehr bei der Anwendung des Fick'schen Prinzips. Gleichzeitig hat man ohnehin zur Überwachung einen arteriellen Katheter liegen, so daß die Entnahme des arteriellen Blutes auch kein Problem mehr darstellt. Dann muß man sich natürlich nach dem Stellenwert des Fick'schen Prinzips im Vergleich zur Thermodilution und Farbstoffverdünnung fragen. Denn beide Methoden verlangen ähnliche oder sogar weniger Zugänge zum intravasalen System und sind technisch wesentlich einfacher zu realisieren.

Neuhof: Ich glaube, die Frage kann man nicht so beantworten, daß man sich für das eine oder andere ausspricht. Im Rahmen der Intensivmedizin haben viele Patienten in der Regel Pulmonalarterien-Katheter. Wenn arterielle Katheter nicht liegen, so ist die Entnahme arteriellen Blutes durch Punktion kein großes Problem, auch für den Patienten nicht belästigend. Die Fick'sche Methode bietet bei einer Vielzahl von Patienten die Möglichkeit, mit einem einzigen Gerät direkt von Bett zu Bett zu fahren, ohne daß ständig wie bei den Dilutionsverfahren pro Patient ein eigenes Gerät eingesetzt sein muß oder ständig Thermistorkatheter liegen müssen. Diese Methode ist sicherlich nicht unbedingt angezeigt im Herzkatheterlabor, hier sind die Dilutionsverfahren vorteilhafter. Eine Möglichkeit, die sich in Zukunft anbieten könnte ist die kontinuierliche HZV-Bestimmung nach dem Fick'schen Verfahren. Dann, wenn z.B. zum Überwachen der Lungenfunktion ohnehin Sättigungskatheter liegen, und wenn einfacher als bisher und genauer an Respiratoren die Sauerstoffaufnahme gemessen werden kann.

Peter: Interessant unter klinischen Bedingungen ist die Korrelation beider Methoden bei sehr kleinen und sehr großen HZVs. Bestehen unter diesen Bedingungen nicht doch Unterschiede zwischen der Farbstoff- und der Thermodilutionsmethode?

Schad: Ich habe keine Erfahrungen mit der Thermodilutionsmethode. Aber die Messung sehr niedriger Herzminutenvolumina mit der Farbstoffmethode ist problematisch durch die beschriebene Veränderung der Kurvenform. Dann ist es nicht mehr möglich die Rezirkulation von der Primärkurve abzutrennen. Das HZV wird zu niedrig berechnet, weil die Konzentration relativ zu hoch wird.

Peter: Und bei hohem Volumina? Überschätzen Sie es?

Schad: Bei hohen Volumina, glaube ich nicht, daß Probleme auftreten, da die Kurvenform dann ideal ist. Die Kurve ist schneller als die Rezirkulation. Man erhält dann immer günstigere Bedingungen.

Mittmann: Im Prinzip muß ich Herrn Schad natürlich rechtgeben. Bei kleinen Herzzeitvolumina müssen Sie natürlich darauf achten, mit welchen Auswertverfahren Sie arbeiten. Wenn Sie das Auswertprogramm nicht kennen und erst recht nicht selber einstellen können und sich die Kurve nicht anschauen, dann bekommen Sie mit ziemlicher Wahrscheinlichkeit falsche Werte. Bei dieser Aussage müssen wir aber wiederum trennen zwischen Patienten mit sehr niedrigen Herzzeitvolumina und artifiziell erniedrigten Herzzeitvolumina beim Tierexperiment. Die Ergebnisse sehen dabei anders aus. Für uns ist sicherlich die Patientensituation relevanter und dabei müssen wir die beiden Fehler, die sich durch unterschiedliche Mischvolumina und inhomogene Austreibung ergeben, mit einbeziehen. Die entscheidenden Fehler können wir allerdings durch geschickte Wahl des Programms etwas verkleinern.

Arndt: Wenn ein Kliniker fragen würde, welche Methode er bei niedrigen HZVs anwenden soll, was würden Sie empfehlen?

Schad: Die Bedingungen werden immer günstiger sein, je näher Injektionsstelle und Meßstelle zusammenrücken. Die Methodik der Thermodilution mit dem Einschwemmkatheter scheint hier überlegen zu sein, da ich vor dem rechten Herzen oder ins rechte Herz injiziere und in der Art. pulmonalis messe. Während die Farbstoffverdünnungsmethode sicher unterlegen ist, wo die Kreislaufzeiten länger sind.

Strauer: Ich glaube, bei niedrigen HZVs sind beide Verfahren ungeeignet. Bei niedrigen HZVs unter 1,5 l pro Minute können Sie weder mit Kälte noch mit Farbstoffverdünnung realistische HZVs bekommen.

Aber jedes Verfahren hat auch seine Vorteile. Die Thermodilution ist äußerst billig und beliebig oft einsetzbar und unter Intensivbedingungen die Methode der Wahl. Die Farbstoffverdünnungsmethode ist meines Erachtens genauer als die Kälteverdünnungsmethode, aber eben umständlich und durch die arterielle Absaugung klinisch nur selten einsetzbar, zumindest auf der Wachstation nicht. Das Fick'sche Prinzip hat den Vorteil der kontinuierlichen Meßmöglichkeit und allerdings auch einen gewissen äußeren Aufwand. So hat jede Methode ihren Vorteil, so daß man abwägen muß, was man messen will auf der Wachstation, im Katheterlabor oder bei kontinuierlichen Prozessen, wie bei der Fick-Methode.

Arndt: Ich habe vermißt, daß über die Frage der Haftung des Farbstoffes an der Gefäßwand nichts gesagt wurde. Gibt es interindividuelle Unterschiede, die doch eigentlich störend wirken müßten. Es gibt immer wieder Berichte, daß die Gefäßwände grün sind bei den Patienten, die von der Intensivstation kommen. Das heißt doch, daß irgendwo Indikator verloren geht. Ist das ein reales Problem?

Schad: Mir ist es nicht bekannt. Der Farbstoff wird an Eiweiß gebunden und wenn es zu einer Eiweißablagerung an den Gefäßen kommt, dann geht etwas verloren. Wenn dies allerdings erst nach der Durchmischung der Fall ist, dann spielt es bei der Berechnung keine nennenswerte Rolle. Ich würde also diesen Fehler als sehr gering einschätzen.

Arndt: Herr Neuhof, Sie sprachen irgendwo von der therapeutischen Kosmetik des Herzminutenvolumens. Ich finde, die Stärke Ihres Verfahrens liegt doch darin, daß Sie gleichzeitig die Flußverhältnisse beurteilen und die Beziehung des Flusses zum Stoffwechsel, was wir ja eigentlich wissen wollen. Ich frage mich, ob es nicht vielleicht sehr viel wichtiger ist, daß man auf diese Methode zurückgreift. Damit sieht man wirklich, ob man bei einer Therapie, die — für mich unerklärlich — immer darauf zielt, das Herzminutenvolumen zu steigern, tatsächlich einen Stoffwechseleffekt erzielt. Wir würden wirklich merken, ob wir den Sauerstoffbedarf des Gewebes gedeckt oder verbessert haben.

Neuhof: Herr Arndt, Sie sprechen mir aus der Seele. Die Entwicklung der Meßmethode zur Kontrolle der Sauerstoffaufnahme bei Intensivpatienten haben wir eigentlich eingeführt, um einen Parameter für die Güte der peripheren Versorgung mit Sauerstoff zu erhalten. Ich habe nicht über die Abhängigkeit der Sauerstoffaufnahme von der Kreislauffunktion gesprochen. Aber genau das, was Sie vorhin ansprachen, nämlich Therapiekosmetik, konnten wir sehr schön bei der Blutdruckstabilisierung mit Arterenol oder anderen Substanzen sehen. Bei einigen Patienten sahen wir trotz Blutdruckstabilisierung einen weiteren Abfall der Sauerstoffaufnahme. Das sind, wenn Sie so wollen, reine kosmetische und hinsichtlich des aeroben Stoffwechsels gefährliche Effekte. Auch bei einer Azidose infolge erniedrigter Sauerstoffaufnahme kann man therapeutisch einen Anstieg des HZVs ohne einen Anstieg des oxidativen Stoffwechsels haben. Das ist ebenfalls ein kosmetischer Effekt, der durch die HZV-Messung allein nicht beurteilbar ist in seiner Bedeutung für die Sauerstoffversorgung und den Stoffwechsel der Gewebe.

N.N.: Können Sie nach Ihren Erfahrungen irgendwelche Kriterien angeben, wann es vernünftig ist, ein niedriges Herzminutenvolumen, das uns ja immer erschreckt, medikamentös zu behandeln.

Neuhof: Das ist eine sehr schwierige Frage. In der Regel wird es immer so sein, daß mit einem Anstieg eines vorher kritisch niedrigen HZVs auch der verminderte aerobe Stoffwechsel wieder ansteigt. So ist es bei allen hypodynamen Schockformen. Beim septischen Schock dagegen liegen ja meistens sehr hohe HZVs mit einem verminderten oxidativen Stoffwechsel und einer schweren Laktazidose vor. In diesem Falle wird man durch medikamentöse Steigerung des HZVs keine Besserung erzielen. Diese wäre nur durch eine Verbesserung der peripheren O_2-Ausschöpfung bzw. -Utilisation zu erreichen.

List: Herr Neuhof, die Stärke der Fick-Methode liegt offensichtlich in der kontinuierlichen Messung dieser Werte. In Ihrer Anordnung spielt das Flowmeter eine zentrale Rolle. Inwieweit spielen die Fehler, die sich durch eine Daueruntersuchung ergeben, wie z.B. Temperatur und Feuchtigkeit, eine Rolle und wie groß sind diese Fehler.

Neuhof: Temperatur und Luftfeuchte werden elektronisch kompensiert. Wenn wir das von Fa. Ing. Heinemann entwickelte Flowmeter unter Normbedingungen mit einem standardisierten Rotameter etwa einmal im Jahr eichen, dann ist die Abweichung nicht größer als 1 bis 2%. Die Temperaturkorrektor erfolgt über mehrere in das Flowmeter integrierte Thermistoren. Der Barometerstand wird als Festwert eingegeben. Um das Gerät nicht all zu teuer werden zu lassen, korrigieren wir auf eine relative Luftfeuchte von 75%. Bei Korrektur auf eine Luftfeuchte von 75% ist nur noch ein Meßfehler möglich von etwa 1%.

Zur Gasanalyse verwenden wir den Oxytest S von Hartmann und Braun, der eine Fehlerbreite unter 1% hat.

Arndt: Gibt es wie beim HZV auch eine Richtzahl, die sich auf den Sauerstoffverbrauch bezieht, bei deren Unterschreiten meistens irreversibel der Tod eintritt.

Neuhof: Wie an Herzinfarktpatienten mit kardiogenem Schock gemessen ist dies der Fall, wenn die Sauerstoffaufnahme unter 100 ml/kg/m^2/min liegt. Bei Versuchstieren unter Standardbedingungen kann man direkt das tödliche Sauerstoffdefizit berechnen. Das ist beim Patienten nicht möglich. Man muß auch das Temperaturverhalten mit berücksichtigen und das ist sehr schwierig. Eine Temperaturkorrektur ist nur möglich, wenn eine normale Zirkulation vorliegt und nicht ein Schockzustand. Dann ist die erniedrigte Körpertemperatur Folge des unzureichenden Stoffwechsels und nicht umgekehrt.

Mendler: Herr Neuhof, seit der Einführung der Fieberoptikoxymetrie hat es zahlreiche Arbeiten gegeben, die aus der zentralvenösen Sättigung einen prognostischen Index für das Überleben gerade des kardiogenen Schocks abgeleitet haben. Sie haben natürlich die ideale Möglichkeit mit Ihrer Methode, diese Behauptungen zu überprüfen. Mich würde interessieren, ob und zu welchen Ergebnissen Sie gekommen sind.

Neuhof: Die zentralvenöse Sättigung allein genügt nicht. Bei Lagewechsel kann so z.B. bei pulmonal geschädigten Patienten infolge der Bildung von Mikroatelektasen in schlechter ventilierten Lungenarealen die arterielle und damit auch die zentralvenöse Sättigung um 10% abfallen. Das heißt aber, die $AVDO_2$ hat sich dabei überhaupt nicht verändert. Wir haben auch kontinuierlich in solchen Situationen das HZV gemessen und trotz unverändertem HZV einen Abfall der zentralvenösen Sättigung beobachten können.

Es gibt viele Beweise, daß man aus der gemischt-venösen Sättigung allein keine prognostische Aussage machen kann, wenn man nicht die arterielle Sättigung, die Hämoglobinkonzentration und die $AVDO_2$ mit berücksichtigt. Umgekehrt ist die arterielle Sättigung für sich allein ein hervorragender Parameter zur Kontrolle der Lungenfunktion und auch zur Einstellung der Respiratoren z.B. bei Behandlung der Schocklunge oder bei der Dosierung des Sauerstoffs im Rahmen intensivmedizinischer Maßnahmen.

Mittmann: Herr Schad, Sie haben sehr schöne Ergebnisse mit der Injektion von Farbstoff in den rechten Ventrikel oder auf der linken Seite des Herzens bzw. Messung in der Aorta gezeigt. Ist Ihrer Ansicht nach der Zeitpunkt für einen Farbstoff-Pulmonaliskatheter gekommen? Und zweitens, wie groß schätzen Sie den Fehler ein, der durch die unterschiedliche temperaturabhängige Plasmabindung von Cardiogreen an Transporteiweiß zustandekommt?

Schad: Zur zweiten Frage zuerst. Bei normaler Körpertemperatur kann durch die Eiweißbindung, und damit die Spektralverschiebung die damit verbunden ist, kein Fehler auftreten, weil die Stabilisierung schneller als 1 Sekunde ist.

Mittmann: Was ist bei einem Patienten, der eben keine normale Körpertemperatur hat?

Schad: Bei Hypothermie können natürlich Fehler auftreten.

Mittmann: Wir haben häufig Patienten mit Hyperthermie.

Schad: Dann wird höchstens die Bindung noch schneller.

Mittmann: Macht das keinen Fehler?

Schad: Ich wüßte nicht, wo der Fehler auftreten sollte. Die Spektralverschiebung ist dann abgeschlossen, wenn das Cardiogreen an Eiweiß gebunden ist. Dann liegt eine stabile Lösung mit einem stabilen Spektrum vor.

Mittmann: Vielen Dank, ich wollte das nur hören, weil diese Frage immer wieder auftritt.

Schad: Nun zur ersten Frage: Man kann mit einem Swan-Ganz-Katheter natürlich auch Farbe messen. Wir haben diese Versuche mit Swan-Ganz-Kathetern durchgeführt, da über den Katheter in der Art. pulmonalis abgesaugt werden kann.

Gerlach: Herr Schad, besteht nicht auch die Möglichkeit, daß der Farbstoff by Hyperthermie stärker an die Gefäßwand gebunden wird? Das könnte vielleicht die Ursache dafür sein, daß die Endothelzelle dann imbibiert wird.

Schad: Wir haben das, was Herr Arndt vorher schon angesprochen hat, nämlich diese Bindung von Farbe ans Endothel, nie gesehen. Obwohl wir bei den Experimenten doch sehr große Mengen von Farbstoff injizieren (bis zu 40 Herzminutenvolumina täglich), haben wir noch nie beobachtet, daß es zu einer Verfärbung der Gefäße kommt.

Gerlach: Nun könnten das natürlich auch Speziesunterschiede sein.

Schad: Das ist möglich.

Gerlach: Mich würde bei Herrn Mittmann und bei Herrn Schad interessieren, welche Versuchstiere so große Herzminutenvolumen von etwa 350 ml pro kg und Minute haben, wie Sie es gezeigt haben.

Schad: Das war ein Vergleich der empirischen Auswertmethode zur Hamilton-Methode. Das sind Kurven von Patienten und Hunden nach Volumenexpansion.

Gerlach: Wir haben schon gemeint, daß es vielleicht Giraffen oder Ochsen waren.

Schad: Nein, nach Volumenexpansion und noch ein drittes Kollektiv unter körperlicher Belastung.

Mittmann: Es waren ausgewachsene Schweine mit Hypervolämie und Katecholaminen.

List: Herr Neuhof, Ihre Methode gefällt mir gut. Haben Sie Erfahrung mit intubierten Patienten? Da müßte doch die Feuchtigkeit eine Rolle spielen im Gegensatz zu spontan atmenden Patienten, bei denen eine relativ gleiche Luftfeuchtigkeit vorliegt. Haben Sie Unterschiede gesehen?

Neuhof: Ich habe nicht alle Möglichkeiten der Anwendung gezeigt. Auch intubierte Patienten können, ohne daß sie mit einem Respirator beatmet werden, an das System angeschlossen werden. Auch bei intubierten Patienten kann bei unserer Meßanordnung maximal 100% Luftfeuchte erreicht werden, und 50% können nicht unterschritten werden. Wir korrigieren auf 75% und haben bewußt auf eine individuelle Korrektur verzichtet. Das

hätte einen großen Mehraufwand bedeutet und der Fehler, um den wir uns verrechnen
können, kann nur 1—2% der Gesamtsauerstoffaufnahme betragen.
List: Ich stelle mir vor, daß man mit der Zeit Feuchtigkeitsablagerungen im Flowmeter be-
kommt und daß dadurch Störungen auftreten.
Neuhof: Es ist ein ständiger Luftdurchzug von 30—50 Liter durch das Flowmeter gewährleistet, d.h. im Flowmeter kommt es nie zu Ablagerungen von Feuchtigkeit. Die Meßluft
für die Analysatoren wird vorher getrocknet. Im Flowmeter müssen wir die Feuchtigkeit
der Luft korrigieren. Sie haben vorhin darauf hingewiesen, daß die Methode sich gut für
kontinuierliche Messung eignen würde. Das ist richtig. Über längere Beobachtungszeit-
räume könnte man direkt die kontinuierliche Messung der Sauerstoffaufnahme als Parameter nehmen und dann intermittierend HZV messen. Die Methode der Sauerstoffauf-
nahmemessung ist dann indiziert, wenn man bei Patienten orientierend vielleicht zweimal
oder dreimal am Tag eine HZV-Messung braucht. Bei solchen Patienten müßte man sonst
einen Katheter für Thermo- oder Farbstoffdilution legen und man müßte eine dieser Methoden ständig bereit haben.

Wie brauchbar ist die Impedanzkardiographie zur Schlagvolumenbestimmung? *

H.D. Schmidt und R. Ehlert

Die vom Herzen ausgeworfene Blutmenge ist eine der wichtigsten kreislaufphysiologischen Meßgrößen. Deshalb ist eine Methode, die wie die Impedanzkardiographie verspricht, nicht invasiv, ohne größeren Aufwand und ohne wesentliche Belästigung des Patienten oder des Versuchstieres diese Kreislaufgröße kontinuierlich von Herzschlag zu Herzschlag zu bestimmen, von vornherein äußerst attraktiv. Dies gilt sowohl für die klinische als auch für die experimentelle kardiovaskuläre Medizin. Wenn die Impedanzkardiographie trotzdem heute keine sehr weite Anwendung zur Schlagvolumenbestimmung findet, so liegt das wohl an der großen Unsicherheit hinsichtlich der Verläßlichkeit und Aussagefähigkeit dieses Meßverfahrens. Seit der Erstbeschreibung des Meßprinzips durch Atzler und Lehmann [1] und besonders seit der Wiederentdeckung und gründlichen Ausarbeitung durch Kubicek [11] wurde eine Vielzahl von vergleichenden Untersuchungen durchgeführt — ganz überwiegend mit der Kälte- und Farbstoffverdünnungsmethode als Referenzverfahren. Dabei variieren die Beurteilungen von ausgesprochen positiven Aussagen, nach denen die absolute Schlagvolumenbestimmung exakt möglich sei [9, 14, 17, 18, 20], bis hin zu völlig negativen Resultaten dahingehend, daß es diese Methode weder gestattet, die absolute Größe des Schlagvolumens noch relative Änderungen der Auswurfleistung des Herzens zu bestimmen [3, 8, 19]. Eine zwischen diesen beiden Extremen liegende Beurteilung wurde von Judy et al. [7], Hiltmann et al. [6], Gaertner et al. [5], Nechwatal et al. [15], Kobayashi et al. [10] und Boer et al. [4] ausgesprochen.

Um hier Klarheit zu schaffen, haben wir an narkotisierten Hunden die impedanzkardiographische Schlagvolumenbestimmung und die elektromagnetische Flußmessung in einer systematischen Studie miteinander verglichen. Die elektromagnetische Bestimmung des Aortenflusses ist sicherlich heute die genaueste Meßmethode für die Auswurfleistung des Herzens, und sie erlaubt eine Schlag-zu-Schlag-Analyse wie die Impedanzkardiographie.

Vor unserer Untersuchung gab es drei Studien, die einen solchen Vergleich zwischen Impedanzkardiographie und elektromagnetischer Flußmessung betrafen: Baker et al. [2] berichteten 1971 über eine sehr gute Korrelation zwischen den beiden Methoden und äußerten die Überzeugung, daß die Impedanzkardiographie geeignet sei zur Bestimmung absoluter Schlagvolumina.

Kubicek et al. [12] waren weitaus zurückhaltender. Sie beurteilten die Schlagvolumenbestimmung mittels der Impedanzmessung nur hinsichtlich der relativen Werte des Schlagvolumens für brauchbar. Allerdings wurde diese Aussage durch keine quantitativen Versuchsergebnisse belegt.

---

* Der für die Untersuchung benutzte Impedanzkardiograph wurde freundlicherweise von Prof. Thron, BGA Berlin, zur Verfügung gestellt

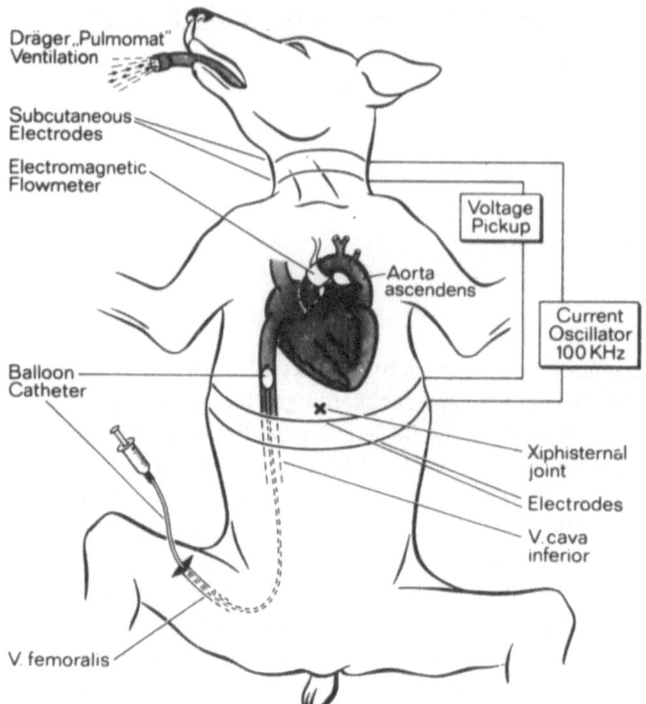

Abb. 1. Schema des Versuchsaufbaus

Der von der Arbeitsgruppe um Ito in Japan durchgeführte Vergleich [21] war nur ein Nebenprodukt einer Untersuchung, die ein anderes Thema betraf. Es wurden zwar Messungen an 28 Hunden durchgeführt, bei jedem Hund aber nur ein einziges Wertepaar bestimmt. Diese Autoren wiesen auf die große Streubreite der Absolutwerte hin.

Bei der vorliegenden Studie wurden an Hunden in einer Voroperation elektromagnetische Flußknöpfe um die Aorta ascendens implantiert. 14 Tage später wurden die Tiere erneut narkotisiert und je 4 Drähte von 0,5 mm Durchmesser unter die Haut implantiert, und zwar 2 zirkulär im unteren Thoraxbereich und 2 im Halsbereich (Abb. 1). 2 dieser Drähte dienten zur Applikation der hochfrequenten Wechselspannung und 2 zur Bestimmung der Thoraximpedanz. Die beim Menschen an den gleichen Stellen zirkulär angelegten Stahlbänder lassen bei Hunden mit ihrer Behaarung keine zuverlässige Impedanzmessung zu. Ziel dieser Vergleichsuntersuchung zwischen impedanzkardiographischer und elektromagnetischer Flußmessung war es, bei jedem Tier möglichst viele und möglichst unterschiedliche Schlagvolumina zu erzeugen. Dies wurde erreicht durch folgende Maßnahmen:

1. Aufblasen und Ablassen eines Ballonkatheters in der V. cava inferior.

2. Infusion von 300 ml Makrodex; anschließend Entzug von mindestens 700 ml Blut in ein heparinisiertes Vorratsgefäß und Retransfusion.

3. Gabe von herz- bzw. kreislaufwirksamen Pharmaka: Papaverin 100 mg, Orciprenalin 0,05 mg, Atropin 1 mg und Propranolol 2 mg (alle Dosen pro Tier).

4. Hypoxie und Apnoe mit resultierender Arrhythmie.

5. Akute Öffnung einer aortokavalen Fistel.

Im Mittel wurden je Hund 59 unterschiedliche Schlagvolumina erzeugt. Die Tiere wurden mit Wechseldruck beatmet; bei einigen Bestimmungen atmeten sie spontan. Die Messungen erfolgten jeweils endexspiratorisch.

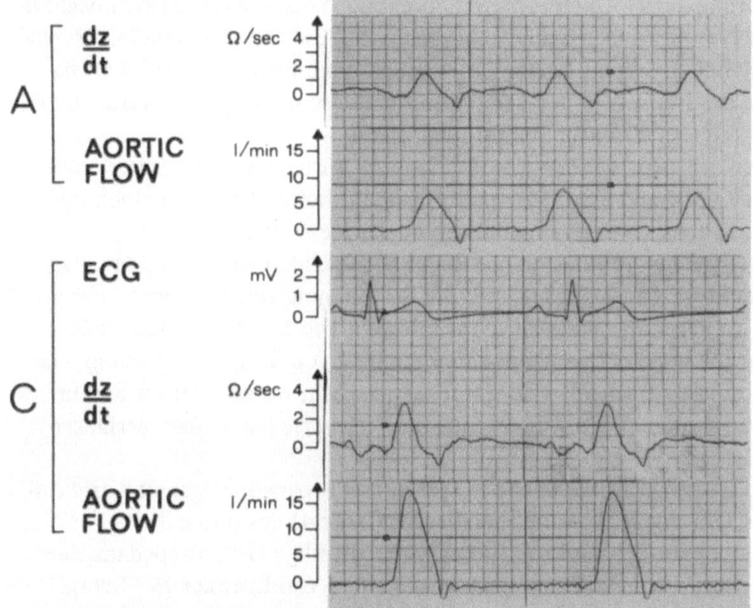

Abb. 2. Originalregistrierung der 1. Ableitung der Thoraximpedanz (dz/dt) und des Aortenflusses für kleine Schlagvolumina (A) und große Schlagvolumina (C). Bei C ist das EKG zusätzlich mitregistriert

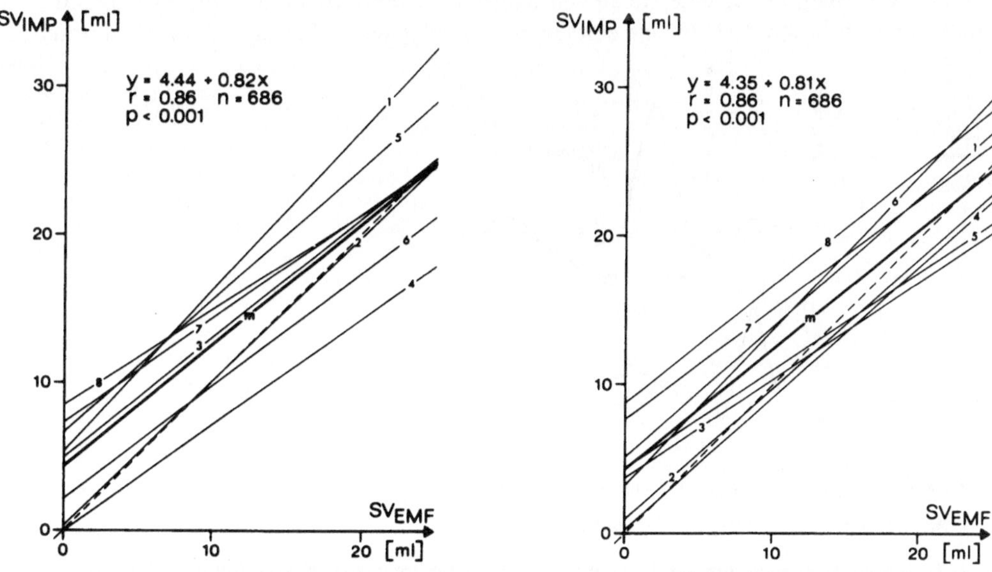

Abb. 3. Beziehung zwischen impedanzkardiographisch (SV_{IMP}) und elektromagnetisch (SV_{EMF}) bestimmten Schlagvolumina bei 8 narkotisierten Hunden mit Wechseldruckbeatmung. *Linke Bildhälfte*: Berechnung der Impedanzwerte nach der Kubicek-Formel. *Rechte Bildhälfte*. Berechnung der Impedanzwerte nach der eigenen reduzierten Formel. Die Zahlen kennzeichnen die Regressionsgeraden der einzelnen Versuche. m = mittlere Regressionsgerade aller Versuche

Die Originalregistrierung der 1. Ableitung der Thoraximpedanz und der elektromagnetischen Flußkurve bei zwei verschiedenen Schlagvolumina (Abb. 2) zeigt eine parallele Veränderung beider Meßwerte: Bei niedrigem Aortenfluß ist auch die Impedanzkurve klein; sie
wächst mit der Zunahme des Flusses. In der Tendenz scheint also die Impedanzkardiographie
Änderungen des Schlagvolumens durchaus richtig anzugeben.

In unseren Versuchen ergaben aber beide Methoden mit Ausnahme eines Tieres unterschiedliche Absolutwerte, wobei die Streuung recht erheblich war. Es bestand jedoch immer
eine eindeutige Korrelation zwischen den Ergebnissen beider Meßverfahren.

Auf der linken Bildhälfte der Abb. 3 sind die Regressionsgeraden von allen 8 Hunden
aufgetragen. Sie liegen recht weit auseinander, d.h. die Bestimmung von absoluten Schlagvolumina mit Hilfe der Impedanzmethode ist nicht möglich. Die Steilheiten sind jedoch
recht ähnlich. Die mittlere Regressionsgerade hat eine Steilheit von 0,82. Die Messung relativer Schlagvolumenänderungen erscheint also durchaus möglich, wobei aber zu beachten
ist, daß keine 1:1-Relation zwischen den Änderungen der Meßwerte bei beiden Verfahren
besteht.

Dieses Ergebnis ändert sich nicht, wenn alle in der Literatur vorgeschlagenen Korrektu-
ren durchgeführt werden. Gleichgültig, ob die Impedanz p (Abb. 4) des Bluts, die in der
Kubicek-Formel = 135 Ωcm gesetzt wird oder ob Z_0, die jeweilige Grundimpedanz des
Thorax, nach dem aktuellen Hämatokrit korrigiert wurde — wie von Luepker 1973 vorgeschlagen — oder ob diese Korrektur gleichzeitig mit beiden Größen durchgeführt wurde:
Keine dieser Maßnahmen verbessert generell die Genauigkeit der absoluten Schlagvolumenbestimmung.

Wenn es aber sowieso nicht möglich ist, mit Hilfe der Thoraximpedanzmessungen die
absolute Größe von Schlagvolumina genau zu bestimmen, erscheint die allgemein gebrauch-
te Kubicek-Formel, in der eine Reihe von Konstanten berücksichtigt wird, unnötig aufwendig, und wir haben deshalb eine einfachere Formel getestet. Sie ist in der Abb. 4 unter

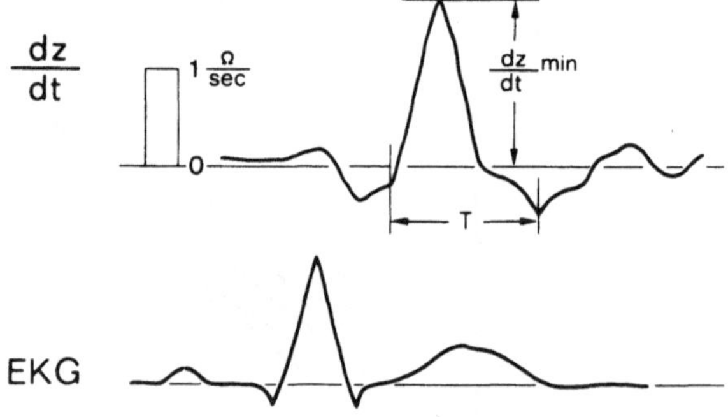

Abb. 4. Synchrone Darstellung der 1. Ableitung der Thoraximpedanz (dz/dt) und des Elektrokardio-
gramms. Darunter sind die von Kubicek et al. [12] empirisch ermittelte Formel und die eigene redu-
zierte Formel wiedergegeben. SV_{IMP} = impedanzkardiographisch bestimmtes Schlagvolumen (ml); T =
Auswurfzeit des Ventrikels (s); dz/dt_{min} = maximale Auslenkung von dz/dt (Ω/s); P = Widerstand des
strömenden Blutes (135 Ωcm); Z_O = Grundimpedanz des Thorax (Ω); L = durchschnittlicher Abstand
zwischen den inneren Meßelektroden

der Kubicek-Formel aufgetragen. Bei der Berechnung werden dabei nur noch die Auswurfzeit T des Ventrikels und die maximale Auslenkung von dz/dt berücksichtigt.

Auf der rechten Bildhälfte zeigt Abb. 3, daß die Benutzung dieser einfachen Formel
hinsichtlich relativer Schlagvolumenänderungen zu dem gleichen Ergebnis führt. Die mittlere Regressionsgerade hat eine Steilheit von 0,81 gegenüber 0,82 bei Verwendung der voll-
ständigen Formel. Die Streuung in den Abständen und den Steilheiten der Einzelgeraden
erscheint jetzt sogar eher geringer.

Die Feststellung, daß relative Schlagvolumenänderungen, die mit Hilfe von Impedanz-
messungen bestimmt werden, mit dem Faktor 0,8 korrigiert werden müssen, bedarf einer
Einschränkung. Dies gilt nämlich nur für einen mittleren Bereich von Schlagvolumina. Wir
haben alle gemessenen Schlagvolumina in vier Bereiche eingeteilt und für diese getrennt
die Regressionsgeraden für die Beziehung zwischen impedanzkardiographisch und elektromagnetisch bestimmten Werten berechnet. Bei den Hundeherzen hat der Korrekturfaktor
0,8 nur für Schlagvolumina zwischen 10 und 30 ml Gültigkeit. Bei Volumina < 10 ml ist
der Korrekturfaktor größer, nämlich 1,14 im Durchschnitt, > 30 ml ist er mit durchschnittlich 0,56 deutlich kleiner. Bei den in der Untersuchung verwandten Hunden mit einem
mittleren Gewicht von etwa 20 kg liegt das normale Schlagvolumen bei annähernd 20 ml.
Dies bedeutet, daß in einem Bereich von ±50% des normalen Schlagvolumens mit dem
Korrekturfaktor 0,8 gerechnet werden kann.

Bei unseren Untersuchungen zur Brauchbarkeit der Impedanzkardiographie ist ein
Phänomen aufgefallen, das kurz dargestellt werden soll. Während die bisher besprochenen
Versuche an Hunden mit Wechseldruckbeatmung und vereinzelt auch an spontan atmenden
Hunden durchgeführt wurden, wurde bei sechs Tieren eine ausschließliche Überdruckbeat-
mung mit Hilfe einer Starlingpumpe angewandt. Unter diesen Beatmungsbedingungen wiesen
die Korrelationen zwischen impedanzkardiographisch und elektromagnetisch gemessenen
Werten andere Steilheiten auf.

Bei allen sechs Hunden mit der intermittierenden Überdruckbeatmung lagen die Steilheiten der einzelnen Regressionsgeraden über 1,0. Die mittlere Regressionsgerade hat eine
Steilheit von 1,56 bzw. 1,53 bei der Benutzung der reduzierten Formel. Die Messungen wurden immer nach mindestens 15minütiger Überdruckbeatmung vorgenommen. Eine Erklärung
für dieses Phänomen der größeren Steilheit der Korrelationen kann nicht gegeben werden.
Dies ist auch schon deshalb schwierig, weil der genaue Mechanismus für die sich im Rhythmus der Herzaktion ändernde Thoraximpedanz bisher ungeklärt ist [2, 16, 21]. Die nahe-
liegende Annahme, daß bei Überdruckbeatmung die Thoraximpedanz größer sein könnte
wegen eines möglicherweise geringeren thorakalen Blutvolumens, hat sich in unseren Versuchen nicht statistisch sichern lassen.

Auch bei Überdruckbeatmung ändern sich die Steilheiten je nach dem untersuchten
Schlagvolumenbereich. Während unter 20 ml die Steigungen der mittleren Regressionsgeraden zwischen 1,2 und 1,3 liegen, ergeben sich bei höheren Schlagvolumina zwischen 20
und 40 ml Steilheiten zwischen 2,1 und 2,6.

Zusammenfassend läßt sich feststellen, daß eine zuverlässige Bestimmung absoluter
Schlagvolumina mit der Impedanzkardiographie sicherlich nicht möglich ist. Es lassen sich
aber in zufriedenstellender Weise relative Änderungen damit analysieren, wobei jedoch ein
Korrekturfaktor von 0,8 in Rechnung zu stellen ist. Dieser Korrekturwert gilt aber nur für
mittlere Schlagvolumina; bei sehr niedrigen wie auch bei sehr hohen Werten müssen andere
Korrekturfaktoren in Ansatz gebracht werden. Länger dauernde Überdruckbeatmung hat
einen deutlichen Einfluß auf die Wiedergabe relativer Schlagvolumenänderungen durch
Messung der Thoraximpedanz.

Da es häufig notwendig sein wird, die absolute Größe des Herzminutenvolumens zu kennen, könnte man daran denken, die Impedanzkardiographie mit einer invasiven Methode, z.B. der Kälteverdünnungsmethode, zu kombinieren. Es ließe sich dann punktuell der Absolutwert der vom Herzen ausgeworfenen Blutmenge mit hinreichender Genauigkeit bestimmen und Veränderungen kontinuierlich mit der Impedanzkardiographie verfolgen. Ausführliche Beschreibung der Ergebnisse: J. Med. Engin. Technol. 6, 193–200 (1982)

Literatur

1. Atzler E, Lehmann G (1932) Über ein Verfahren zur Darstellung der Herztätigkeit. Arbeitsphysiologie 6:636–680
2. Baker LE, Judy WV, Geddes LE, Langley FM, Hill DW (1971) The measurement of cardiac output by means of electrical impedance. Cardiovasc Res Cent Bull 94:135–145
3. Betz R, Bastanier CK (1977) Impedance cardiography, a method to evaluate quantitatively cardiac output – comparison with Fick principle. Basic Res Cardiol 72(1):46–57
4. Boer P, Roos JC, Geyshes CG (1979) Measurements of cardiac output by impedance cardiography under various conditions. Am J Physiol 237(4):H491–496
5. Gaertner U, Schief A, Rentsch I (1975) Impedanzkardiographie in dem Rahmen der klinischen Intensivmedizin. Herz/Kreislauf 7(4):187–193
6. Hiltmann WD, Kollmeier W, Steragu W, Schaumann HJ (1974) Vergleichende Untersuchungen von Herzzeitvolumina mit der Impedanzkardiographie und invasiven Methoden. Verh Dtsch Ges Inn Med 1181–1183
7. Judy WV, Langley FM, McGowen KD, Stinett DM, Baker LE (1969) Comparative evaluation of the impedance and isotope dilution methods for measuring cardiac output. Aerosp Med 40:532–536
8. Keim HJ, Wallace JM, Thurston H, Case DB, Dreyer J (1976) Impedance cardiography for determination of stroke index. J Appl Physiol 51(5):797–799
9. Kinnen E (1970) Cardiac output from transthoracic impedance variations. Ann NY Acad Sci 170(2):747–756
10. Kobayashi Y, Andoh Y, Fujinara T (1978) Impedance cardiography for estimating cardiac output during submaximal and maximal work. J Appl Physiol 45(3):459–462
11. Kubicek WG, Karnegis JN, Patterson RP (1966) Development and evaluation of an impedance cardiac output system. Aerosp Med 37:1208–1212
12. Kubicek WG, Patterson RP, Lillehei RC, Castaneda A (1970) Impedance cardiography as a noninvasive means to monitor cardiac function. J Am Assoc Adv Med Inst 4:79–84
13. Luepker RV, Michael JR, Warbasse JR (1973) Transthoracic electrical impedance: Quantitative evaluation of a noninvasive measure of thoracic fluid volume. Am Heart J 85:83–93
14. Naggar CZ, Dobnik DB, Flessas AP, Kripke BJ, Ryan TJ (1975) Accuracy of the stroke index as determined by the transthoracic electrical impedance method. Anaesthesia 42(2):123–125
15. Nechwatal P, Bier W, Eversman A, Koenig E (1976) Die unblutige Bestimmung des HMV mit der Impedanzkardiographie. Vergleichende Untersuchungen mit der Thermodilutionsmethode. Basic Res Cardiol 71:542–552
16. Nyboer J, Bagno S, Barnett A, Halsey RH (1970) Impedance cardiograms and differentiated impedance cardiograms. The electrical impedance changes of the heart in relation to electrocardiograms and heart sounds. Ann NY Acad Sci 170:421–436
17. Rasmussen JP, Erikson J (1977) Evaluation of impedance cardiography during anaesthesia in extremely obese patients. Acta Anaesthesiol Scand 210(4):342–345
18. Ritz GR, Baitsch G, Burkart F (1974) Unblutige kontinuierliche Messung des HMV mittels Impedanzkardiographie. Schweiz Med Wochenschr 104:1589–1590
19. Schieffer J, Sternitzke M, Bette L (1975) Die Bestimmung des Herzzeitvolumens mit der Impedanzkardiographie im Vergleich zu konventionellen Methoden in Ruhe und unter pharmakologischer Belastung. Z Kardiol 64(1):431
20. Sova J (1970) Cardiac rheometry: Impedance plethysmography of the human trunk as a method for measurement of stroke volume and cardiac output. Ann NY Acad Sci 170(2):577–593
21. Yamakoshi K, Ito H, Yamada A (1976) Physiological and fluid-dynamic investigations of the transthoracic impedance plethysmography method for measuring cardiac output. Med Biol Eng Comput 14(4):365–379

Diskussion

Schuster: Haben Sie unter verschiedenen Versuchsbedingungen Vergleichsuntersuchungen mit elektromagnetischer Flußmessung, Kältedilution oder Farbstoffverdünnung gemacht?

Schmidt: Nein, weil schon genügend Ergebnisse vorliegen. Mit den etablierten Methoden können Sie absolute Werte mit einer Genauigkeit von ±10% bestimmen. Das geht mit der Impedanzkardiographie sicher nicht.

Schuster: Nach vielen Versuchen am Menschen haben wir die Methode aufgegeben, und zwar nicht, weil die Ergebnisse schlecht waren, sondern weil es in der klinischen Praxis nicht möglich ist, diese kontrollierten Bedingungen zu schaffen, die für das Verfahren notwendig sind.

Schmidt: Bei den Tierexperimenten am Hund lassen sich die Elektroden unter der Haut implantieren. Dadurch lassen sich viele meßtechnische Schwierigkeiten vermeiden. Trotzdem hatten wir z. B. durch die Einstrahlung des elektromagnetischen Flowmeters große Probleme.

Schuster: Wir mußten auf der Station während der Messung einen Teil der anderen Monitore ausschalten, weil sie die Impedanzmessung beeinflußten.

Schmidt: Andere Autoren berichten über erfolgreich durchgeführte arbeitsphysiologische Untersuchungen auf dem Fahrradergometer.

Schuster: Das ist durchaus möglich, nur ist der methodische Aufwand hoch. Deswegen haben wir das Verfahren wieder aufgegeben.

Neuhof: Es gibt offensichtlich noch eine Menge von unbekannten Störfaktoren. So führt z. B. das Trinken eines halben Glases kalten Wassers bei einer gesunden Versuchsperson zu einer veränderten Impedanz und damit in einer scheinbaren HZV-Änderung um 100%.

Strauer: Kann man eigentlich Refluxvolumina bestimmen im Falle einer Aorten-Insuffizienz, also den negativen Peak Ihres Ausschlages.

Schmidt: Ich nehme an, daß unter diesen Bedingungen nur qualitative, nicht quantitative Aussagen gemacht werden können.

Strauer: Man könnte aus Frequenzänderungen oder aus frequenz-induzierten Änderungen des Refluxes doch Ausmaße oder Hinweise über den Grad der Regurgitation erlangen.

Schmidt: Dabei müßte man davon ausgehen, daß diese Veränderung der Impedanz durch die ausgeworfene Blutmenge verursacht wird. Das ist gar nicht sicher. Denn es gibt verschiedene Thesen, die unterschiedliche Phänomene für die Impedanzveränderung verantwortlich machen, z. B. der Fluß in den Venen, der Luftgehalt in der Lunge, die Ausrichtung der Erythrozyten, und zwar jeweils im Takt des Herzschlages.

Neuhof: Da der Luft- und Flüssigkeitsgehalt der Lunge wahrscheinlich eine Rolle spielt, könnte man diese Methode zur Überwachung bei drohenden Lungenkomplikationen einsetzen. Haben Sie praktische Erfahrungen unter den Bedingungen eines Lungenödems oder einer Lungenstauung?

Schmidt: Wir haben dieses klinische Problem nicht speziell untersucht. Wenn wir jedoch den Gesamtthoraxflüssigkeitsgehalt experimentell verändern, dann korreliert diese Veränderung gut mit der Veränderung der Grundimpedanz des Thorax. Der Anspruch, mit dieser Methode auch die Herzkontraktilität zu bestimmen, kann nicht aufrecht gehalten werden.

Schuster: Zwischen der Thorax-Grundimpedanz und dem aus der Gesamtflüssigkeitsbilanz ermittelten Thoraxflüssigkeitsvolumen bestehen Korrelationen, wie wir durch definierte Volumenverschiebungen durch Dialyse und Infusion nachweisen konnten. Jedoch gelten auch hier die gleichen Einschränkungen, die das Verfahren für die Routine der Intensivtherapie unbrauchbar machen.

Neuhof: Im Falle einer akuten Linksherzinsuffizienz würde einmal das Lungenwasser zunehmen mit entsprechendem Einfluß auf die Impedanz, zum anderen würde das HZV abnehmen. Müßten sich nicht praktisch beide Effekte aufheben?

Schmidt: Nein, das ist ein Unterschied. Bei der Bestimmung des Schlagvolumens messen wir die erste Ableitung der Thoraximpedanz. Bei der Flüssigkeitsgehaltsbestimmung mißt man aber die Grundimpedanz, den Grundwert, nicht die erste Ableitung.

Mittmann: Ich habe einen Kommentar zum intrathorakalen Blutvolumen und Flüssigkeitsvolumen. Gross und Karl haben eine Arbeit veröffentlicht, in der sie tierexperimentell das intrathorakale Blutvolumen und das extrazelluläre Flüssigkeitsvolumen durch Ballontechnik variiert haben. Dabei gab es keine haltbare Korrelation zwischen dem Blutvolumen und der Impedanz.

Messung und Interpretationsmöglichkeiten des Drucks in der Arteria pulmonalis und des pulmonalkapillären Verschlußdrucks

H.-P. Schuster

Die therapiebezogene hämodynamische Untersuchung von Patienten mit akuten und bedrohlichen Zirkulationsstörungen hat in den 40er Jahren mit den Arbeiten von Cournand und Richards begonnen [2, 17]. Sie hat ihre breite Anwendung und ihre Ausweitung zur Routinemethode der invasiven hämodynamischen Überwachung durch die Einführung des Einschwemmkatheters in der Modifikation von Swan und Ganz im Jahre 1970 erfahren [19], wobei der Swan-Ganz-Katheter später durch eine Thermistorsonde an der Katheterspitze zur Messung des Herzzeitvolumens nach der Thermodilutionsmethode ergänzt wurde (Abb. 1).

Technik

Die Besonderheit der Einschwemmtechnik besteht darin, daß ein weicher, flexibler Katheter der an der Spitze einen aufblasbaren Ballon trägt, mit dem Blutstrom aus dem rechten Vor-

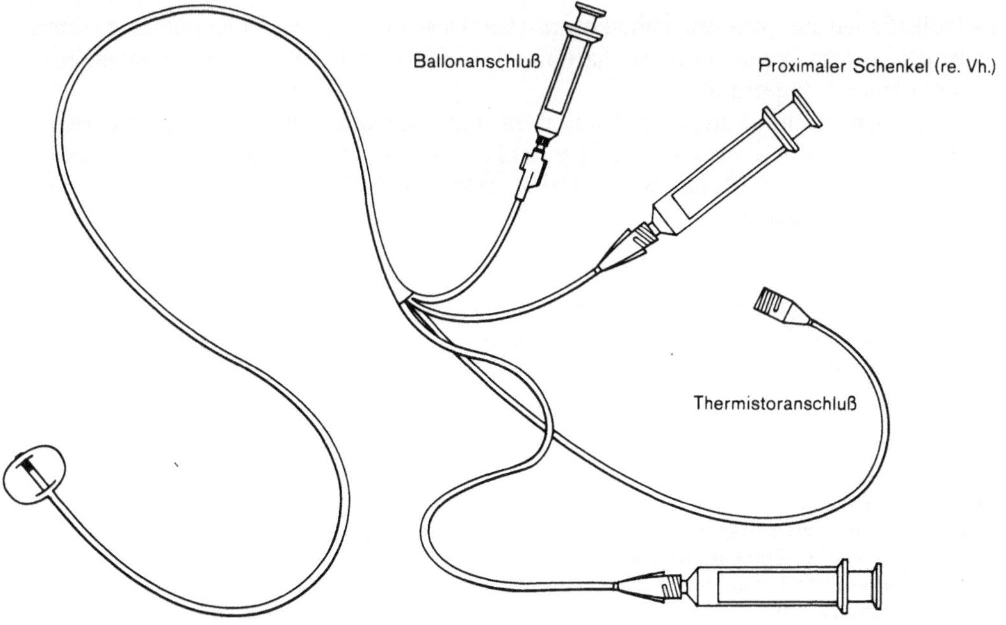

Abb. 1. Swan-Ganz-Katheter mit Thermistorsonde

hof durch die Trikuspidalklappe, den rechten Ventrikel, die Pulmonalklappe in die Pulmonalarterie eingeschwemmt wird und dort über einen längeren Zeitraum in situ belassen werden
kann. Dabei kann der Weg der Katheterspitze über die registrierten Pulsdruckkurven verfolgt und der Katheter entsprechend plaziert werden. Obwohl die Einschwemmtechnik als
druckgesteuertes Kathetereinführungsverfahren beschrieben wurde und die Möglichkeit der
Einführung ohne Röntgengerät eine der Motivationen für die Entwicklung dieses Katheters
war, kann kein Zweifel daran bestehen, daß die Plazierung des Einschwemmkatheters gerade
bei kritisch Kranken mittels Röntgensicht rascher und sicherer gelingt.

Der Katheter wird so weit vorgeschoben, daß der aufgeblasene Ballon den katheterisier-
ten Pulmonalarterienast okkludiert. Über die Öffnung an der Katheterspitze wird dann der
pulmonalarterielle Okklusionsdruck (PAOP) gemessen, der dem Pulmonalisverschlußdruck,
dem „pulmonary wedge pressure" (PWP), der konventionellen Untersuchung mit dem
Cournand-Katheter entspricht. Beide Meßgrößen repräsentieren den Pulmonalkapillardruck
(PCP). Wird der Ballon entleert, so können über die Öffnung an der Katheterspitze die Pulsdruckkurven der Pulmonalarterie registriert, die pulmonalarteriellen Druckwerte als systolischer Pulmonalisdruck (PASP), diastolischer Pulmonalarteriendruck (PADP) oder enddiastolischer Pulmonalarteriendruck (PAEDP) gemessen und mit den modernen Meßgeräten
der mittlere Pulmonalarteriendruck (MPAP oder PAP) direkt berechnet und angezeigt werden. Über das proximale Lumen kann der Druck im rechten Vorhof registriert werden
(RAP). Injektion gekühlter Natriumchloridlösung in das proximale Lumen und Registrierung der Temperatur über die Thermistorsonde an der Katheterspitze ermöglichen mit Hilfe
der modernen Computergeräte die sofortige Berechnung und Anzeige des Herzminutenvolumens nach der Kälteverdünnungsmethode.

Indikationen

Als Indikationen zur invasiven hämodynamischen Überwachung von Patienten in der Intensivmedizin wurden in einer Gemeinschaftsarbeit im Jahre 1980 die in Tabelle 1 aufgeführ-
ten Situationen definiert [14].

Bei Patienten mit akutem Myokardinfarkt und nach kardiochirurgischen Eingriffen:
— die Beurteilung von klinischem Status einschließlich Röntgenuntersuchung des Thorax,
zentralem Venendruck, Blutdruck und Herzfrequenz ergibt kein eindeutiges Bild für die
einzuschlagende Therapie,

Tabelle 1. Indikationen zur Pulmonalisdruckmessung

Akuter Myokardinfarkt, Herzchirurgie
— Unklarheit über die richtige Therapie
— Erfolglose Therapie
— Therapie mit Katecholaminen/Vasodilatatoren
— Intraaortale Ballonpulsation
Allgemeine Intensivtherapie
— Protrahierte oder progrediente Schockzustände
— Schweres septisches Krankheitsbild
— Kreislaufprobleme während Beatmung
— Lungenödem unklarer Ursache

— die Therapie zeigt nicht den gewünschten Erfolg,
— eine Therapie der schweren Herzinsuffizienz mit Katecholaminen und/oder Vasodilatatoren wird notwendig,
— aggressive Behandlungsverfahren unter Einschluß von intraaortaler Ballonpulsation werden eingesetzt.

Für Patienten in der allgemeinen Intensivtherapie:
— protrahierte und progrediente Schockzustände,
— hämodynamisch schwer überschaubare Krankheitszustände besonders bei schweren septischen Krankheitsbildern,
— ernste Kreislaufprobleme unter apparativer Beatmung,
— Lungenödem unklarer Ursache.

Interpretation

Physiologische Bedeutung

Grundlagen

Zweck der pulmonalarteriellen Druckmessung sind die Erfassung des linksventrikulären Füllungsdrucks und die Erkennung einer pulmonalen Hypertonie.

Die Grundlagen für die Erkennung der pulmonalen Hypertonie sind eindeutig, da die entsprechenden Drücke direkt gemessen werden. Bei gleichzeitiger Bestimmung des Herzminutenvolumens (HMV) kann der pulmonalvaskuläre Widerstand (PVR) berechnet werden (PVR = PAP/HMV).

Die Bestimmung des linksventrikulären Füllungsdrucks beruht auf folgenden Voraussetzungen (Abb. 2): Der linksventrikuläre enddiastolische Druck (LVEDP) pflanzt sich über den linksatrialen Druck (LAP) und den Pulmonalkapillardruck (PCP) fort und dieser kann durch den pulmonalarteriellen Okklusionsdruck (PAOP) bei aufgeblasenem Ballon und durch die pulmonalarteriellen Druckwerte (PAP) bei entblocktem Ballon erfaßt werden.

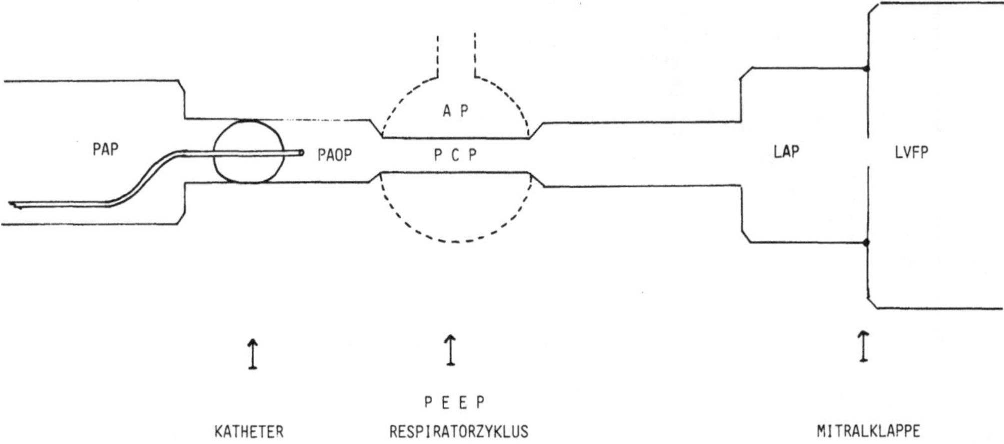

Abb. 2. Schematische Darstellung zur Interpretation der Pulmonalisdrücke

Es stellt sich somit die Frage, inwieweit sich bei Messungen an Patienten diese Voraussetzungen bestätigen ließen.

Mantle et al. [15] konnten bei Patienten mit akutem Myokardinfarkt zeigen, daß zwischen dem pulmonalarteriellen enddiastolischen Druck und dem pulmonalen Wedgedruck einen hochsignifikante Korrelation besteht (Abb. 3). Dieser Befund ist sofern von großer Bedeutung, als es sich auf der Intensivstation als problematisch erwiesen hat, den Ballon längere Zeit blockiert zu belassen und eine exakte Erfassung des Pulmonalisokklusionsdrucks durch wiederholtes kurzfristiges Aufblasen des Ballons nur bei einem Teil der Patienten gelingt.

Merx et al. [16] haben nachgewiesen, daß der enddiastolische Pulmonalarteriendruck in der Tat dem linksventrikulären enddiastolischen Druck und damit dem linksventrikulären Füllungsdruck entspricht. Die äquisensitive und simultane Druckmessung im linken Ventrikel und in der Pulmonalarterie bei Patienten mit kardiogenem Schock zeigt, daß sich die Druckwerte im linken Ventrikel und in der Pulmonalarterie am Ende der Diastole angleichen (Abb. 4). Beim Vergleich der Meßwerte für LVEDP und PAEDP ergab sich eine hochsignifikante lineare Korrelation (Abb. 5). Die Steigung der Regressionsgrade war praktisch gleich 1, was bedeutet, daß einer bestimmten Änderung des linksventrikulären enddiastolischen Drucks eine gleiche Druckänderung des pulmonalarteriellen enddiastolischen Drucks entspricht. Der PAEDP lag dabei geringgradig niedriger als der LVEDP. Der mittlere Pulmonalarteriendruck zeigte eine nur wenig schlechtere Korrelation zum linksventrikulären enddiastolischen Druck (Abb. 6). Die Beziehung zwischen systolischem Pulmonalarteriendruck und LVEDP war dagegen deutlich schlechter unf für klinische Aussagen nicht brauchbar.

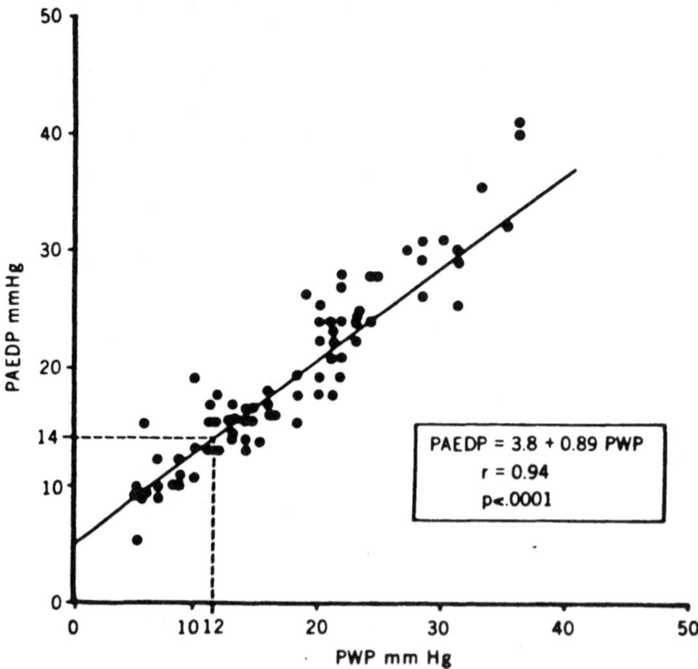

Abb. 3. Korrelation zwischen pulmonalarteriellem enddiastolischem Druck (PAEDP) und pulmonalem Wedgedruck (PWP) [9]

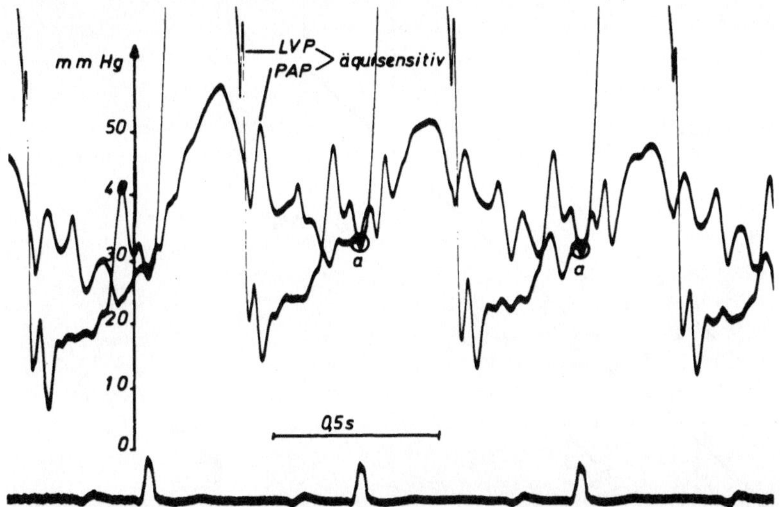

Abb. 4. Äquisensitive und simultane Druckmessung im linken Ventrikel und in der Pulmonalarterie bei einem Patienten im kardiogenen Schock nach akutem Herzinfarkt. Zum Zeitpunkt „am Ende der Diastole" sind die Drücke im linken Ventrikel und in der Pulmonalarterie identisch [17]

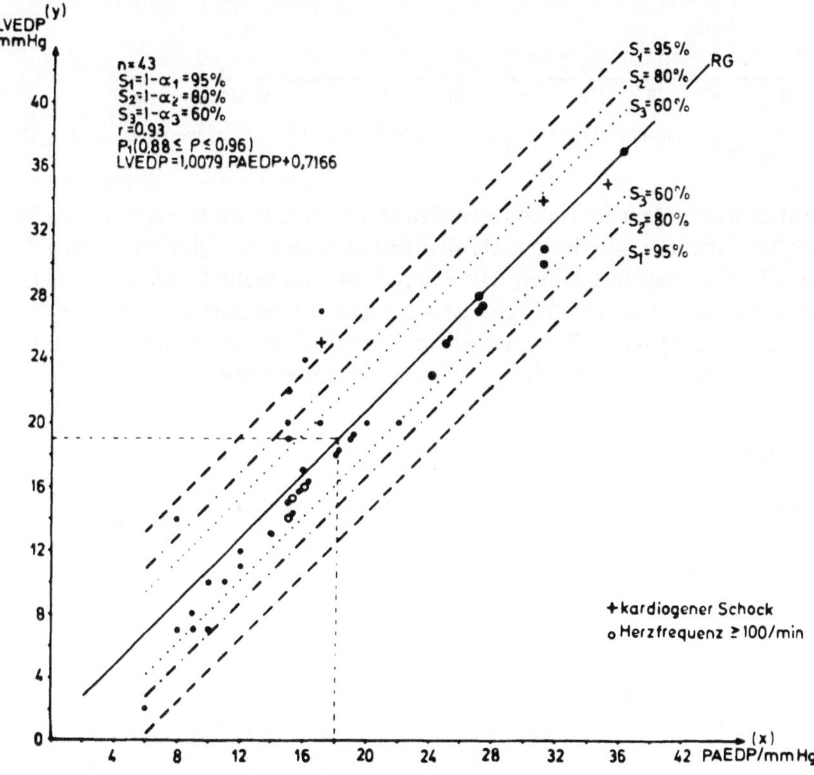

Abb. 5. Korrelation zwischen pulmonalarteriellem enddiastolischem Druck (PAEDP) und linksventrikulärem enddiastolischem Druck (LVEDP) [17]

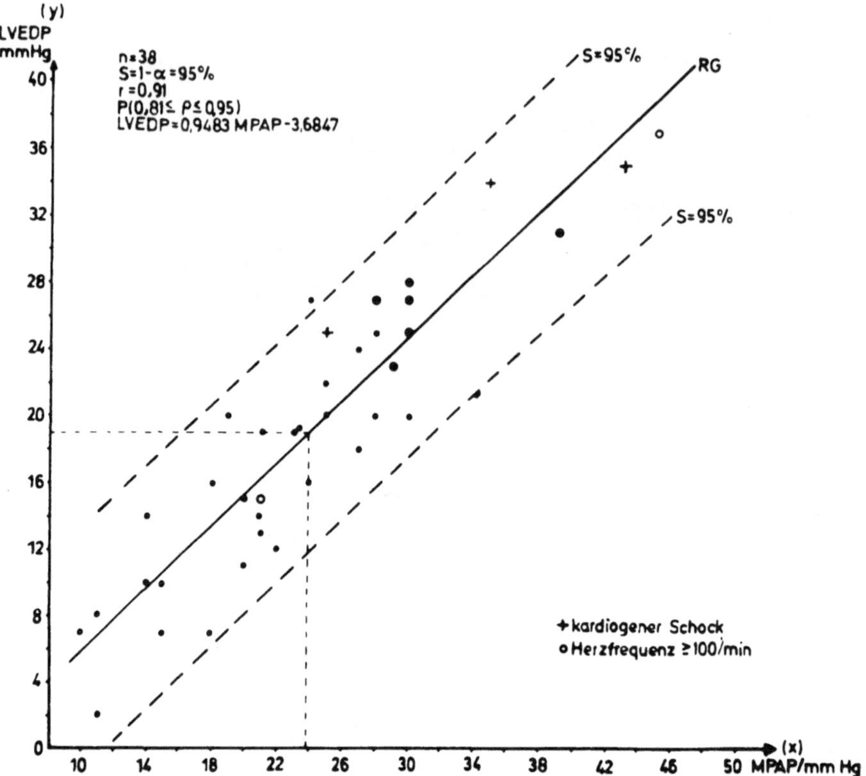

Abb. 6. Korrelation zwischen mittlerem pulmonalarteriellem Druck (MPAP) und linksventrikulärem end-diastolischem Druck (LVEDP) [17]

Dagegen besteht zwischen dem zentralvenösen Druck und dem linksventrikulären enddiastolischen Druck bei Patienten mit akutem Myokardinfarkt keine Korrelation [7, 16].

Zusammenfassend kann man feststellen, daß der pulmonalarterielle Okklusionsdruck und auch der pulmonalarterielle enddiastolische Druck klinisch brauchbare Parameter für die Beurteilung des linksventrikulären Füllungsdrucks darstellen. Die quantitativen Beziehungen zwischen diesen unterschiedlichen Druckmeßwerten sind gut bekannt.

Klinische Konsequenzen

Im folgenden sollen die klinischen Implikationen besprochen werden, die sich aus den dargestellten Beziehungen ergeben und die Grundlage für die Verwertbarkeit der Pulmonalisdruckmessung unter den genannten Indikationen darstellen.

Erfassung der Ventrikelfunktionskurve

Setzt man die linksventrikuläre Auswurfleistung, gemessen als Herzindex (CI), Schlagvolumenindex (SVI) oder Schlagarbeitsindex (SWI) zum linksventrikulären Füllungsdruck in Beziehung, so erhält man Punkte der Ventrikelfunktionskurve, auf der das Herz arbeitet. Damit wird es klinisch möglich, am akut kranken Patienten die Frank-Starling-Kurve zu erfassen.

Russell et al. [18] haben entsprechende Befunde bei Patienten mit akutem Myokardinfarkt publiziert. Je flacher die Ventrikelfunktionskurve verlief, desto ausgedehnter war der Infarkt und desto schlechter die Prognose. Es liegt auf der Hand, daß sich aufgrund solcher Messungen Herzinsuffizienz und Pumpversagen frühzeitig erkennen und gezielt behandeln lassen. Darüber hinaus läßt sich durch die Pulmonalisdruckmessung bei Patienten mit Lungenödem unklarer Ätiologie die Differenzierung zwischen kardialem und nichtkardialem, permeabilitätsbedingtem Lungenödem treffen.

Analyse der Wirkung von herzkreislaufaktiven Pharmaka

Eine große Bedeutung hat die Erfassung der Ventrikelfunktionskurve für die Analyse der Wirkung von Pharmaka und für die Auswahl und Steuerung der Pharmakotherapie bei kardialem Pumpversagen. In praktisch allen neueren Publikationen über positiv-inotrope Pharmaka, insbesondere Katecholamine sowie Vasodilatatoren, insbesondere Nitrate und Nitroprussidnatrium, sind die Ergebnisse in Form von Ventrikelfunktionskurven dargestellt [1, 4–6, 8, 12, 21].

Es liegt auf der Hand, daß es aufgrund solcher Messungen besser gelingt, Pharmaka gezielt einzusetzen, d.h. sie entsprechend dem Verhalten am Einzelpatienten richtig auszuwählen, zu dosieren und zu kombinieren. Darüber hinaus haben die invasiven hämodynamischen Messungen uns auf einen Erkenntnisstand gebracht, der es zuläßt, positiv-inotrope und vasodilatatorisch wirkende Pharmaka in weiten Bereichen auch unter konventionellen Überwachungsbedingungen einzusetzen und zu kombinieren.

Steuerung der Volumentherapie

Neben der Pharmakotherapie wird auch die Indikation und Steuerung der Volumentherapie durch invasive hämodynamische Überwachung bei Patienten mit kardialem oder kompliziertem septischen Schock wesentlich verbessert.

Crexells et al. [3] konnten zeigen, daß Patienten mit akutem Myokardinfarkt nur dann von einer Volumenexpansion profitieren, wenn der linksventrikuläre Füllungsdruck, gemessen als PAOP, unter 15 mmHg lag. Eine Volumeninfusion führte dann zu einem Anstieg des Herzindex, des mittleren arteriellen Blutdrucks und des Schlagarbeitsindex. Bei Patienten mit einem PAOP >15 mmHg veränderten sich diese Werte nicht oder es kam sogar zu einer Verschlechterung. In ähnlicher Weise ist der Nutzen einer Volumenexpansion auch bei Patienten im septischen Schock vom Verhalten des linksventrikulären Füllungsdrucks abhängig [11].

Van Ackern et al. [20] haben eine Methode zur Kreislaufbehandlung nach kardiochirurgischen Eingriffen entwickelt, mit welcher sich die Therapie mit Katecholaminen, Vaso-

Tabelle 2. Probleme der Pulmonalisdruckmessung. [Nach 9]

1. Technische Probleme
2. Katheterkomplikationen
3. Informationsüberladung
4. Interpretationsprobleme

dilatatoren und Volumensubstitution anhand der Überwachung der Pulmonalarteriendrücke
optimal gestalten läßt.

Faßt man diese Erfahrungen zusammen, so läßt sich sagen, daß die Steuerung und Überwachung der Therapie bei Patienten mit akuten kardiovaskulären Problemen aufgrund der
mit invasiver hämodynamischer Überwachung gewonnen Erfahrungen ohne Frage prinzipiell
sicherer geworden ist und sich bei problematischen Einzelfällen unter gegebenen Indikationen optimieren läßt.

Komplikation und Probleme

Grenvik [9] hat kürzlich die Probleme der Pulmonalisdruckmessung referiert (Tabelle 2).
Technische Probleme können sich im Zusammenhang mit Eichung, Nullpunkteinstellung,
Registrierung und Auswertung der Kurven ergeben. Echte Komplikationen für die Patienten können aus den bekannten Katheterkomplikationen resultieren. Auf beide Punkte kann an dieser Stelle nicht näher eingegangen werden. Probleme können sich auch aus
einer übergroßen Zahl an Informationen ergeben, die den Arzt auf der Intensivstation ver-
wirren und vom Patienten selbst ablenken. Er bedient dann mehr die Geräte als diese ihm
dienen.

Von großer praktischer Bedeutung sind Probleme in der Interpretation der gemessenen
Druckwerte. Im unteren Teil der Abb. 2 sind beispielhaft einige Störfaktoren wiedergegeben,
die die Aussagefähigkeit der pulmonalarteriellen Druckwerte für den linksventrikulären
Füllungsdruck beeinträchtigen.

Der pulmonalarterielle Okklusionsdruck kann nur dann den linksventrikulären Füllungsdruck wiedergeben, wenn die Mitralklappe normal funktioniert.

Der Pulmonaliskatheter selbst kann die gemessenen Werte beeinflussen. So wurde gefunden, daß infolge der Blockade eines Pulmonalarterienastes durch Aufblasen des Ballons das
Herzzeitvolumen etwas absinken und die Pulmonalarteriendrücke ansteigen können.

Von praktischer Bedeutung sind insbesondere der Einfluß des Respiratorzyklus und die
Höhe des endexspiratorischen Drucks auf die Pulmonalisdrücke. Messungen sollten stets
zu entsprechenden Zeitpunkten erfolgen, um vergleichbare Ergebnisse zu erhalten. Bei
Patienten während Beatmung mit kontinuierlichem Überdruck wurde beobachtet, daß sich
der gemessene pulmonalarterielle Okklusionsdruck bei hohem PEEP dem positiven endexspiratorischen Druck angleicht. Dies wird so erklärt, daß sich der Alveolardruck auf die
Kapillaren überträgt, so daß unter der PEEP-Beatmung der PAOP nicht mehr den LAP,
sondern den Alveolardruck widergibt.

Wie für alle Meßmethoden der Intensivmedizin so gilt auch für die Pulmonalisdruckmessung, daß die erhaltenen Werte unter der kritischen Betrachtung der Gesamtsituation interpretiert und auf ihre Plausibilität hin beurteilt werden müssen.

Literatur

1. Carlet J, Francoual M, Lhoste F, Regnier B, Lemaire F (1980) Pharmacological treatment of pulmonary oedema. Intensive Care Med 6:113
2. Cournand A, Riley RL, Bradley SE et al. (1943) Studies of the circulation in clinical shock. Surgery
   13:964
3. Crexells C, Chatterjee K, Forrester JS, Dikshit K, Swan HJC (1973) Optimal level of filling pressure
   in the left side of the heart in acute myocardial infarction. N Engl J Med 289:1263

4. Cyran J, Bolte H-D (1979) Kombinierte Infusion von Nitroprussid-Natrium und Dobutamin zur Behandlung der hochgradigen Linksherzinsuffizienz bei koronarer Herzkrankheit. Klin Wochenschr 57:883

5. Cyran J, Hellwig H, Bolte H-D, Karabensch JF, Scherpe A, Gosen J v, Krüger R (1978) Zum Dosierungsproblem der Nitroglyzerindauerinfusion bei Patienten mit schwerer Herzinsuffizienz. Intensivmedizin 15:156

6. Cyran J, Kühnl C, Zähringer J, Bolte H-D, Lüderitz B (1978) Die Änderung der Hämodynamik des Herzens unter dem kombinierten Einfluß von Nitroglyzerin und Dopamin bei hochgradiger Linksherzinsuffizienz. Z Kardiol 67:759

7. Forrester JS, Diamond G, McHugh TJ, Swan HJC (1971) Filling pressures in the right and left sides of the heart in acute myocardial infarction. N Engl J Med 285:190

8. Gagnon RM, Fortin L, Boucher R et al. (1980) Combined hemodynamic effects of Dobutamine and IV nitroglycerin in congestive heart failure. Chest 78:694

9. Grenvik A (1982) Validity of invasive methods of measurement. Organversagen während Intensivtherapie. 3. Intern Symposium, München, 29.–30. 4. 1982

10. Hanrath P, Bleifeld W, Merx W, Heinrich KW, Brunner E (1973) Die Bedeutung des zentralvenösen Druckes für die Funktion des linken Ventrikels. Z Kardiol 62:718

11. Krausz MM, Perel A, Eimerl D, Cotev S (1977) Cardiopulmonary effects of volume loading in patients in septic shock. Ann Surg 185:429

12. Limbourg P, Just H, Kersting F (1978) Positiv inotrope Wirkung von Dobutamin bei Patienten mit chronischer Kammerfunktionsstörung. In: Dobutamin, Anaesthesiol und Intensivmed 118. Springer Berlin Heidelberg New York, S 29

13. Linderer T, Schuster H-P, Suter P, Schlichting K, Prellwitz W (1980) Pulmonalisdruckmessung (Indikationen in der internen Intensivmedizin). Dtsch Med Wochenschr 105:672

14. Loeb HS, Bredakis J, Gunnar RM (1977) Superiority of Dobutamine over Dopamine for augmentation of cardiac output in patients with chronic low output cardiac failure. Circulation 55:375

15. Mantle JA, Rogers WJ, Smith LR, McDaniel HG, Papapietro SE, Russell RO, Rackley CE (1981) Clinical effects of glucose-insulin-potassium in left ventricular function in acute myocardial infarction: Results from a randomized clinical trial. Am Heart J 102:313

16. Merx W, Bleifeld W, Hanrath P, Heinrich KW, Nowak H (1973) Beziehung zwischen linksventrikulärem Füllungsdruck und enddiastolischem Pulmonalarteriendruck. Z Kardiol 62:835

17. Richards DW (1944) The circulation in traumatic shock in man. Bull NY Acad Med 20:361

18. Russell RO, Rackley CF, Pombo J, Hunt D, Potanin C, Dodge HT (1970) Effects of increasing left ventricular filling pressure in patients with acute myocardial infarction. J Clin Invest 49:1539

19. Swan HJC, Ganz W, Forrester J, Marcus H, Diamond G, Chonette D (1970) Catheterization of the heart in man with use of a flow-directed balloon-tipped catheter. N Engl J Med 283:447

20. Van Ackern K, Franke N, Schmucker P (1981) Behandlung eines Low-Output-Syndroms bei chirurgischen Eingriffen. In: Bolte H-D (Hrsg) Katecholamine und Vasodilatantien bei Herzinsuffizienz. Springer, Berlin Heidelberg New York, S 85

21. Wirzfeld A, Klein G, Delius W, Himmler C, Volger E, Davidson J (1978) Dopamin und Dobutamin in der Behandlung der schweren Herzinsuffizienz. Dtsch Med Wochenschr 103:1915

Diskussion siehe Beitrag Martin.

Komplikationen und Grenzen der Einschwemmtechnik nach Swan-Ganz

E. Martin und E. Ott

Die zunehmende Anwendung von Einschwemmkathetern sowohl im operativen als auch im intensivmedizinischen Bereich findet ihre Bestätigung durch die daraus gewonnene Verbesserung diagnostischer und therapeutischer Konzepte. Zwangsläufig hierzu muß mit dieser invasiven Verfahrenstechnik die Häufigkeit von Komplikationen ansteigen, was ihren Niederschlag in ansteigenden Zahlen von Literaturberichten findet.

Es zeigt sich, daß schon die Wahl der Punktionsstelle als auch die Punktionstechnik für einen Pulmonaliskatheter eine unterschiedliche Komplikationsrate aufweist [26] (Tabelle 1). So fand sich die häufigste Komplikationsrate bei der peripheren Katheterisierung mit durchgeführter Venae sectio [26]. Abgesehen von den passageren Rhythmusstörungen überwiegen als Komplikationen Thrombophlebitiden, tiefe Venenthrombosen und Sepsis, wobei das Auftreten von positiven Blutkulturen mit der Liegedauer des Katheters und nicht mit dem Ort der Punktionsstelle in Zusammenhang gebracht wird. Aber auch die Anzahl nicht reproduzierbarer Druckkurven, als auch die Schwierigkeit der Plazierung der Katheterspitze scheinen durch periphere Punktionstechniken vermehrt aufzutreten [26]. Daraus abzuleiten wäre die Notwendigkeit Pulmonaliskatheter, wenn möglich, über die V. subclavia bzw. über die V. jugularis interna einzuschwemmen.

Tabelle 1. Vergleich verschiedener Punktionstechniken und deren Komplikationen [26]. Anzahl der Patienten: 165. Anzahl der Katheter: 185

	V. cubit. 76 (Venae sect.)	V. cubit. 32 (Percutan)	V. subc. 76	V. J. int. 14
Herzrhythmusstörungen	11	6	7	1
Verseh. Ateriotomie	2			1
Art. Punktion				1
Periph. Neuropathie	2			
Entzündung	19	4	3	1
Thrombophlebitis	8	3		
Tiefe Venenthrombose	5			
Sepsis	8	3	5	1
Katheterverschluß—Knick	9	4		
Dauerwedge-Position	6	2	1	
Verseh. Herausziehen	5	1		
Katheterabweichung	7	1		
Gedämpfte Kurven	10	8		

Tabelle 2. Möglichkeiten der fehlerhaften Druckmessung

1. Vor Einbringen des Katheters
   a) Luftblasen im Drucksystem
   b) Drifft des Transducers
   c) Membranbeschädigung im Dom

2. Nach Einbringen des Katheters (Ursachen gedämpfter Druckkurven)
   a) Teilverschluß der distalen Lumenspitze mit Blut
   b) Anliegen der Katheterspitze an der Gefäßwand
   c) Spontanwedge-Position des Katheters
   d) Abgeknickter Katheter
   e) Überblähung des Ballons

Eine Komplikation im erweiterten Sinne stellt die Fehlinterpretation der gewonnenen Druckwerte dar [34] (Tabelle 2). Bereits vor Einbringen des Katheters existieren mehrere Möglichkeiten von Fehlerquellen, die innerhalb der Drucksysteme auftreten können, wie Luftblasen, Abdrifft der Druckabnehmer und Beschädigung der Membranen innerhalb der Dome von Druckelementen. Aber auch nach Legen des Katheters sind Ursachen wie Verlegung der Lumenspitze mit Blut, Anliegen des Katheters an der Gefäßwand, spontane Wedge-Position, abgeknickter Katheter und überblähter Ballon für falsche Druckwerte verantwortlich zu machen.

Eine von Shin et al. [38] durchgeführte prospektive Studie konnte immerhin bei 60 Patienten mit Pulmonaliskatheter in 15 Fällen einen exzentrisch geblähten Ballon in peripherer Lokalisation mittels Kontrastmittelinjektion nachweisen. Die aus diesen Ergebnissen abgeleitete Empfehlung resultiert darin, die Katheterspitze in einer großen Pulmonalarterie zu plazieren und mehrfache Röntgenkontrollen durchzuführen (Abb. 1).

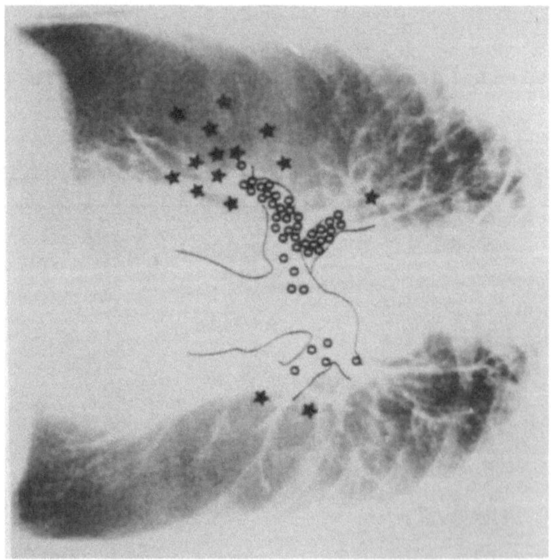

Abb. 1. Verteilung und Lokalisation von 60 Pulmonaliskathetern

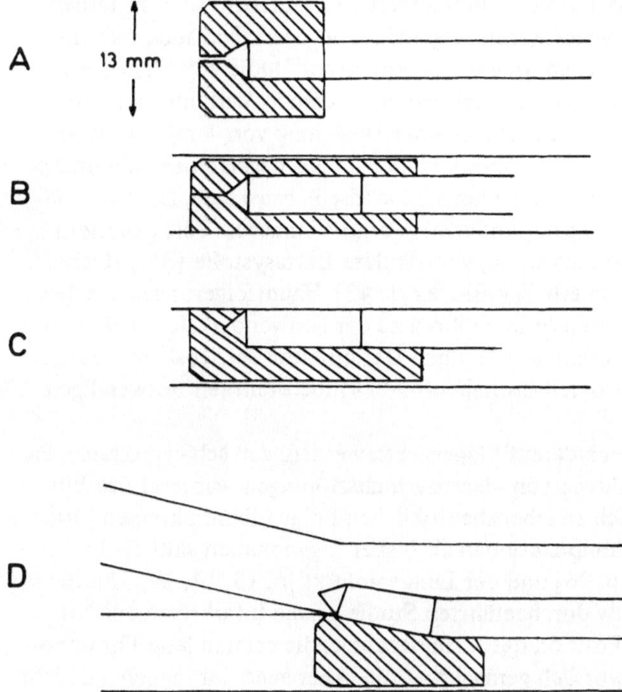

Abb. 2. Schematische Darstellung der möglichen Lagepositionen der Katheterspitze mit Ballon

Die möglichen Ursachen für falsche bzw. nicht reproduzierbare Druckkurven können durch einen die Lumenspitze verschließenden Ballon, durch einen sich exzentrisch aufgeblähten Ballon, der die Katheterspitze gegen die Gefäßwand drückt, oder durch einen exzentrisch geblähten Ballon mit freier Katheterspitze in der Strombahn verursacht sein [37] (Abb. 2).

Aber auch Fehler bei der Blutgasanalyse aus gemischtvenösem Blut werden beschrieben [35]. Die hierfür verantwortlichen Gründe liegen unter anderem in einer Vermischung mit pulmonalkapillärem Blut, mit der Diffusion von Alveolarluft durch die Gefäßwand eines kleinen Gefäßes oder durch eine zu starke negative Druckentwicklung über die Blutentnahmespritze, die den Katheter in eine periphere Wedge-Position plazieren kann. Ein simultaner Vergleich des gemischtvenösen CO_2-Werts mit dem arteriellen CO_2-Wert kann Fehlbestimmungen klären (Tabelle 3).

Tabelle 3. Fehler bei Blutgasanalysen aus gemischtvenösem Blut durch Swan-Ganz-Katheter [35]

1. Vermischung mit pulmonal-kapillärem Blut
2. Diffusion von Alveolarluft durch die Gefäßwand eines kleinen Gefäßes
3. Zu starker negativer Druck der Blutentnahmespritze (periphere Wedge-Position des Katheters)

Kontrolle von $P_V CO_2 + P_A CO_2$
Fehler: Wenn $P_V CO_2 < P_A CO_2$

Die häufigste Komplikation, die durch Pulmonaliskatheter auftritt, sind sicherlich die Herzrhythmusstörungen, die entweder kurzfristig auftreten, oder aber auch manchmal eine akute Therapie notwendig machen. In einer prospektiven Studie von Shaw [36] konnte bei vergleichbaren Kollektiven die Arrhythmie-induzierende Wirkung des Einschwemmkatheters durch Vorgabe von Lidocain in einer Dosierung von 1 mg/kg i.v. erheblich reduziert werden. Die allgemeine Empfehlung Lidocain vor Legen eines Pulmonaliskatheters zu verabreichen, ist jedoch immer im Einzelfall kritisch abzuwägen. Die beschriebenen ausgelösten Herzrhythmusstörungen umfassen Vorhofflimmern, Vorhofflattern [15], Kammerflimmern [3], Vorhofextrasystolie, ventrikuläre Extrasystolie [36], Rechtsschenkelblockbilder [22, 42] und komplette AV-Blocks [1, 42]. Hauptfolgerungen aus den berichteten Komplikationen bei Katheterisierung führen zu der Notwendigkeit (1) ein kontinuierliches EKG-Monitoring durchzuführen, (2) einen Defibrillator betriebsbereit aufzustellen, (3) Schrittmachersonden griffbereit zu haben und (4) die eventuell notwendigen Medikamente vorzubereiten.

In diesem Zusammenhang soll noch darauf hingewiesen werden, daß schwerstkranke Patienten anscheinend eine höhere Inzidenz von Herzrhythmusstörungen während des Einschwemmvorganges vorzeigen, die auch zu lebensbedrohlichen Folgen führen können [40].

Zwei wahrscheinlich häufigere Komplikationen als bisher angenommen sind die katheterbedingte Thrombose [4, 12–14, 26, 36] und der Lungeninfarkt [6, 13, 14, 24, 31]. In einer von Foote et al. [14] retrospektiv durchgeführten Studie lag die Infarktinzidenz bei 7,2%, wobei überwiegend die Wedge-Position des Katheters bzw. die entstandene Thrombose durch den Katheter hierfür verantwortlich gemacht wurde. Aber auch der manchmal nicht entblähte Ballon des Katheters scheint eine nicht unwesentliche Rolle bei der Entstehung eines Lungeninfarktes zu spielen (Tabelle 4). Darüber hinaus wird von McLoud [23] eine Verweildauer von mehr als 72 h als mögliches Risiko für das Zustandekommen eines Lungeninfarktes angesehen. Die in dieser Arbeit zitierten Fälle sind jedoch zahlenmäßig zu gering, um die getroffene Aussage sichern zu können.

Wichtig sind jedoch die Hinweise, die für die Entstehung einer Thrombose eine gewisse Bedeutung haben könnten. So sehen Hoar et al. [17] keinen Zusammenhang für die Thromboseentstehung und unterschiedlichen hämodynamischen Bedingungen. Dagegen wird das Kathetermaterial als thrombosefördernd angesehen, da weder eine Low-dose-Heparin-Thera-

---

Tabelle 4. Retrospektive Studie [14]. Anzahl der Patienten: 160. Endgültige Auswertung: 125

9 (7,2%) Lungeninfarkt

| 2 (Über eine periphere Thrombose) | 6 (Katheter in Wedge-Position) |
| | 1 Ballonverschluß |

Mögliche Ursachen des Lungeninfarkts:
1. Permanente Wedge-Position des Katheters
2. Ballonverschluß
3. Thrombose – peripher
          – innerhalb des Katheters

Forderung:
   – Verhinderung der spontanen Wedge-Position
   – Sorgfältige Entlüftung des Ballons

pie noch Infusionsspülungen und Vermeidung einer Dauerwedge-Position eine Thrombosebildung verhindern. Auch der durch den Pulmonaliskatheter bedingte Thrombozytenverbrauch, wie er von Kim [19] an vergleichbaren Kollektiven beobachtet wurde, würde für
diesen thrombosefördernden Mechanismus sprechen (Tabelle 5). Die erst kürzlich mitgeteil-
te Thrombosehäufigkeit durch Pulmonaliskatheter bei 33 intensivbedürftigen Patienten von
66%, gesichert durch Venographie bzw. Autopsie [4] konnte jedoch einen Zusammenhang
zwischen der Dauer einer hämodynamischen Störung und dem Entstehen tiefer Venenthrombosen aufzeigen. Bemerkenswert erscheint noch die Tatsache, daß bei keinem dieser Patienten klinische Zeichen einer Venenthrombose gesehen wurden. Über die klinische Bedeutung
dieser tiefen Venenthrombose besteht Unklarheit, da keinerlei Komplikationen durch die
Thrombosen gefunden wurden. Es muß jedoch angenommen werden, daß Lungenembolien
bzw. septische Phlebitiden mögliche Folgen für schwerstkranke Patienten darstellen können (Tabelle 6).

Zu den schwerwiegensten Komplikationen von Pulmonaliskathetern zählen die Pulmo-
nalarterienperforationen. Eine Zusammenstellung der in der Literatur berichteten Fälle ergab bei 24 Komplikationen dieser Art in 11 Fällen einen tödlichen Ausgang in direktem und
indirektem Zusammenhang mit einem Pulmonaliskatheter. Von 13 überlebenden Patienten
mußten 4 sich einer chirurgischen Intervention unterziehen [5, 8, 10, 16, 18, 21, 24, 27–
29, 41]. Die möglichen Ursachen für eine Perforation werden im wesentlichen bei Vorliegen einer pulmonalen Hypertension, im hohen Alter, in einem großen Druckgradienten zwischen Pulmonalarteriendruck und pulmonalkapillärem Verschlußdruck, in der peripheren
Lokalisation des Katheters, in einem verlängerten Aufblähen des Ballons und in häufigen
Manipulationen am Katheter gesehen [16, 28, 29] (Abb. 3).

Tabelle 5. Swan-Ganz-Katheter und Thrombose

Thrombusinduktion des Katheters unabhängig von der Hämodynamik
Thrombusinduktion bereits bei Legen des Katheters
Thrombusinduktion trotz Low-Dose-Heparin, Infusion und Vermeidung einer Dauerwedge-Position
(Hoar et al. [17])
Thrombozytenverbrauch durch liegenden Katheter (Kim et al. [19])

Tabelle 6. Prospektive Studie [4]. Anzahl der Patienten: 33

Indikation für Pulmonaliskatheter:
– Herzinsuffizienz
– Septischer Schock
– Akute respiratorische Insuffizienz

	11	22
	ohne Thrombose	mit Thrombose
	(Gesichert durch Venographie bzw. Autopsie)	
Infektion	6 (54%)	10 (45%)
Nierenversagen	3 (27%)	7 (32%)
Verstorben	5 (45%)	14 (53%)
Liegedauer (Tage)	2,8 ± 1,0 (2–5)	3,3 ± 2,4 (0,5–6)

Keine klinischen Zeichen einer Venenthrombose bei allen Patienten.

LITERATURZUSAMMENSTELLUNG:

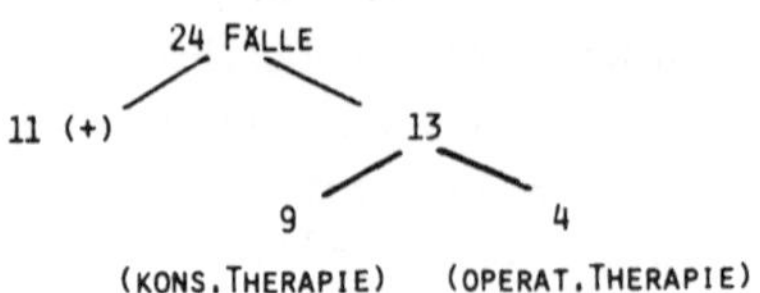

MÖGLICHE URSACHEN FÜR EINE PERFORATION:

1. PULMONALE HYPERTENSION

2. HOHES ALTER

3. GROSSER DRUCKGRADIENT VON PAP ZU PCWP

4. PERIPHERE LOKALISATION DES KATHETERS

5. VERLÄNGERTES AUFBLÄHEN DES BALLONS

6. MEHRFACHE MANIPULATION AM KATHETER

Abb. 3. Übersicht der Perforationen der A. pulmonalis durch Swan-Ganz-Katheter und mögliche Ursachen [41]

Seltene Komplikationen, wie angenähter Katheter am Vorhof [2], geknoteter Katheter [9], Perforation der Katheterspitze in arterielle Gefäße [24], Katheter um Papillarmuskel [33], Durchtrennung eines Pulmonaliskatheters [30], pulmonalarterielle Bronchialfistel [32], Abriß der Chorda tendinia einer Klappe [39] und Luftembolien [11] können durchaus letale Folgen haben oder zumindest größere chirurgische Interventionen notwendig machen.

Somit ergibt sich logischerweise die Notwendigkeit eine kritische Indikationsliste für einen Pulmonaliskatheter zu erstellen, um die Komplikationsrate auf ein Minimum zu beschränken. Wir sehen im operativen Bereich bei bestimmten herzchirurgischen Eingriffen, bei thorakalen und abdominalen Aortenaneurysmen eine gegebene Indikation für einen Pulmonaliskatheter. Die bei Skolioseoperationen nach Harrington auftretenden enormen Blutverluste bei z.T. bestehender Rechtsherzbelastung läßt einen Pulmonaliskatheter als intraoperatives Monitoring für gerechtfertigt erscheinen. Auch die von Nierentumoren ausgehenden V.-cava-Zapfen, mit der Möglichkeit der Ausschwemmung in die pulmonale Strombahn und den daraus sich ergebenden Folgen, können eine Indikation für einen Einschwemmkatheter sein. Dringliche Operationsindikation bei frischem Infarktereignis ist je nach Umfang und Größe des operativen Vorgehens und unter Berücksichtigung der kardialen Situation des Patienten eine gegebene Indikation. Bei Sepsis bzw. bei Polytraumen mit Kreislaufinstabilität können unter Verwendung eines Pulmonaliskatheters die intraoperativ auftretenden schwerwiegenden kardiozirkulatorischen Probleme besser therapeutisch angegangen werden. Voraussetzungen hierfür sind jedoch Beherrschung der Punktions- und Einschwemmtechnik und die richtige Interpretation pathophysiologischer Werte. Die in einem Jahr bei 207 Patienten durchgeführte Katheterisierung mit einem Swan-Ganz-Katheter führte insgesamt bei sieben Fällen zum Abbruch der Katheterisierung ohne weitere Folgen für die Patienten. In einem Falle muß in Allgemeinnarkose die Entfernung des abgerissenen Führungsdrahts später vorgenommen werden (Tabelle 7).

Die zusätzliche Indikation für einen Pulmonaliskatheter im Intensivbereich, wobei die aus internistischer Sicht gestellten Indikationen nicht miteinbezogen sind, sehen wir

Tabelle 7. Indikationen für Pulmonaliskatheter im operativen Bereich

1. Herzchirurgische Eingriffe
2. Thorakale und abdominale Aortenaneurysmen
3. Skolioseoperationen (Rechtsherzbelastung)
4. Nierentumoren mit Vena cava Zapfen
5. Mittlere bis große Eingriffe bei Infarkt weniger als 3 Monate (dringliche Operationsindikation)
6. Sepsis mit Kreislaufinstabilität
7. Polytrauma mit Kreislaufinstabilität

Vorgehen:
Legen des Katheters unter sterilen Kautelen (jug. Interna)
Durchleuchtung und Druckmonitoring
Postoperative Röntgenkontrolle

Liegedauer:
Nach Bedarf

Komplikationen:
(Zeitraum 1 Jahr, 207 Patienten)

3× art. Punktion
2× Katheterplazierung nicht möglich
1× Ballonruptur
1× Persistierende ventr. Tachykardie
1× Abriß des Führungsstabes

bei der Sepsis mit Kreislaufinstabilität, bei dem Auftreten eines Nierenversagens und einer respiratorischen Insuffizienz, sowie bei notwendiger Katecholaminbedürftigkeit und Volumenbilanzproblemen. Aufgrund der restriktiven Haltung lag die Komplikationsrate im Intensivbereich bei 58 Patienten in einem vertretbaren Maße (Tabelle 8).

Eine kritische Wertung der Indikationsstellung für einen Pulmonaliskatheter muß die Fehlermöglichkeiten bezüglich Blutgasanalysen und Druckwerten und deren Interpretation berücksichtigen. Der zunehmende Einsatz des Swan-Ganz-Katheters muß zwangsläufig die Komplikationsrate ansteigen lassen, wobei davon ausgegangen werden muß, daß sowohl

Tabelle 8. Indikationen für Pulmonaliskatheter im Intensivbereich (internistische Indikation ausgenommen)

1. Sepsis mit Kreislaufinstabilität
2. Respiratorische Insuffizienz und Nierenversagen
3. Katecholaminbedürftigkeit und Volumenbilanzprobleme

Vorgehen:
Legen des Katheters unter sterilen Kauteln (Subclavia, Jug. interna, evtl. femoralis)
Druckmonitoring
Unmittelbare Röntgenkontrolle
Tägliche Röntgenkontrolle

Liegedauer:
Nach Bedarf —————— Maximal 7 Tage!

Komplikationen:
(Zeitraum 15 Monate, 58 Patienten)

1× Kammerflimmern
1× Katheterknoten

bezüglich letaler als auch nichtletaler Komplikationen eine Dunkelziffer nicht bekannter Größe vorliegt.

Die Ursachen dieser Komplikationen sind vielfältig, eine kausale Therapie kann nicht immer betrieben werden, v.a. dann nicht, wenn den Ursachen nicht kritisch nachgegangen wird. Es ergibt sich somit die Notwendigkeit, die Indikationsstellung sehr sorgfältig vorzunehmen, um die Komplikationen auf ein Minimum zu reduzieren. Dazu sollte dann die Plazierung des Katheters sachgemäß vorgenommen, die erfaßten Werte mit dem richtigen pathophysiologischen Verständnis interpretiert und die sich daraus ergebenden therapeutischen Maßnahmen abgeleitet werden. Die Pflege und Überwachung des Katheters sollte ernst genommen werden. Entscheidend für die Indikation zu einem Pulmonaliskatheter sollte sein, daß der Wert der Information für den Patienten das potentielle Risiko eines Pulmonaliskatheters überschreitet.

Literatur

1. Abernathy WS (1974) Complete heart block caused the Swan-Ganz-Catheter. Chest 65:3, 349
2. Block PC (1976) Snaring of a Swan-Ganz-Catheter. J Thorac Cardiovasc Surg 71:6
3. Cairns JA, Holder D (1975) Ventricular fibrillation due to the passage of a Swan-Ganz-Catheter. N J Cardiol 35:589
4. Chastre J, Cornud F, Bonchama A, Viam F, Benacerraf R, Gibert C (1982) Thrombosis as complication of pulmonary artery catheterization via the internal jugular vein: Prospective evaluation by phlebography. N Engl J Med 306:5, 278
5. Chun GMH, Ellestad M (1971) Perforation of the pulmonary artery by Swan-Ganz-Catheter. N Engl J Med 284:18
6. Colvin PM, Savege TM, Lewis CT (1975) Pulmonary damage from a Swan-Ganz-Catheter. Br J Anaesth 47:1107
7. Conahan TJ (1979) Air embolization during percutaneous Swan-Ganz-Placement. Anaesthesiology 50:4, 360
8. Connors JP, Sandza JG, Shaw RC, Wolff GA, Lombardo JA (1980) Lobar pulmonary hemorrhage. Arch Surg 115:883
9. Daum S, Schapira M (1973) Intracardiac knot formation in a Swan-Ganz-Katheter. Anaesth Analg (Cleve) 52:5, 862
10. Deren MM, Barsh PG, Hammond GL (1979) Perforation of the pulmonary artery requiring pneumonectomy after the use of flow directed (Swan-Ganz-Catheter). Thorax 35:550
11. Doblar D, Hinkle JC, Marshall LF, Coudon BF (1982) Air embolism associated with pulmonary artery catheter introducer kit. Anaesthesiology 56:4, 307
12. Dye LE, Segall PH, Russell RO, Mantle JA, Rogers WJ, Rackley CE (1978) Deep venous thrombosis of the upper extremety associated with use of the Swan-Ganz-Catheter. Chest 73:5, 673
13. Elliot CG, Zimmermann GA, Clemmer TP (1974) Complication of pulmonary artery catheterization in the care of critically ill patients. Chest 76:6, 647
14. Foote GA, Schabel SI, Hodges M (1974) Pulmonary complication of the flow-directed balloon-tipped catheter. N Engl J Med 290:17, 927
15. Geha DG, Davis NJ, Lappas DG (1973) Persistant atrial arrhythmics associated with placement of a Swan-Ganz-Catheter. Anaesthesiology 39:6, 651
16. Happaniemi J, Gadowski R, Naimi M (1979) Massive Hemoptysis secondary to flow directed thermodilution catheters. Cathet Cardiovasc Diagn 5:151
17. Hoar PF, Stone PJ, Wicks AE, Edie RN, Scholes JV (1978) Thrombogenesis associated with Swan-Ganz-Catheters. Anaesthesiology 48:6, 445
18. Kelly TF, Morris GC, Crawford SE, Espada R, Howell JF (1981) Perforation of the pulmonary artery with Swan-Ganz-Catheters. Ann Surg 193:6, 686
19. Kim YL, Richmann KA, Marshall BE (1980) Thrombocytopenia associated with Swan-Ganz-Catheterization in patients. Anaesthesiology 53:3, 261

20. Krantz EM, Vilyoen JF (1979) Hemoptysis following insertion of a Swan-Ganz-Catheter. Br J Anaesth 51:457

21. Lemen R, Jones JG (1975) A mechanism of pulmonary artery perforation by Swan-Ganz-Catheters. N Engl J Med 292:4

22. Luck CJ, Engel TR (1976) Transient right bundle branch block with Swan-Ganz-Catheterization. Am Heart J 92:2, 263

23. McLoud TC, Putman CE (1975) Radiology of the Swan-Ganz-Catheter and associated pulmonary complications. Radiology 116:19

24. McNabb TG, Green HL, Parker FJ (1975) A potentially serious complication with Swan-Ganz-Catheter placement by the percutaneous internal jugular route. Br J Anaesth 47:895

25. Meltzer R, Kint RP, Simoons M (1980) Hemoptysis after flushing Swan-Ganz-Catheters in the Wedge-position. N Engl J Med 304:19, 1171

26. Nehme AE (1980) Swan-Ganz-Catheter. Comparison of insertion techniques. Arch Surg 115:1194

27. Page WD, Teres D, Hartshorn JW (1974) Fatal hemorrhage from a Swan-Ganz-Catheter. N Engl J Med 291:5

28. Pape LA, Haffajee C, Markis JE (1979) Fatal pulmonary hemorrhage after use of the flow directed balloon catheter. Ann Intern Med 90:344

29. Paulson PM, Scott SM, Gulshan SK (1980) Pulmonary hemorrhage associated with balloon flotation catheters. J Thorac Cardiovasc Surg 80:453

30. Pease RD, Scanlon TS, Herren AL (1979) Intraoperative transection of a Swan-Ganz-Catheter. Anesth Analg (Cleve) 58:6, 519

31. Reinke RT, Higgins CB, Atkin TW (1975) Pulmonary infarction complicating the use of Swan-Ganz-Catheters. Br J Radiol 48:575, 885

32. Rubin SH, Puket RP (1979) Pulmonary artery – bronchial fistula. A new complication of Swan-Ganz-Catheterization. Chest 75:4, 515

33. Schartz HV, Garcia FG (1977) Entanglement of Swan-Ganz-Catheter around an intracardiac structure. JAMA 237:12, 1198

34. Sears MF, Heise C (1980) Trouble, shooting, the Swan-Ganz-Catheter. Heart Lung 9:2, 303

35. Shapiro HM, Smith G, Pubble HH, Murray JA, Cheney FW Jr (1974) Errors in sampling pulmonary artery blood with a Swan-Ganz-Catheter. Anaesthesiology 40:3, 291

36. Shaw TJI (1979) The Swan-Ganz pulmonary artery catheter. Incidense of complications with particular reference to ventricular dysrhythmias and their prevention. Anaesthesia 34:651

37. Shin B, Crawford MC, Ayella R (1975) Problems with measurements using the Swan-Ganz-Catheter. Anaesthesiology 53:4, 474

38. Shin B, Ayella R, Crawford MC (1977) Pitfalls of Swan-Ganz-Catheterization. Crit Care Med 5:3, 125

39. Smith WR, Glauser FL, Jemison RN (1976) Rupture chordae of the tricuspid valve. Chest 70:6, 790

40. Sprung LC, Lawrence JJ, Panagiota VC, Karpf M (1981) Ventricular arrhythmias during Swan-Ganz-Catheterization of the critically ill. Chest 79:4, 413

41. Stein JM, Lisbon A (1981) Pulmonary hemorrhage from pulmonary artery catheterization treated with endobronchial intubation. Anaesthesiology 55:6, 698

42. Thomson RJ, Dalton BC, Lappas DG, Lowenstein E (1979) Right bundle-branch block and complete heart block caused by the Swan-Ganz-Catheter. Anaesthesiology 51:4, 359

Diskussion

Gerlach: Wie sieht das Endothel im Bereich der A. pulmonalis aus, nachdem der Katheter über mehrere Tage gelegen hat? Ich frage deswegen, weil ja bekannt ist, daß das Endothel außerordentlich stoffwechselaktiv ist und sicherlich die antithrombogenen Eigenschaften des Endothels nur dann gewahrt sind, wenn die Endothelzelle intakt ist, nicht aber wenn an ihr manipuliert worden ist oder durch Reiben des Katheters die Zellen beschädigt worden sind.

Martin: Es gibt postmortale Untersuchungen der Gefäße, vor allem der Klappen, bei denen bereits 12–14 Stunden nach Legen eines Pulmonalis-Katheters erhebliche Nekrosen an der Gefäßwand und Thrombenauflagerungen an den Klappen beobachtet wurden. Über eine spezifische Schädigung der Endothelzelle ist mir nichts bekannt.

Schuster: Lag der Pulmonaliskatheter sehr tief, so konnten wir bei Sektionen im Spitzen- und Ballonbereich regelmäßig Hämorrhagien, aber keine Nekrosen beobachten. Seitdem wir die Katheterspitze zentraler plazieren, beobachten wir makroskopisch im üblichen „Sektionsblick" keine Alterationen.

Gerlach: Eine Möglichkeit, die Schädigung der Endothelzellen frühzeitig zu erkennen, wäre eine Bestimmung endothelspezifischer Stoffe im arteriellen Blut, wie z.B. Prostacyclin, Angiotensin converting enzymes u. a.

Schuster: In einer prospektiven Studie haben wir die Thromboserate nach Ziehen des Pulmonaliskatheters untersucht und fanden in etwa 60% der Fälle phlebographisch erkennbare Veränderungen, die als partiell, seltener totale Thrombosen beschrieben werden können. Davon gingen knapp die Hälfte auch mit klinischen Zeichen einer Thrombose einher. Die Katheter waren allerdings überwiegend von der Armvene her eingeführt.

Martin: In den Untersuchungen von Chastre zeigte keiner der Patienten klinische Zeichen einer Thrombose.

Schuster: Die klinischen Zeichen sind sicher wesentlich seltener als die radiologischen.

Neuhof: Herr Schuster, Sie haben eine hervorragende Korrelation zwischen enddiastolischem Pulmonalarteriendruck und dem PCWP gezeigt, allerdings bei breiter interindividueller Streuung. Bedeutet diese gute Korrelation, daß man bei der Einzelmessung ganz auf den PCWP verzichten kann?

Schuster: Ich glaube nicht, daß man diese Frage am Exempel eines Meßwertes beantworten kann. Die durch Messung an Gruppen gewonnenen, statistisch interpretierten Werte zeigen, daß eine biologische Abhängigkeit besteht. Im Einzelfall ist diese Beziehung jedoch schwer beurteilbar. Dies bedeutet aber wiederum nicht, daß man sie im Einzelfall nicht berücksichtigen soll.

Desweiteren möchte ich betonen, daß ich meine Information erweitere, wenn ich das Verhalten eines Druckwertes unter Manipulation kenne. Der gemessene Druckwert muß jedoch immer der Kontrolle der Plausibilität unterworfen werden. Wenn ich ein Bild von der Gesamtsituation des Patienten habe, und der gemessene Druck nicht plausibel ist, dann würde ich ihn nicht unbedingt verwerfen, aber auch nicht unbedingt verwerten.

Kessler: Inwieweit sind die Komplikationen, die Sie beschrieben haben, typisch für den Swan-Ganz-Katheter, oder gelten sie für jede Art von Pulmonaliskatheter? Der Swan-Ganz-Katheter ist sicherlich in der jetzt verfügbaren Form nicht optimal, besonders im Hinblick auf Thrombozytenaktivierung.

Martin: Ich glaube, daß Komplikationen überwiegend durch falsche Einschwemmtechnik verursacht worden sind, daß z.B. unter Durchleuchtung mit Sicherheit der Pulmonaliskatheter mit einer geringeren Komplikationsrate gelegt werden kann, als unter alleinigem Druckmonitoring. Die einzige Komplikation, die sich anscheinend nicht verhindern läßt, ist die Thrombose. Daraus folgt als weitere Komplikation die Möglichkeit einer Embolie, wenn in einem noch bestehenden Thrombus eine erneute Punktion durchgeführt wird. Das Material des Pulmonaliskatheters müßte derart verändert werden, daß eine Thromboseförderung ausgeschlossen wird.

Mendler: Sie haben beide die Überwachung des postoperativen kardiochirurgischen Patienten als Indikation zum Monitoring über einen Swan-Ganz-Katheter genannt. Nun gibt es ja die Möglichkeit, die Informationen über den linken Vorhofdruck durch einen Katheter zu gewinnen, den man intraoperativ in den linken Vorhof einführt und transkutan ausleitet. Wie würden Sie die Praktikabilität und die Komplikationsrate dieses zweiten Verfahrens im Vergleich zum Swan-Ganz-Katheter sehen?

Schmucker: Die Anwendung des direkt gemessenen linken Vorhofdruckes hat die Anwendung des Swan-Ganz-Katheters bei uns in den letzten Jahren reduziert. Wir haben jetzt mehr direkt gemessene linke Vorhofdrucke, wenn nicht der präoperative Zustand des Patienten bereits dazu zwingt, vorher einen Katheter zu legen. Ein Nachteil ist natürlich, daß man kein HZV über den Katheter im linken Vorhof messen kann.

Strauer: Gibt es Komplikationen von seiten des linksatrialen Katheters im Sinne einer Pericard-Tamponade oder eines Pericardergusses?

Schmucker: Ich persönlich habe bei Kathetern in situ und nach Ziehen des Katheters noch nie eine Komplikation gesehen, trotz einiger 100 Fälle, die ich überblicke.

Schmucker: Sie haben Untersuchungen über Thrombosen bei Swan-Ganz-Kathetern erwähnt. Haben Sie irgendwelche Hinweise auf die Prädilektionsstellen dieser Thrombosen?

Martin: Nach der Untersuchung von Chastre wurden nach Punktion im Bereich der V.j. interna in 60% der Fälle Thrombosen nachgewiesen und Untersuchungen über die Subclavia Zugänge liegen noch nicht in so großem Umfange vor. Aber man muß annehmen, daß der Katheter selbst Ausgangspunkt der Thrombosebildung ist. Er liegt häufig nicht direkt exakt in einem Bogen und die ständige Bewegung des Katheterbogens scheint die Thromboseentwicklung zu fördern. Prädilektionsstellen sind meistens Orte einer ungünstigen Relation von Katheter und Gefäßlumen.

Schuster: Es ist die katheterführende Vene. Eindeutig, und je peripherer der Einstich ist, desto höher die Rate.

Schmucker: Glauben Sie, daß diese Häufigkeit der Thrombose auch auf den zentralvenösen Katheter übertragen werden kann, oder betrifft es die spezielle Swan-Ganz-Technik?

Schuster: Nicht die spezielle Swan-Ganz-Technik, ganz allgemein der zentralvenöse Katheter.

Martin: Wobei die Oberfläche beim Pulmonaliskatheter größer ist und sich damit auch die Thrombozyten mehr anlagern als beim normalen zentralvenösen Katheter.

Schmucker: Wir haben den Eindruck, daß bei den Patienten, die primär einen pulmonalen Hypertonus haben, die Korrelation zwischen dem pulmonal-diastolischen Druck und dem Wedge-Druck sehr schlecht ist. Sehen Sie das selbst auch?

Schuster: Ja, eindeutig. Es muß auch eigentlich so sein.

Mittmann: Wenn der Katheter in der Pulmonalarterie liegt, dann wird man die thromboembolischen Komplikationen in der Peripherie und in der Lunge haben. Wenn der Katheter im linken Atrium liegt, muß man damit rechnen, daß er zerebrale oder sonstige Embolien verursacht. Wie sind die Erfahrungen dabei? Die Katheterembolie könnte dann noch schlimmere Komplikationen nach sich ziehen.

Schmucker: Sie haben natürlich ganz allgemein bei Eingriffen am offenen Herzen eine gewisse Komplikationsrate durch Embolien, sei es durch Luftembolien oder bei Resektionen an Klappen durch Kalkembolie. Es ist natürlich sehr schwierig, die Komplikationen, die sich primär durch die Eingriffe am offenen Herzen als Luftembolie ergeben, von den Komplikationen, die sich offensichtlich durch die linksatrialen Katheter ergeben, zu trennen. Ich glaube, daß bei entsprechend sorgfältiger Handhabung des linken Vorhof-Katheters diese Komplikationen noch weitgehend vermieden werden können. Natürlich müssen diese Katheter entsprechend gekennzeichnet sein und dürfen nicht ohne weiteres durchgespült werden.

Mendler: Herr Mittmann, dazu darf ich vielleicht noch sagen, daß natürlich der linksatriale Katheter sehr viel kürzer ist und eine kleinere Oberfläche hat und ohnehin dort die Strömungsgeschwindigkeiten meistens höher sind, so daß sich schon deshalb weniger thrombotisches Material ansetzt. Weiterhin bringt man, wie schon gesagt wurde, soviel Fremdmaterial, sei es Luft, sei es Klappen- oder Patch-Material in das Herz hinein, daß nicht mehr zu unterscheiden ist, welcher Effekt eine eventuell auftretende Embolie verursacht hat.

Mittmann: Die Tatsache, daß man die Ursachen nicht unterscheiden kann, enthebt uns natürlich nicht der Pflicht, da besonders aufmerksam zu sein.

Mendler: Aber insgesamt sind die Komplikationen nach unseren Erfahrungen seltener als beim Swan-Ganz-Katheter.

Van Ackern: Ich habe eine Frage an Herrn Martin. Wenn man die Katheterform oder Oberfläche nicht wesentlich verändern kann oder verändert, dann muß man doch annehmen, daß die Komplikationsrate, die Sie schildern, von der Erfahrung desjenigen abhängt, der punktiert. Gibt es eigentlich Untersuchungen, ob ein Erfahrener oder ein Unerfahrener punktiert?

Martin: Je häufiger man etwas tut, desto geringer ist die Komplikationsrate. Es ist zu bemerken, daß wirklich nicht häufig genug die periphere Lokalisation kontrolliert wird. Die periphere Lokalisation des Katheters in Wedge-Position scheint wirklich die Hauptursache für die Perforation zu sein, die wiederum mit einer relativ hohen letalen Zahl belegt ist. Ich glaube, man muß möglichst den Katheter zentral legen und dann wirklich täglich Röntgenkontrollen durchführen.

Strauer: Ziehen Sie aufgrund der Form der Druckkurve Rückschlüsse über irgendwelche Komplikationen seitens des linken Vorhofs, der Mitralklappe oder der Ventrikel?

Schuster: Unter den hier geschilderten Anwendungen auf der Intensivstation nicht, nein.

Martin: Im operativen Bereich haben wir zu viele Störanfälligkeiten, um daraus unbedingt eine Analyse ziehen zu können und wir glauben, daß wir manchmal sogar Schwierigkeiten haben, die Kurve während der Operation zu interpretieren.

Schmucker: Aus der Kurvenform des pulmonal kapillären Verschlußdruckes Rückschlüsse auf die Funktion beispielsweise der Mitralklappen zu ziehen, ist wohl bei den beatmeten Patienten schwierig. Rückschlüsse ziehen lassen sich aber sehr gut aus dem direkt gelegten linken Vorhofkatheter.

Invasive Methoden zur Messung akuter Kontraktilitätsänderungen des Herzens

H. D. Schmidt

Bei Bestimmung der kontraktilen Eigenschaften des Herzens kann es grundsätzlich um zwei unterschiedliche Probleme gehen; einmal um die Frage, in welchem kontraktilen Zustand sich ein Herz im Vergleich mit anderen befindet bzw. wieweit sich ein Herz in seiner kontraktilen Güte vom Normalzustand unterscheidet. Dies wäre also ein interindividueller Vergleich.

Zum anderen kann sich die Frage stellen, wie sich die kontraktilen Eigenschaften eines Herzens akut ändern, wenn chemische oder physikalische Einflüsse am Herzen wirksam werden. Dieses zweite Problem soll hier im wesentlichen behandelt werden.

Es gibt generell zwei Möglichkeiten, die Kontraktilität des Herzens zu bewerten. Einmal läßt sich die Qualität des Herzens als Pumpe beurteilen, z.B. indem man die Auswurfleistung des Herzens bestimmt. Solche, die Pumpfunktion charakterisierende Parameter können naturgemäß nur in der Auswurfphase bestimmt werden. Die zweite Möglichkeit besteht darin, die Kraft-Geschwindigkeits-Relation des Herzmuskels zur Beurteilung heranzuziehen. Da solche Messungen eine konstante Ausgangslänge der Muskelfasern voraussetzen, sind sie am Gesamtherzen nur in der isovolumetrischen Anspannungsphase zu bestimmen.

In den letzten 15 Jahren stand bei den invasiven Methoden die Beurteilung der myokardialen Druck-Geschwindigkeits-Relation anhand intraventrikulärer Druckmessung ganz im Vordergrund. Schon Wiggers [62] hatte 1927 darauf hingewiesen, daß die maximale Druckanstiegssteilheit des intraventrikulären Druckes ein Maß für akute Änderungen des kontraktilen Zustandes des Herzens darstellt. Dies wurde in der Folgezeit von zahlreichen Autoren bestätigt [9, 11, 35, 41, 54]. Mit der Einführung zuverlässiger Kathetertipmanometer und unter Benutzung von Differenzierverstärkern läßt sich die maximale Druckanstiegsgeschwindigkeit technisch einwandfrei und ohne großen Aufwand bestimmen. Trotzdem wurde von Anfang der 60er bis Mitte der 70er Jahre eine Reihe anderer von der Kraft-Geschwindigkeits-Relation abgeleiteter Parameter vorgeschlagen [5, 7, 23, 26, 27, 29, 36, 58, 60]. Grund dafür war, daß dP/dt_{max} v.a. an Herzmuskelstreifen und isolierten Herzen eine starke Abhängigkeit von der Vordehnung zeigt [2, 6, 11, 41, 54, 58, 61]. Dies demonstriert die Abb. 1, die Ergebnisse von einem isolierten Hundeherzen (Herz-Lungen-Präparat) zeigt. Es ist das linksventrikuläre dP/dt_{max} gegen den enddiastolischen Druck aufgetragen. Kurz nach Isolation der Herzen — in Abb. 1 als Kontrolle gekennzeichnet — wurde der venöse Rückfluß variiert. Man erkennt, daß dP/dt_{max} deutlich durch diese Preloadänderung beeinflußt wird. Die Abb. 1 zeigt noch einen weiteren sehr wichtigen Befund: Die Preloadabhängigkeit von dP/dt_{max} ist vom inotropen Zustand des Herzens abhängig [51]. Bei Verschlechterung der Inotropie durch Halothan wird dP/dt_{max} zwar immer noch von der Vordehnung beeinflußt, aber diese Abhängigkeit wird immer schwächer.

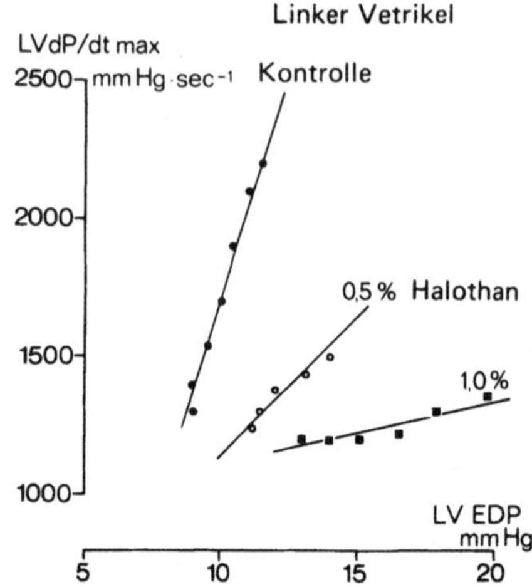

Abb. 1. Vordehnungsabhängigkeit des linksventrikulären dP/dt_{max} beim isolierten Hundeherzen (Herz-Lungen-Präparat). Bei Verschlechterung des kontraktilen Zustands durch Halothan nimmt die Preloadabhängigkeit deutlich ab [52]

Bei allen Parametern, die als Ersatz für dP/dt_{max} zur Inotropiebestimmung vorgeschlagen wurden, wurde deshalb jeweils die Preloadabhängigkeit als ein wesentliches Attribut hervorgehoben. Hier sollen nur zwei exemplarisch herausgegriffen werden.

So wurde von Mason et al. [25, 27] ein Parameter vorgeschlagen, bei dem die Druckanstiegsgeschwindigkeit zum Zeitpunkt der Klappenöffnung durch den gleichzeitig herrschenden intraventrikulären Druck (CPIP = common peak instantaneous pressure) geteilt wird. Einen Vergleich dieses Parameters mit der maximalen ventrikulären Druckanstiegsgeschwindigkeit dP/dt_{max} an 6 Herz-Lungen-Präparaten des Hundes zeigt Abb. 2. Dabei wurde bei konstant gehaltenem Aortendruck die Kontraktilität durch Kalziumgabe verbessert und geprüft, wie sich die beiden Parameter prozentual verändern. In zwei Versuchen zeigt der Quotient (dP/dt)/(CPIP) ein qualitativ abweichendes Ergebnis an – er blieb gleich oder fiel ab; 2mal war er unempfindlicher, und 2mal zeigte er etwa die gleiche Empfindlichkeit oder war geringfügig empfindlicher. Ein ähnliches Ergebnis ergab sich bei Verschlechterung der Kontraktilität durch Barbiturate. Dieser Quotient erwies sich somit als wenig brauchbar zur Inotropiebestimmung.

Ein weiterer, v.a. von der theoretischen Begründung her sehr fundiert erscheinender Parameter ist V_{max}, die maximale Verkürzungsgeschwindigkeit bei der Last 0 [16, 59]. V_{max} läßt sich auch am intakten Herzen bestimmen [45]. Die Abb. 3 zeigt wieder Versuche an vier Herz-Lungen-Präparaten, bei denen dP/dt_{max} und V_{max} bei Verbesserung der Kontraktilität durch Kalzium und Verschlechterung durch Barbiturate miteinander verglichen werden. Die Verschlechterung wird von beiden Parametern ungefähr gleich empfindlich angezeigt, während bei Verbesserung der Kontraktilität V_{max} eher weniger empfindlich ist als dP/dt_{max}. Hier besteht also ebenfalls kein Vorteil gegenüber der einfachen Bestimmung von dP/dt_{max}.

Dazu kommt, daß wir bisher keinen einzigen Inotropieparameter gefunden haben, der am intakten Herzen von der Vordehnung unabhängig ist. Dies macht die Aufstellung in Tabelle 1 deutlich, in der alle von uns bisher getesteten Parameter aufgelistet sind [40, 52, 54]. Zusätzlich ist zu berücksichtigen, daß wie bei dP/dt_{max} die Vordehnungsabhängigkeit bei allen Parametern von dem bestehenden Kontraktilitätszustand abhängig ist. Was die

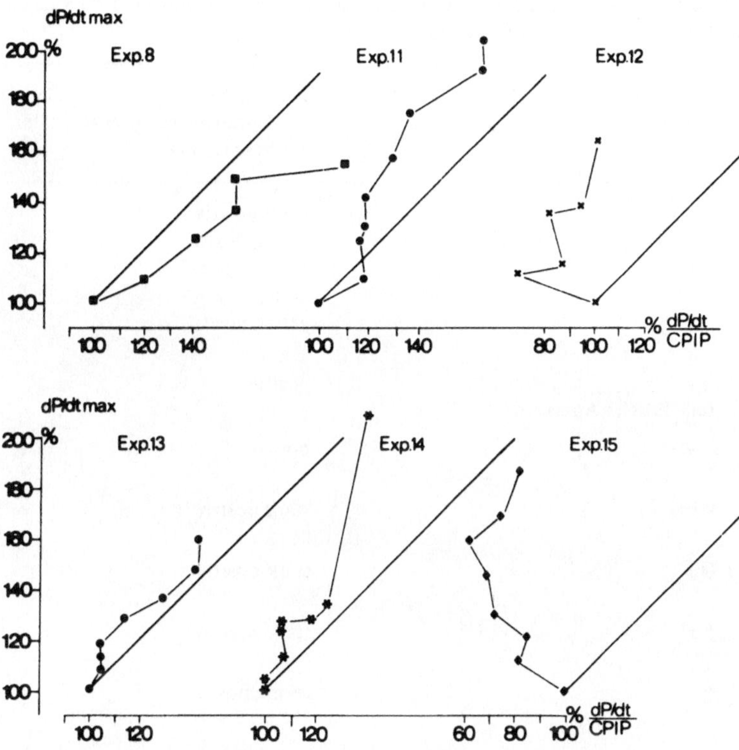

Abb. 2. Inotrope Empfindlichkeit von (dP/dt)/(CPIP) verglichen mit dem linksventrikulären dP/dt_{max} in sechs isolierten Hundeherzen. Der kontraktile Zustand wurde stufenweise durch Kalzium verbessert. In zwei Experimenten gibt (dP/dt)/(CPIP) qualitativ falsche Ergebnisse

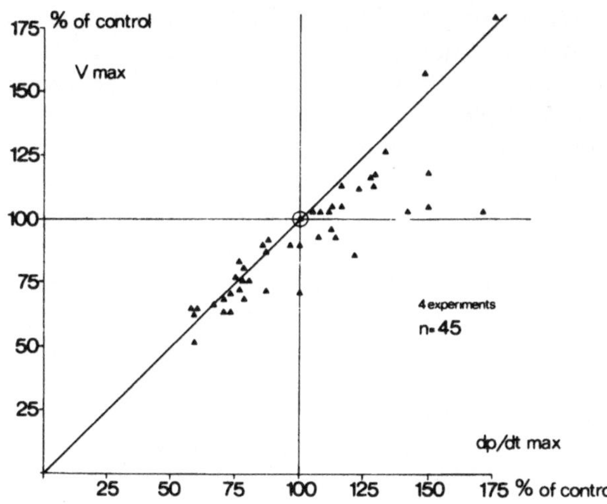

Abb. 3. Inotrope Empfindlichkeit von V_{max} im Vergleich zu dP/dt_{max} bei vier isolierten Hundeherzen (Herz-Lungen-Präparat). Die Kontraktilität wurde durch Halothan verschlechtert und durch Kalzium verbessert. Die 45°-Linie repräsentiert gleiche Empfindlichkeit für beide Indizes [52]

Tabelle 1. Im eigenen Labor an isolierten Hundeherzen geprüfte Kontraktilitätsparameter. Inotrope Empfindlichkeit im Vergleich zu dP/dt_{max}: $--$ sehr viel weniger empfindlich; $-$ weniger empfindlich; $=$ gleich empfindlich; $+$ empfindlicher; $++$ sehr viel empfindlicher [40, 52, 54]

Parameter	Inotrope Sensitivität im Vergleich mit dp/dt_{max}	Preloadabhängigkeit an isolierten Hundeherzen (bei normaler Kontraktilität)
dp/dt_{max}		stark positiv
V_{max} (59)	$=$ bis $-$	gering positiv
V_{CEmax} (Vpm) (29)	$=$ bis $-$	stark negativ
$t - dp/dt_{max}$ (25, 58)	$-$	gering negativ
$\dfrac{dp/dt_{max}}{P}$ (36)	$-$	gering positiv
$\dfrac{dp/dt\ (26, 27)}{CPIP}$	$--$	positiv
	teils falsche Aussagen	
$\dfrac{dp/dt_{max}}{DP}$ (60)	$--$	positiv
$\dfrac{dp/dt\ (7)}{DP_{40}}$	$=$ bis $-$	stark positiv
$\dfrac{dp/dt_{max}}{t - dp/dt_{max}}$ (5)	$(+)$	stark positiv
$\dfrac{dp/dt_{max}}{EDP}$ (41)	$++$	stark negativ
$\dfrac{dp/dt_{max}}{EDP + 10}$	$+$	gering positiv

Inotropieempfindlichkeit der verschiedenen Indizes im Vergleich zu dP/dt_{max} angeht, so ist diese meistens geringer oder allenfalls gleich groß. Der von Bretschneider [5] vorgeschlagene Parameter $(dP/dt_{max})/(t - dP/dt_{max})$ erwies sich als geringfügig empfindlicher. Eine deutlich größere inotrope Empfindlichkeit weist der Quotient $(dP/dt_{max})/EDP$ auf, jedoch ist hier die starke negative Abhängigkeit vom Preload nachteilig. Außerdem ist dieser Parameter bei EDP-Werten um Null nicht verwendbar. Wir haben deshalb den Parameter $(dP/dt_{max})/(EDP + 10)$ vorgeschlagen, der deutlich empfindlicher ist als dP/dt_{max} und gleichzeitig nur eine geringe Preloadabhängigkeit aufweist. Dieser sehr einfache Parameter ist nach unserer Erfahrung am Herzen in situ besonders bei diskreten Inotropieänderungen der einfachen Bestimmung von dP/dt_{max} überlegen. Insgesamt läßt sich feststellen, daß keiner der untersuchten Inotropieparameter gegenüber der maximalen intraventrikulären Druckanstiegsgeschwindigkeit einen deutlichen Vorteil bietet, wenn man von dem zuletzt genannten Quotienten $(dP/dt_{max})/(EDP + 10)$ absieht. Kritische Studien über die Brauchbarkeit verschiedener von der Kraft-Geschwindigkeits-Relation des Herzmuskels abgeleiteter Inotropieparameter wurden auch von anderen Arbeitsgruppen vorgelegt [3, 15, 38].

Welche Probleme treten nun auf, wenn es gilt, akute Inotropieänderungen zu quantifizieren? Als Beispiel ist in Abb. 4 die Öffnung einer aortokavalen Fistel bei narkotisierten Hunden wiedergegeben; dP/dt_{max} fällt initial etwas ab und steigt dann sehr deutlich an. Dieser Anstieg ist natürlich im wesentlichen bedingt durch den inotropen Effekt einer starken sympathischen Tonuszunahme, die an dem kontinuierlichen Anstieg der Herzfrequenz bis

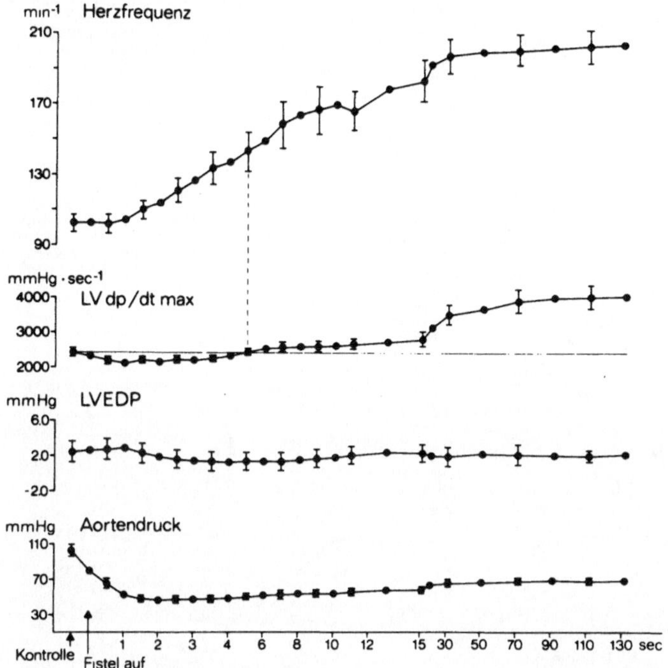

Abb. 4. Hämodynamische Veränderungen nach Öffnung einer großen aortokavalen Fistel (etwa 2 cm oberhalb der Aortenbifurkation) bei 10 narkotisierten Hunden. In den ersten 5 s steigt die Herzfrequenz auf 145 Schläge/min, während dP/dt_{max} nach initialem geringem Abfall gerade wieder den Ausgangspunkt erreicht (s. *gepunktete Linie*). Man beachte die Komprimierung der Zeitachse ab der 15. s

auf höchste Werte deutlich wird. Gleichzeitig fällt aber der Aortendruck dramatisch ab, um sich dann langsam wieder etwas zu erholen. Der enddiastolische Druck vermindert sich initial geringfügig, bleibt dann aber weitgehend konstant. Die hämodynamischen Bedingungen, unter denen das Herz arbeitet, ändern sich also durch die Fistelöffnung ganz erheblich. Bevor deshalb anhand von dP/dt_{max} quantitative Aussagen über die akute Kontraktilitätsänderung des Herzens aufgrund dieses Eingriffs gemacht werden können, muß geklärt werden, wie sich die beobachteten hämodynamischen Veränderungen ihrerseits auf den Kontraktilitätsparameter auswirken.

Die starke Vordehnungsabhängigkeit von dP/dt_{max} am isolierten Herzen ist oben gezeigt worden. Nun wird aber in einer Reihe von Untersuchungen festgestellt, daß diese Preloadabhängigkeit beim Herzen in situ nicht besteht [2, 9, 34, 39]. Um diese bemerkenswerte Diskrepanz aufzuklären, haben wir (zusammen mit L. Beck und F. Baisch) Experimente an Hunden durchgeführt, denen 14 Tage vor dem Versuch ein elektromagnetischer Flußkopf um die Aorta implantiert worden war. Bei diesen Hunden wurde dann in Narkose ein Ballon in der V. cava inferior aufgeblasen, nachdem vorher durch venöse Infusion von physiologischer Kochsalzlösung der linksventrikuläre enddiastolische Druck deutlich erhöht worden war (Abb. 5). Man sieht, daß bei niedrigen enddiastolischen Drucken dP/dt_{max} deutlich ansteigt mit zunehmendem Füllungsdruck. Gleiches findet sich auch beim Aortenfluß. Beides ist Ausdruck eines auch beim Herzen in situ funktionierenden Frank-Starling-Mechanismus. Bei einem bestimmten enddiastolischen Druck gibt es dann aber in der Ab-

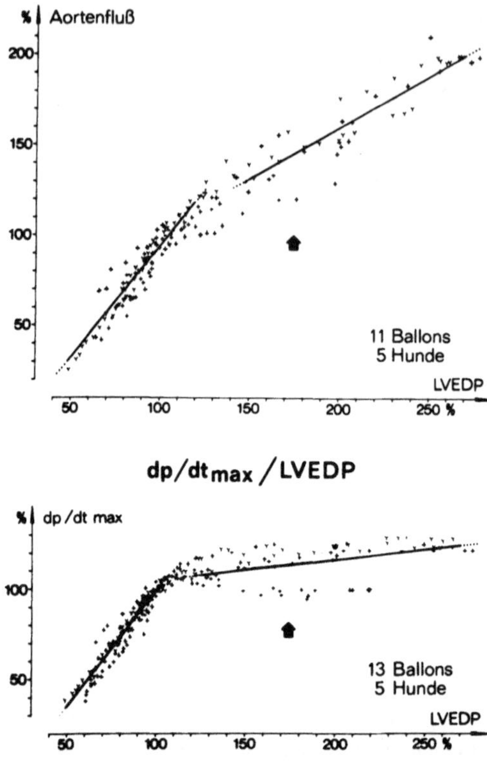

Abb. 5. Vordehnungsabhängigkeit von linksventrikulärem dP/dt_{max} und Aortenstromvolumen (elektromagnetischer Flußmesser) bei fünf chronisch instrumentierten narkotisierten Hunden. Nach Infusion von 500 ml physiologischer Kochsalzlösung wird ein Ballon in der V. cava inferior aufgeblasen. Der Abfall des enddiastolischen Drucks erfolgt, ehe wesentliche gegenregulatorische Einflüsse wirksam werden. dP/dt_{max} ist nur bei niedrigen enddiastolischen Drucken von der Vordehnung abhängig. Pfeil: Arbeitspunkt des Herzens vor Infusion

hängigkeit von dP/dt_{max} einen Knick. Bei höheren enddiastolischen Druckwerten reagiert dP/dt_{max} kaum noch, während der Aortenfluß deutlich weiter steigt. Dies bedeutet, daß in der Tat beim Herzen in situ die Vordehnungsabhängigkeit von dP/dt_{max} praktisch zu vernachlässigen ist, sofern nicht niedrige Bereiche der enddiastolischen Füllung erreicht werden. Das Verhalten des Flusses stellt die bekannte ventrikuläre Funktionskurve dar. Der Aortenfluß repräsentiert unter diesen Bedingungen einen die Pumpcharakteristik beschreibenden inotropen Parameter, der — wie seit langem bekannt — über den ganzen Meßbereich von der Vordehnung abhängig ist. Der in der Klinik heute bevorzugte, die Pumpfunktion charakterisierende Inotropieparameter, ist die Ejektionsfraktion. Nach den Angaben von Burns et al. [6], Gentzler et al. [10], Karliner et al. [18], Quinones et al. [37] und Morton et al. [31], ist auch die Ejektionsfraktion deutlich von der Vordehnung abhängig.

Entsprechend den ventrikulären Funktionskurven, die die Beziehung der Auswurfleistung des Herzens zur Vordehnung beschreiben, haben wir bei dP/dt_{max} den Begriff „dP/dt_{max}-Funktionskurven" geprägt. Die Pfeile auf der Abb. 5 markieren den durchschnittlichen Arbeitspunkt der Herzen, d.h. die Meßwerte, die spontan vor jeder Flüssigkeitsgabe gefunden wurden. Der Arbeitspunkt liegt also im Plateaubereich dieser dP/dt_{max}-

Funktionskurve. Im Anschluß an diese Resultate am Herzen in situ haben wir, zusammen mit L. Beck, F. Baisch und M. Kelpin, das Problem noch einmal an isolierten arbeitenden Rattenherzen untersucht (Abb. 6). Dabei ergab sich, daß schon das isolierte Herz dieses Phänomen einer dP/dt_{max}-Funktionskurve mit ausgeprägtem Plateau zeigt. Auch hier ist bei größerer Vordehnung dP/dt_{max} preloadunabhängig, während die Auswurfleistung des Herzens in klassischer Weise dem Frank-Starling-Mechanismus folgt. Es handelt sich also um eine herzeigene Eigenschaft.

Neben dem Einfluß der venösen Füllung ist zu klären, wieweit sich Änderungen des Aortendrucks auf den Parameter dP/dt_{max} direkt auswirken. Wird bei isolierten Hundeherzen der arterielle Blutdruck abrupt in der Diastole zwischen zwei Schlägen erhöht (Abb. 7), so bleibt dies praktisch ohne Auswirkungen auf dP/dt_{max} [53]. Dieser Befund entspricht Angaben von Schaper et al. [47], widerspricht aber den Befunden von Wildenthal

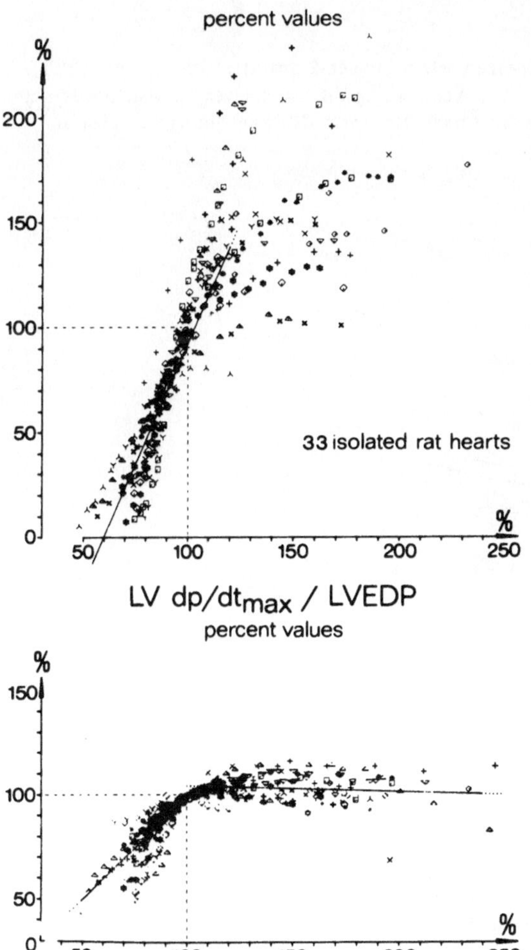

Abb. 6. Vordehnungsabhängigkeit von linksventrikulärem dP/dt_{max} und Aortenstromvolumen bei 33 isolierten arbeitenden Rattenherzen. Auch beim isolierten Herzen zeigen die dP/dt_{max}-Funktionskurven bei höheren enddiastolischen Druckwerten ein ausgeprägtes Plateau

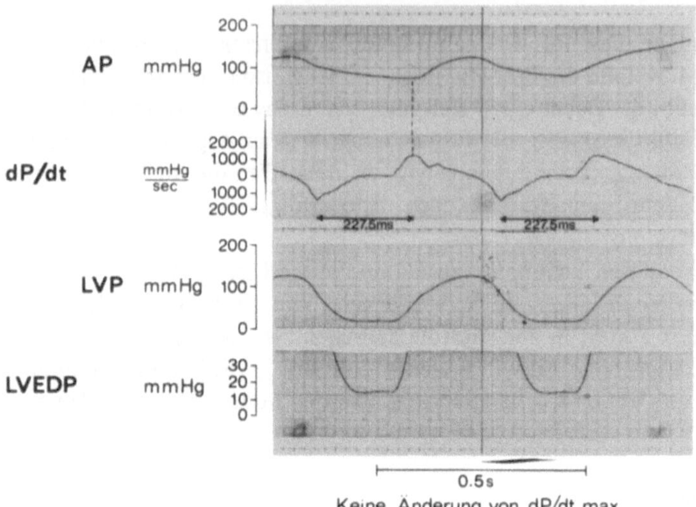

Abb. 7. Originalregistrierung vom isolierten Hundeherzen (Herz-Lungen-Präparat). Eine abrupte Erhöhung des Aortendrucks während der Diastole bleibt ohne Auswirkung auf das linksventrikuläre dP/dt_{max} der folgenden Kontraktion. Der enddiastolische Druck ist nach der Aortendruckerhöhung zunächst unverändert [53]

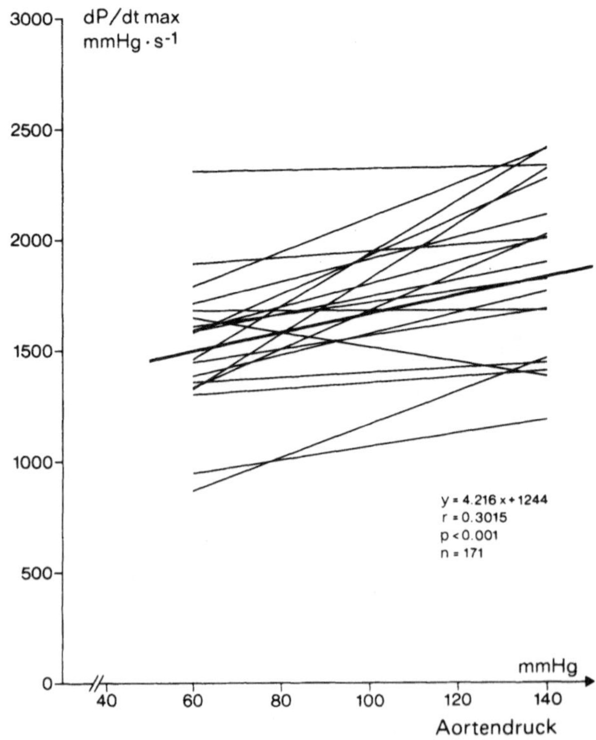

Abb. 8. Beziehung zwischen Aortendruck und linksventrikulärem dP/dt_{max} bei 19 Versuchen an isolierten Hundeherzen (Steady-state-Messungen). Es sind die einzelnen Regressionsgeraden sowie die mittlere Regressionsgerade aufgetragen. Im Durchschnitt steigt dP/dt_{max} um 42 mmHg/s, wenn der Aortendruck um 10 mmHg erhöht wird [53]

et al. [63]. Wird der arterielle Blutdruck stufenweise erhöht, der Füllungsdruck jedoch konstant gehalten und nun im Steady state gemessen, dann ist ein geringer direkter Einfluß des Aortendrucks auf dP/dt nachweisbar (Abb. 8). Hier sind die Ergebnisse einer arteriellen Druckerhöhung von 60 auf 140 mmHg bei 19 isolierten Hundeherzen aufgetragen. Von wenigen Ausnahmen abgesehen, steigt dP/dt_{max} regelmäßig geringfügig an, im Mittel sind es jedoch nur etwa 40 mmHg/s pro 10 mm Druckerhöhung. Die reine Afterloadabhängigkeit von dP/dt_{max} ist also recht gering. Befunde von Elzinga et al. [8] an chrirugisch denervierten Hunden sprechen dafür, daß auch beim Herzen in situ dP/dt_{max} nur wenig von Aortendruckänderungen direkt beeinflußt wird. Die initiale geringe Verminderung des linksventrikulären dP/dt_{max} nach Öffnung einer großen aortokavalen Fistel (s. Abb. 4) ließe sich somit durch den erheblichen arteriellen Druckabfall erklären.

Im Gegensatz zu diesem von der Kraft-Geschwindigkeits-Relation abgeleiteten Parameter werden die Pumpparameter in hohem Maße vom Aortendruck beeinflußt. Wird beim isolierten Herzen der Aortendruck erhöht bei gleichzeitig konstant gehaltenem enddiastolischem Druck und konstanter Herzfrequenz, dann fällt der Aortenfluß mit steigendem Druck stark ab (Abb. 9). Dies gilt auch beim Herzen in situ, wie seit langem bekannt [46]. In Abb. 10 ist die Auswirkung der Fistelöffnung auf den Blutauswurf des Herzens demonstriert. Das Herz ist durch β-Blocker und Atropin vollständig vegetativ blockiert. Nach Öffnung der aortokavalen Fistel und mit dem dadurch bedingten abrupten Aortendruckabfall steigt innerhalb einer Sekunde das Schlagvolumen deutlich an, wobei — wie Abb. 4 zeigt — der enddiastolische Druck und damit auch das enddiastolische Volumen sich wegen des erhöhten venösen Rückstroms durch die Fistel praktisch kaum verändern. Die Schlagvolumenzunahme ist somit allein durch eine Zunahme der Ejektionsfraktion bedingt. Die Ejektionsfraktion ist also ebenso wie das Schlagvolumen stark vom Aortendruck abhängig, worauf schon früher hingewiesen wurde [18].

Es bleibt jetzt noch die Frage, wie Änderungen der Herzfrequenz die maximale intraventrikuläre Druckanstiegsgeschwindigkeit beeinflussen. Es ist seit langem bekannt, daß Variationen der Frequenz per se einen inotropen Eingriff darstellen (sog. Treppenphäno-

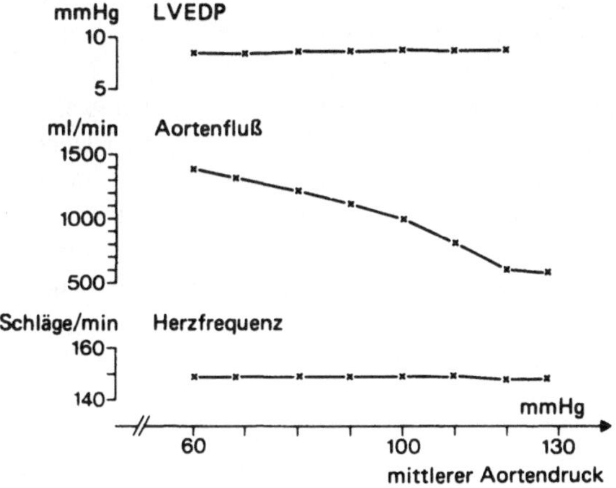

Abb. 9. Beziehung zwischen mittlerem Aortendruck und Aortenfluß bei einem isolierten Hundeherzen (Herz-Lungen-Präparat) bei konstant gehaltenem enddiastolischem Druck und konstanter Herzfrequenz [53]

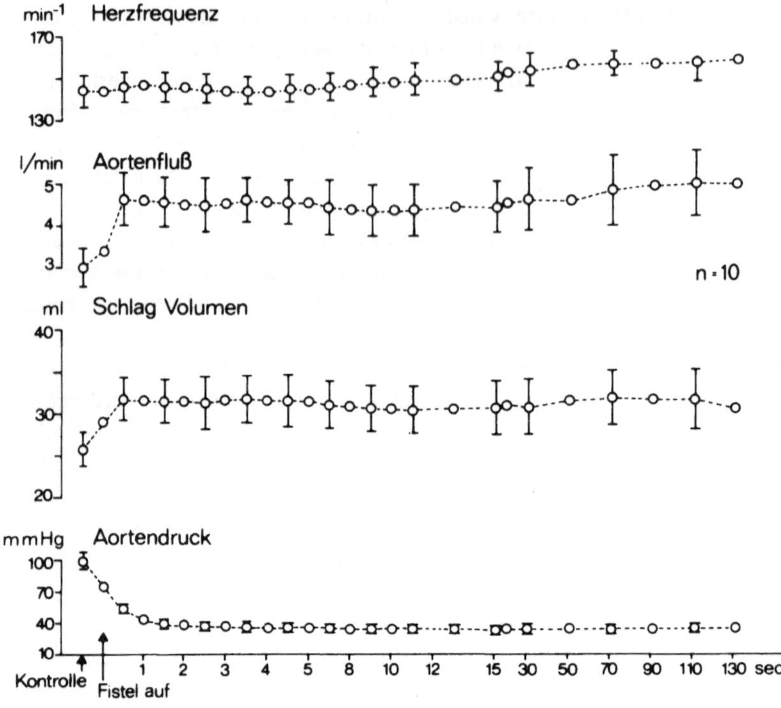

Abb. 10. Durchschnittliches Verhalten von Schlagvolumen und Herzzeitvolumen nach Öffnung einer großen aortokavalen Fistel (kurz oberhalb der Aortenbifurkation) bei 10 narkotisierten Hunden nach β-Blockade und Atropingabe. Innerhalb einer Sekunde nach Fistelöffnung steigt das Schlagvolumen deutlich an bei gleichzeitig fallendem Aortendruck

men nach Bowditch [4]). Zumindest an isolierten Herzmuskelpräparaten ist dies gut gesichert (Koch-Weser u. Blinks [20]). Wie sich Herzfrequenzänderungen am isolierten Herzen auf dP/dt_{max} auswirken, zeigt Abb. 11 in einem Einzelbeispiel [56]. Man erkennt, daß bei gutem kontraktilem Status des Herzens, d.h. kurz nach der Isolation, dP/dt_{max} auf Herzfrequenzänderungen kaum reagiert. Erst mit einer Verschlechterung des inotropen Zustands, die beim Herz-Lungen-Präparat spontan eintritt, zeigt dP/dt_{max} seine Abhänigkeit von der Herzfrequenz. Der enddiastolische Druck nimmt regelmäßig mit steigender Herzfrequenz ab. Das gilt in gleicher Weise für das enddiastolische Volumen [24, 28, 33]. Das Ergebnis solcher Frequenztests bei neun Herz-Lungen-Präparaten gibt Abb. 12 wieder. Auf der Ordinate ist der prozentuale Anstieg von dP/dt_{max} pro 30 Schläge Herzfrequenzänderung aufgetragen und auf der Abszisse der geschätzte inotrope Zustand (dP/dt_{max}-Wert bei jeweils gleichem enddiastolischen Druck). Man sieht, daß bei gutem kontraktilem Status die Abhängigkeit des dP/dt_{max} von der Herzfrequenz nur sehr gering ist und mit Verschlechterung des Herzens zunimmt.

Da dP/dt_{max} am isolierten Herzen in diesem Bereich von der Vordehnung abhängig ist, wurde in weiteren Experimenten der enddiastolische Druck während der Herzfrequenzänderung konstant gehalten, was am isolierten Herzen sehr leicht möglich ist (Abb. 13). Jetzt ergibt sich ein ganz anderes Bild. Auch bei guter Kontraktilität ist nun eine deutliche Abhängigkeit der maximalen Druckanstiegsgeschwindigkeit von der Herzfrequenz erkennbar.

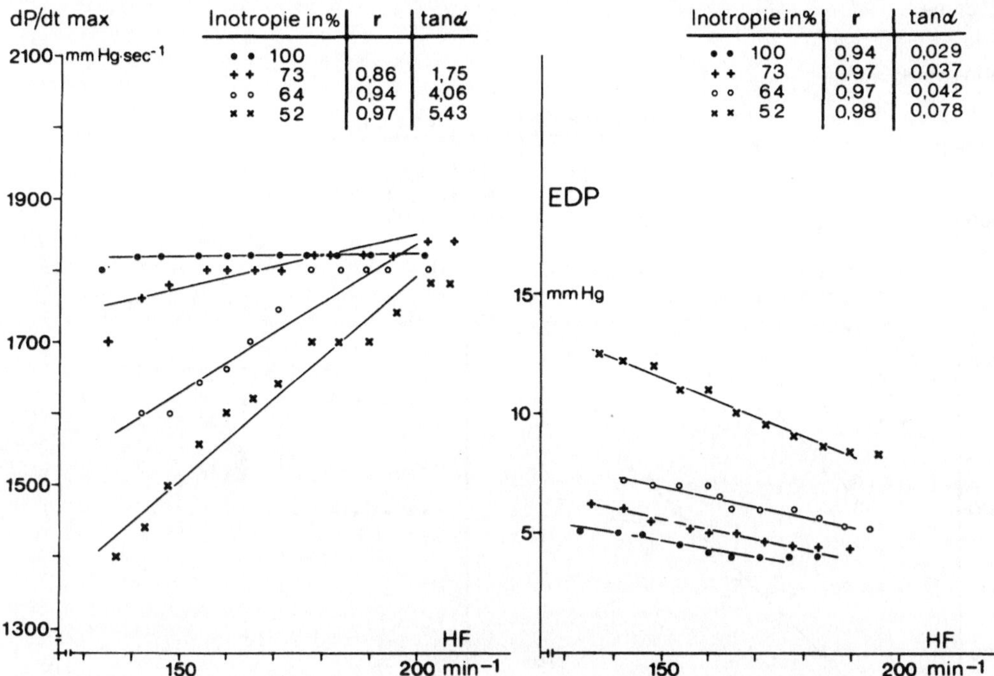

Abb. 11. Einfluß von Herzfrequenzänderungen auf das linksventrikuläre dP/dt_{max} und den linksventrikulären enddiastolischen Druck bei einem isolierten Hundeherzen (Herz-Lungen-Präparat) bei verschiedenen inotropen Zuständen des spontan sich verschlechternden Herzens. Während dP/dt_{max} im Kontrollstadium (kurz nach Isolation des Herzens) gegenüber Frequenzänderungen weitgehend unempfindlich ist, nimmt diese Empfindlichkeit mit der Depression des Herzens zu. Bei allen inotropen Zuständen hat der Frequenzanstieg einen Abfall des enddiastolischen Drucks zur Folge [56]

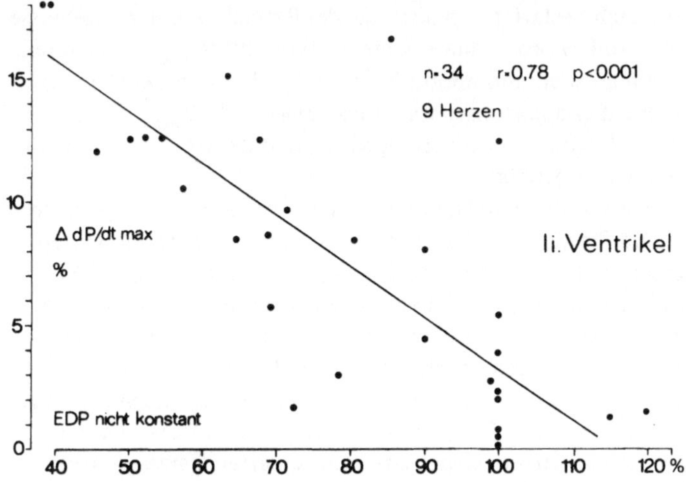

Abb. 12. Frequenzabhängigkeit von dP/dt_{max} bei neun isolierten Hundeherzen bei unterschiedlichen inotropen Zuständen. $\Delta dP/dt_{max}$ repräsentiert die prozentuale Veränderung des linksventrikulären dP/dt_{max} bei einer Frequenzvariation von 30 Schlägen/min. Die Frequenzabhängigkeit nimmt zu mit Verschlechterung des kontraktilen Zustands [56]

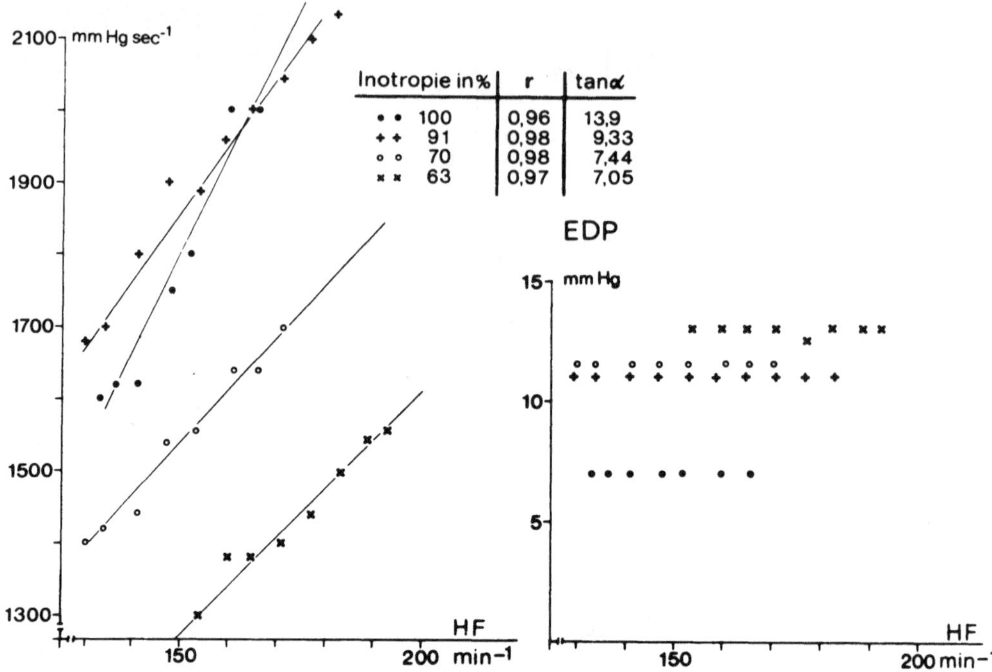

Inotropie in %	r	tan α
• • 100	0,96	13,9
+ + 91	0,98	9,33
○ ○ 70	0,98	7,44
× × 63	0,97	7,05

Abb. 13. Einfluß von Herzfrequenzänderungen auf das linksventrikuläre dP/dt_{max} bei einem isolierten Hundeherzen (Herz-Lungen-Präparat) bei konstant gehaltenem enddiastolischem Druck. Die steilste Frequenzcharakteristik findet sich im Kontrollstadium kurz nach Isolation des Herzens [56]

Dieses Ergebnis in einem Einzelversuch bestätigt sich auch bei der Betrachtung der Ergebnisse von acht isolierten Herzen (Abb. 14). Die prozentuale Änderung von dP/dt_{max} ist bei gutem inotropem Zustand des Herzens am größten und nimmt bei Verschlechterung des Herzens eher ab. Erst bei konstant gehaltenem enddiastolischem Druck spiegelt dP/dt_{max} den tatsächlichen inotropen Einfluß einer Herzfrequenzänderung wider, und der ist — wie Abb. 14 zeigt — am isolierten Herzen deutlich ausgeprägt.

Es stellt sich nun die Frage, wieweit diese an isolierten Herzen gewonnenen Ergebnisse auf das Herz in situ übertragbar sind. Es gibt nämlich mehrere Hinweise sowohl von Untersuchungen an intakten Hunden als auch an Menschen, daß dP/dt_{max} nur wenig auf Frequenzänderungen reagiert [12, 17, 19, 32, 42]. Wir haben diese Aussagen an narkotisierten Hunden überprüft (zusammen mit L. Beck und T. Kellermann) und finden in der Tat, daß dP/dt_{max} bei Änderung der Herzfrequenz durch atriale Reizung im Durchschnitt kaum beeinflußt wird (Abb. 15). Der enddiastolische Druck dagegen fällt regelmäßig mit Steigerung der Herzfrequenz ab. Wenn man während der Frequenzsteigerung den enddiastolischen Druck konstant hält, dann findet sich — ganz im Gegensatz zum isolierten Herzen — trotzdem keine wesentliche Beeinflussung von dP/dt_{max} durch die Frequenzzunahme (Abb. 16). Das ist verständlich, denn es hatte sich ja gezeigt (s. Abb. 5), daß der normale Arbeitspunkt in situ auf dem Plateau der dP/dt_{max}-Funktionskurve liegt, d.h. dP/dt_{max} von der Vordehnung nicht abhängig ist.

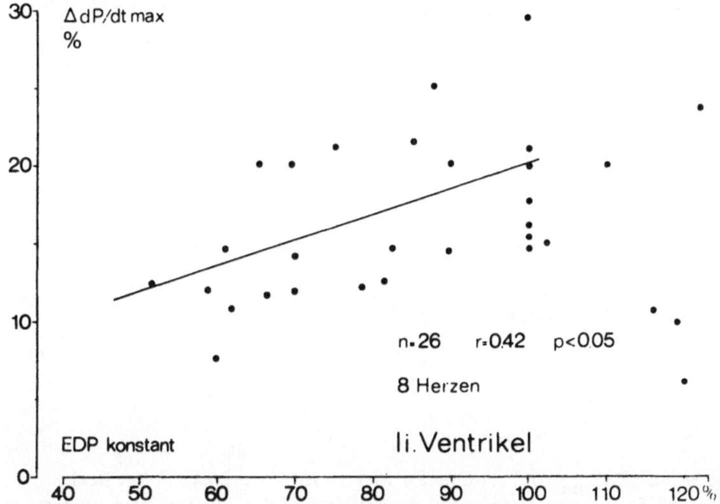

Abb. 14. Frequenzabhängigkeit von dP/dt$_{max}$ bei acht isolierten Hundeherzen bei verschiedenen inotropen Zuständen. Der linksventrikuläre enddiastolische Druck wird während der Frequenzvariation konstant gehalten. Die ausgeprägteste Frequenzabhängigkeit findet sich bei der Ausgangskontraktilität, d.h. 100% geschätzte Inotropie [56]

Die Abb. 15 und 16 zeigen allerdings, daß das Bild nicht ganz einheitlich ist und einzelne Tiere durchaus mit einer deutlichen Zunahme von dP/dt$_{max}$ bei der Frequenzsteigerung reagieren. Auch in der Literatur finden sich Untersuchungen, die bei wachen und narkotisierten Hunden [13, 44] sowie an Patienten [57] über eine — wenn auch meist nicht sehr ausgeprägte — Frequenzpotenzierung von dP/dt$_{max}$ berichten. Ob dies in gleicher Weise wie beim isolierten Herzen vom kontraktilen Zustand des Herzens abhängt (s. Abb. 11 u. 12), wie es die Befunde von Higgins et al. [13] vermuten lassen, müßte noch genauer geklärt werden. Im Durchschnitt ist jedoch die Frequenzpotenzierung am Herzen in situ im Vergleich zum isolierten Herzen eindeutig weniger ausgeprägt bzw. mit dP/dt$_{max}$ meist gar nicht nachweisbar. Zur Zeit versuchen wir zu klären, worauf dieser Unterschied zwischen isolierten Herzen und Herzen in situ beruht.

Nach Eröffnung der großen aortokavalen Fistel steigt bei den narkotisierten Hunden die Herzfrequenz innerhalb von 5 s von 100 Schlägen/min auf etwa 145 Schläge/min an (s. Abb. 4). Es ist sehr wahrscheinlich, daß diese Frequenzzunahme in den ersten Sekunden ganz überwiegend durch eine Abnahme des Parasympathikustonus bedingt ist, da der Parasympathikus sehr viel schneller auf pressorezeptorische Beeinflussung reagiert als der Sympathikus [21, 22]. Durch alleinige Abnahme des Parasympathikustonus kann die Herzfrequenz durchschnittlich bis etwa 144 Schläge/min, der mittleren Automatiefrequenz des Hundeherzens [49] ansteigen. Die somit im wesentlichen vagal bedingte Frequenzsteigerung nach Fistelöffnung hat nur eine ganz geringe Zunahme von dP/dt$_{max}$ zur Folge. Dies deutet darauf hin, daß eine Frequenzzunahme durch Abnahme des Vagustonus in gleicher Weise wie die Steigerung der Frequenz durch Stimulation nur eine sehr geringe potenzierende Wirkung auf das linksventrikuläre dP/dt$_{max}$ hat.

Einen Einfluß der Herzfrequenz auf den Pumpparameter Ejektionsfraktion konnten Limbourg et al. [24] am narkotisierten Hund nicht sichern. Bei Patienten fanden Karliner et al. [18] jedoch eine signifikante negative Korrelation zwischen der Ejektionsfraktion

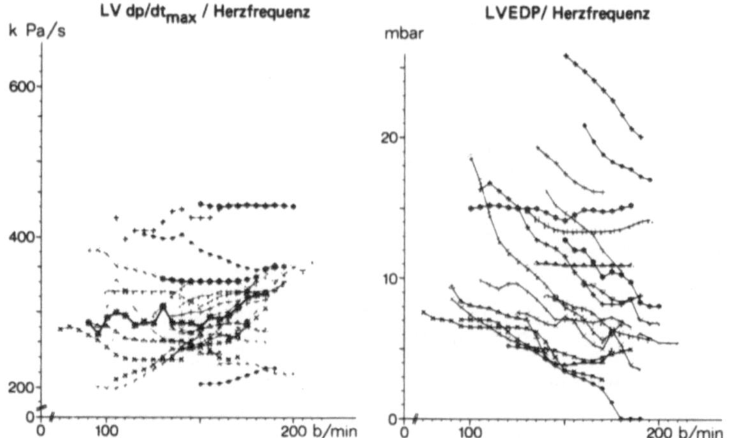

Abb. 15. Einfluß der Herzfrequenz auf dP/dt$_{max}$ bei zehn narkotisierten Hunden. *Linke Seite*: Beziehung zwischen linksventrikulärem dP/dt$_{max}$ und Herzfrequenz. Der Verlauf der Medianwerte ist mit kräftigerer Symbolik eingetragen. *Rechte Seite:* Abhängigkeit des linksventrikulären enddiastolischen Drucks (LVEDP) von der Herzfrequenz. Bei narkotisierten Hunden ist die Frequenzpotenzierung von dP/dt$_{max}$ im Durchschnitt nur sehr gering ausgeprägt

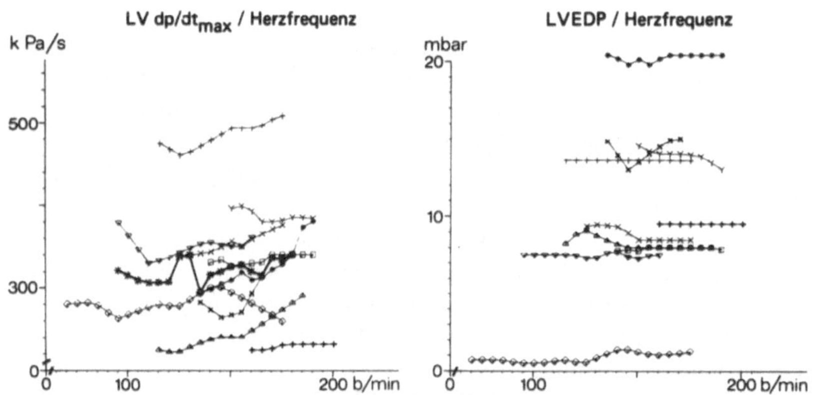

Abb. 16. Einfluß der Herzfrequenz auf dP/dt$_{max}$ bei weitgehend konstant gehaltenem linksventrikulärem enddiastolischen Druck. Auch bei Konstanthaltung des enddiastolischen Drucks ist im Mittel keine deutliche Frequenzpotenzierung von dP/dt$_{max}$ zu erkennen

und der Herzfrequenz, was nach Ricci et al. [43] einen Abfall der Ejektionsfraktion um 31% bei einer Frequenzerhöhung um 70 Schläge/min zur Folge hat.

Bisher wurde nur der linke Ventrikel betrachtet, aber natürlich ist es häufig genauso wichtig, Änderungen der Kontraktilität des rechten Ventrikels zu erfassen. Beim rechten Ventrikel ist die maximale Druckanstiegsgeschwindigkeit eigentlich von vornherein nicht brauchbar zur Beurteilung akuter Inotropieänderungen, da sie erst nach Öffnen der Pulmonalklappen erreicht wird (Abb. 17). Dasselbe gilt übrigens auch für den linken Ventrikel bei einem Aortendruck < ~ 60 mmHg [30]. Damit ist die Grundvoraussetzung nicht gegeben, nämlich die Messung bei im Mittel konstanter Ausgangsfaserlänge. Wenn jedoch in der

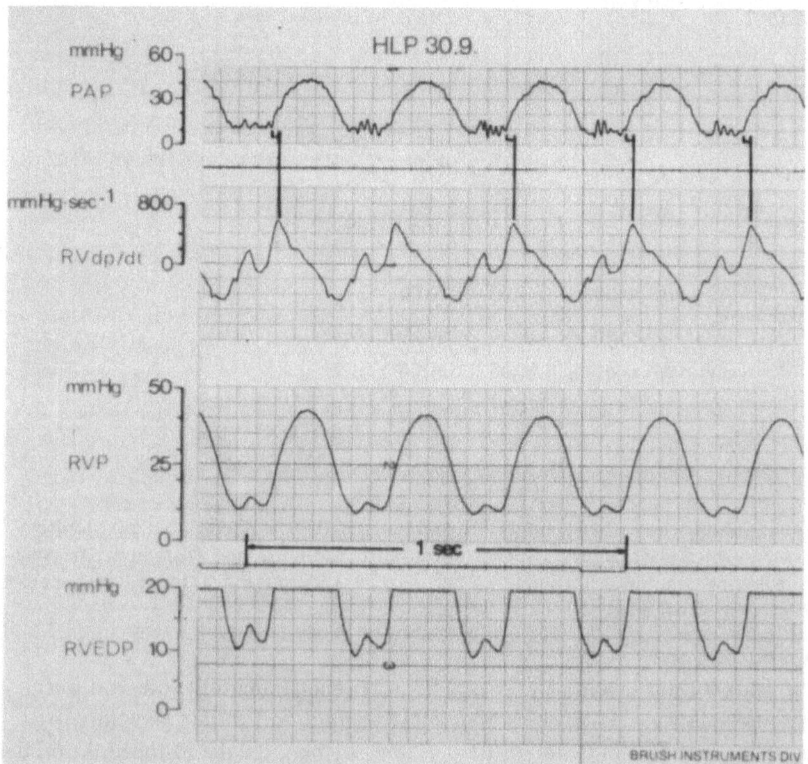

Abb. 17. Originalregistrierung des Pulmonalarteriendrucks (PAP), des rechtsventrikulären Drucks (RVP) und der 1. Ableitung dieses Drucks (RVdP/dt), sowie des unteren Abschnitts des rechtsventrikulären Drucks (RVEDP) bei einem isolierten Hundeherzen (Herz-Lungen-Präparat). dP/dt_{max} wird etwa 20 ms nach Öffnung der Pulmonalklappen, erkenntlich an dem Druckanstieg in der A. pulmonalis, erreicht [50]

Diastole ein Ballon in der Aorta pulmonalis aufgeblasen wird, dann läuft die nachfolgende Kontraktion im rechten Ventrikel isovolumetrisch ab, und die maximale Druckanstiegsgeschwindigkeit dieses isovolumetrischen Schlags erfüllt dann wieder alle Bedingungen [50]. Nun ist es aber natürlich doch recht umständlich, regelmäßig einen Ballon in die Aorta pulmonalis vorzuschieben und aufzublasen, und außerdem bringt ein solches Verfahren immer die Gefahr einer Überlastung des rechten Ventrikels mit sich. Es wurde deshalb geprüft, ob sich relative Änderungen der in der auxotonen Phase der Herzkontraktion gemessenen dP/dt_{max}-Werte deutlich von den isovolumetrisch gemessenen Werten unterscheiden. Beide wurden darum bei verschiedenen Eingriffen an aufeinanderfolgenden Herzschlägen gemessen [14]. Die Abb. 18 zeigt, daß bei Änderung des rechtsventrikulären enddiastolischen Drucks isovolumetrisch und auxoton gemessenes dP/dt_{max} sich weitgehend parallel verändern, obwohl die isovolumetrisch gemessenen absoluten Werte immer höher liegen. Bei inotropen Eingriffen — hier Halothangabe — verändern sich beide dP/dt_{max}-Werte weitgehend gleich. Dies bedeutet, daß auch die in der auxotonen Phase gemessenen dP/dt_{max}-Werte zur Beurteilung relativer Kontraktilitätsänderungen des rechten Ventrikels herangezogen werden können.

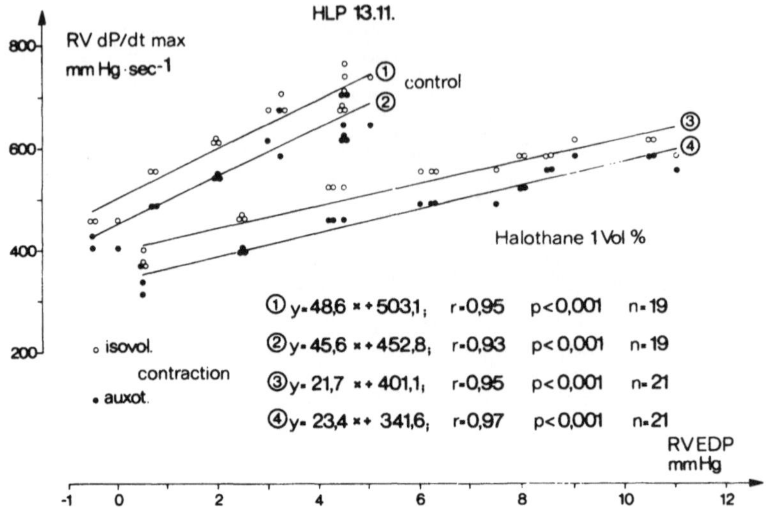

Abb. 18. Einfluß des enddiastolischen Drucks auf das isovolumetrisch (*offene Kreise*) und auxotonisch (*Punkte*) gemessene rechtsventrikuläre dP/dt$_{max}$ bei zwei verschiedenen inotropen Zuständen. Die Absolutwerte liegen bei isovolumetrischer Messung immer höher, relative Änderungen werden jedoch bei beiden Verfahren gleich wiedergegeben [14]

Wir haben grundsätzlich unterschieden zwischen Inotropieparametern, die von der Kraft-Geschwindigkeits-Relation des Muskels abgeleitet werden und in der isovolumetrischen Anspannungsphase meßbar sind, wie dP/dt$_{max}$, und solchen, die die Pumpfunktion des Herzens charakterisieren und deshalb in der Austreibungsphase bestimmt werden, wie das Schlagvolumen bei konstanter Herzfrequenz oder die Ejektionsfraktion. Nun stellt sich die Frage, ob man zu demselben Resultat kommt, wenn man eine akute Inotropieänderung gleichzeitig sowohl mit dem einen als auch mit dem anderen System beurteilt. Diese Frage wurde an isolierten arbeitenden Rattenherzen untersucht [1]. Bei verschiedenen inotropen Zuständen wurde gleichzeitig die Vordehnungsabhängigkeit des Aortenstromvolumens und der linksventrikulären maximalen Druckanstiegsgeschwindigkeit bestimmt, d.h. es wurden ventrikuläre und dP/dt$_{max}$-Funktionskurven aufgenommen (Abb. 19). Die Kurve 0 stellt die Kontrolle kurz nach der Isolation dar, die Kurve 1 nach Verbesserung der Kontraktilität durch Dopamin und 2–5 nach anschließender stufenweiser Verschlechterung durch Barbiturate. Es wird deutlich, daß in beiden Meßsystemen die Plateau- bzw. Maximalwerte in vergleichbarer Weise mit der Verschlechterung des inotropen Zustands abfallen, und dasselbe gilt für die initialen linearen Anstiege, die um so flacher sind, je niedriger das kontraktile Niveau ist. Die Plateauwerte und die Steilheiten sind in Abb. 20 gegeneinander aufgetragen. Bei den Plateauwerten beträgt die Steilheit der Regressionsgeraden 0,87, und bei dem Vergleich der initialen Anstiege liegt sie bei 1,0. Dies bedeutet, daß sowohl bei Betrachtung der Plateauwerte als auch der initialen Anstiegssteilheiten beide Systeme Inotropieänderungen annähernd gleich empfindlich wiedergeben. Es scheint somit für die Beurteilung akuter Inotropieänderungen keinen wesentlichen Unterschied zu bedeuten, ob ein Parameter aus dem einen oder dem anderen System benutzt wird. Zu ganz ähnlichen Ergebnissen kommt man beim Vergleich der beiden Systeme an isolierten Hundeherzen [55].

Bei diesen Untersuchungen an isolierten Ratten- bzw. Hundeherzen zeigte sich auch, daß die initiale lineare Preloadabhängigkeit beider Meßsysteme als dynamischer Parameter

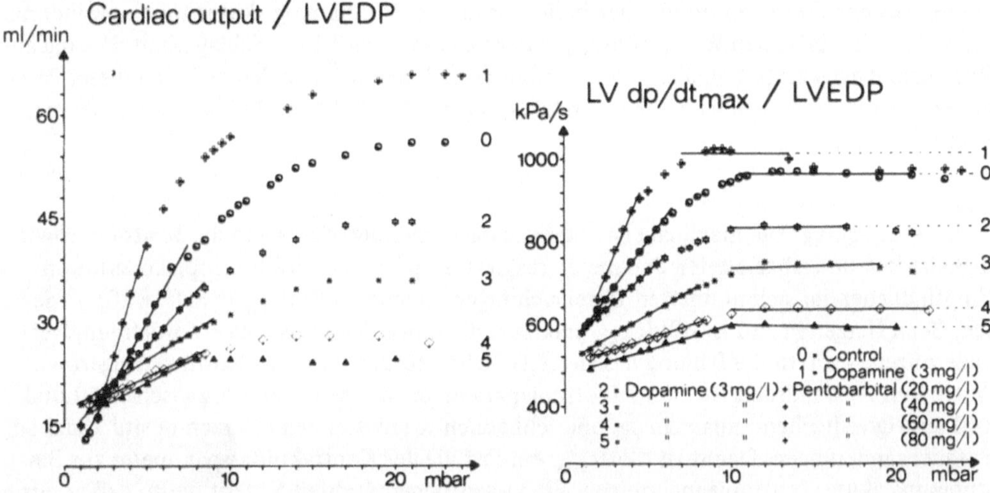

Abb. 19. Abhängigkeit des Herzzeitvolumens und des linksventrikulären dP/dt_{max} vom enddiastolischen Druck im linken Ventrikel bei einem isolierten arbeitenden Rattenherzen. *0* = Kontrolle; *1* = nach 3 mg/l Dopamin; *2–5* = nach Dopamin + steigenden Dosen (20–80 mg/l) Pentobarbital. Der arterielle Druck ist bei 10 kPa konstant gehalten. Die Herzfrequenz ändert sich praktisch nicht

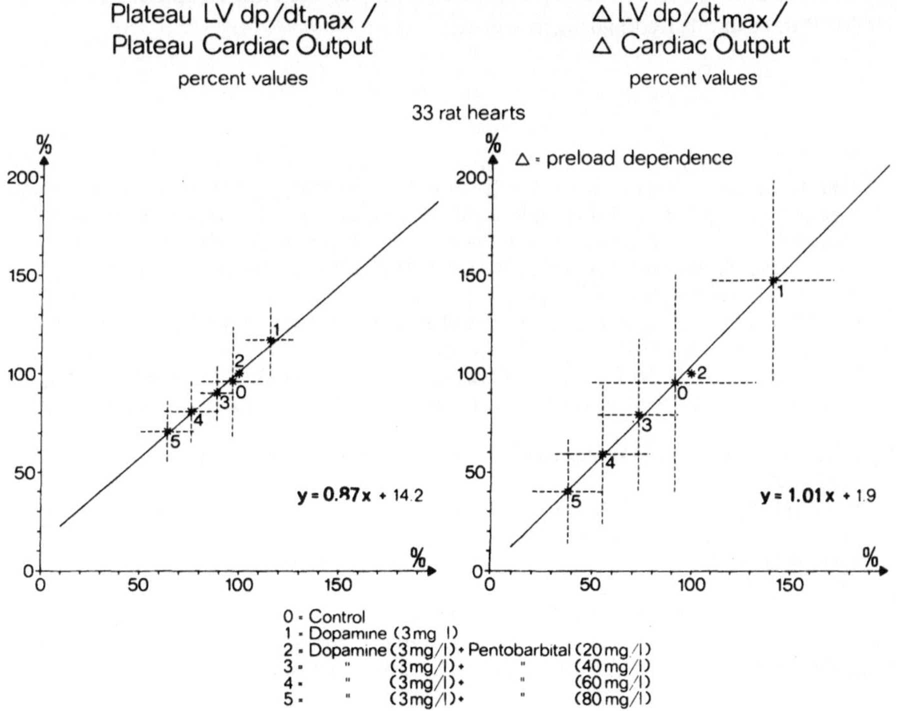

Abb. 20. Korrelation zwischen linksventrikulärem dP/dt_{max} und Herzzeitvolumen bei 33 isolierten arbeitenden Rattenherzen. *Links.* Plateauwerte; *rechts*: Initiale Steilheiten der Vordehnungsabhängigkeit

ein mindestens ebenso empfindlicher Indikator für die Bestimmung akuter Inotropieänderungen ist wie die statischen Werte dP/dt_{max} oder Schlagvolumen bzw. Schlagarbeit. Die lineare Preloadabhängigkeit hat darüber hinaus offensichtlich den weiteren Vorteil, daß dieser Parameter auch zum interindividuellen Vergleich der basalen Kontraktilitätszustände herangezogen werden kann.

Zusammenfassung. Die maximale Druckanstiegsgeschwindigkeit als von der Kraft-Geschwindigkeits-Relation abgeleiteter Parameter reagiert empfindlich auf Inotropieänderungen. Empfindlicher hat sich in unseren Untersuchungen lediglich $(dP/dt_{max})/(EDP + 10)$ erwiesen. Beim Herzen in situ ist dP/dt_{max} praktisch unempfindlich gegenüber Vordehnungsveränderungen — sofern die Füllung des Herzens nicht deutlich unter die Norm verringert wird. Auch vom Aortendruck ist dieser Inotropieparameter in einem Bereich zwischen 60 und 140 mmHg weitgehend unabhängig, und schließlich reagiert er beim Herzen in situ kaum auf Frequenzänderungen. Damit ist dP/dt_{max} ein fast idealer Kontraktilitätsparameter zur Bestimmung akuter Inotropieänderungen. Ein wesentlicher Nachteil besteht darin, daß er nur invasiv gemessen werden kann. Kontraktilitätsparameter, die die Pumpfunktion des Herzens erfassen und deshalb in der Austreibungszeit bestimmt werden, wie z.B. die Ejektionsfraktion, sind alle in deutlichem Maße von Änderungen des Aortendrucks abhängig. Die Ejektionsfraktion wird auch von dem Ausmaß der diastolischen Vordehnung und der Herzfrequenz beeinflußt. Der initiale lineare Anstieg der ventrikulären und dP/dt_{max}-Funktionskurven kann zur Bestimmung akuter Inotropieänderungen, aber auch zur Beurteilung des basalen Kontraktilitätszustands herangezogen werden.

Literatur

1. Baisch F, Kelpin M, Beck L, Schmidt HD (1982) Sensitivity of $LVdP/dt_{max}$ and stroke volume on preload changes and inotropic interventions in isolated working rat hearts. Pflugers Arch 392:R 2
2. Bos GC van den (1972) Indices of contractility in the intact heart. Proc R Soc Med 65:545−547
3. Bos GC van den, Elzinga G, Westerhof N, Noble MIM (1973) Problems in the use of indices of myocardial contractility. Cardiovasc Res 7:834−848
4. Bowditch HP (1871) Über die Eigentümlichkeiten, welche die Muskelfasern des Herzens zeigen. Ber Sachs Ges (Akad) Wiss 652−689
5. Bretschneider HJ, Hellige G (1976) Pathophysiologie der Ventrikelkontraktion − Kontraktilität, Inotropie, Suffizienzgrad und Arbeitsökonomie des Herzens. Verh Dtsch Ges Kreislaufforsch 42:14−30
6. Burns JW, Covell JW, Ross J Jr (1973) Mechanics of isotonic left ventricular contractions. Am J Physiol 224:725−732
7. Davidson DM, Covell JW, Malloch CI, Ross J Jr (1974) Factors influencing indices of left ventricle contractility in the conscious dog. Cardiovasc Res 8:299−312
8. Elzinga G, Noble MIM, Stubbs J (1977) The effect of an increase in aortic pressure upon the inotropic state of cat and dog left ventricles. J Physiol 273:597−615
9. Furnival CM, Linden RJ, Snow HM (1970) Inotropic changes in the left ventricle: the effect of changes in heart rate, aortic pressure and enddiastolic pressure. J Physiol 211:359−387
10. Gentzler RD, Hunter AS, Gault JH (1974) Preload dependence of ejection fraction. Am J Cardiol 33:139
11. Gleason WL, Braunwald E (1962) Studies on the first derivate of the ventricular pressure pulse in man. J Clin Invest 41:80−91
12. Gobel FL, Jorgensen CR, Kitamuta K, Wang Y (1971) Acute changes in left ventricular pacing in patients with complete heart block. Circulation 44:771−781

13. Higgins CB, Vatner SF, Franklin D, Braunwald E (1973) Extent of regulation of the heart's con-
    tractile state in the conscious dog by alteration in the frequency of contraction. J Clin Invest 52:
    1187–1194
14. Hoppe H, Schmidt HD, Seitz E (1976) The maximal rate of pressure rise in the right ventricle of
    isolated canine hearts in isovolumic and auxotonic systole under various hemodynamic and inotropic
    conditions. Basic Res Cardiol 71:530–541
15. Jacob R, Gülch R (1972) Kritische Bemerkungen zur Aussagekraft der „Kontraktilitätsindices".
    Verh Dtsch Ges Kreislaufforsch 38:241–246
16. Jacob R, Gülch R, Holubarsch C, Kissling G (1975) Die Bewertung der myokardialen Leistungsfähig-
    keit. Muskelphysiologische Grundlagen und methodische Probleme. Med Klin 70:1347–1365
17. Kahn MC, Kavaler F, Fischer VJ (1976) Frequency-force relationship of mammalian ventricular
    muscle in vivo and in vitro. Am J Physiol 230:631–636
18. Karliner JS, Gault JH, Bouchard RJ, Holzer J (1974) Factors influencing the ejection fraction and
    the mean rate of circumferential fibre shortening during atrial fibrillation in man. Cardiovasc Res
    8:18–25
19. Kavaler F, Harris RS, Lee RJ, Fisher VJ (1971) Frequency-force behaviour of in situ ventricular
    myocardium in the dog. Circ Res 28:533–544
20. Koch-Weser J, Blinks JR (1963) The influence of the interval between beats on myocardial con-
    tractility. Pharmacol Rev 15:601–652
21. Koepchen HP (1982) Zentralnervöse und reflektorische Steuerung der Herzfrequenz. In: Brisse B,
    Bender F (Hrsg) Autonome Innervation des Herzens. Medikamentöse Therapie bradycarder Rhyth-
    musstörungen. Steinkopff, Darmstadt, S 66–85
22. Koepchen HP, Lux HD, Wagner PH (1961) Untersuchungen über Zeitbedarf und zentrale Verarbei-
    tung des pressorezeptorischen Herzreflexes. Pflugers Arch 273:413–430
23. Levine HJ, Britman NA (1964) Force-velocity relations in the intact dog heart. J Clin Invest
    43:1383–1396
24. Limbourg P, Wende W, Heinrich M, Peiper U (1971) Frequenzinotropie und Frank-Starling-Mecha-
    nismus am Hundeherzen in situ unter natürlichem und künstlichem Herzantrieb. Pflugers Arch
    322:250–263
25. Mason DT (1969) Usefulness and limitations of the rate of rise of intraventricular pressure (dP/dt)
    in the evaluation of myocardial contractility in man. Am J Cardiol 23:516–527
26. Mason DT, Sonnenblick EH, Ross J Jr, Covell JW, Braunwald E (1965) Time to peak dP/dt: A useful
    measurement of evaluating the contractile state of the human heart. Circulation [Suppl II] 32:145
27. Mason DT, Sonnenblick EH, Covell JW, Ross J Jr, Braunwald E (1967) Assessment of myocardial
    contractility in man: Relationship between the rate of pressure rise and developed pressure through-
    out isometric left ventricular contraction (P). Circulation [Suppl II] 36:183–184
28. McLaurin LP, Rolett EL, Grossman W (1973) Impaired left ventricular relaxation during pacing-
    induced ischemia. Am J Cardiol 32:751–757
29. Mirsky I (1969) A critical review of cardiac function parameters. Circulation [Suppl III] 40:147
30. Morgenstern C, Arnold G, Höljes U, Lochner W (1970) Die Druckanstiegsgeschwindigkeit im linken
    Ventrikel als Maß für die Kontraktilität unter verschiedenen hämodynamischen Bedingungen.
    Pflugers Arch 315:173–186
31. Morton MJ, McAnulty JH, Rahimtoola SH (1978) Ventricular function curve from a single diagnos-
    tic left ventriculogram: Technique, results and value. Am J Cardiol 41:710–717
32. Noble MIM, Trenchard D, Guz A (1966) Effect of changing heart rate on cardiovascular function
    in the conscious dog. Circ Res 19:206–213
33. Noble MIM, Wyler J, Milne ENC, Trenchard D, Guz A (1969) Effect of changes in heart rate on left
    ventricular performance in conscious dogs. Circ Res 24:285–295
34. Noble MIM, Stubbs J, Trenchard D, Else W, Eisele JH, Guz A (1972) Left ventricular performance
    in the conscious dog with chronically denervated heart. Cardiovasc Res 6:457–477
35. Patterson RE, Kent BB, Peirce II EC (1972) A comparison of empiric contractile indices in intact
    dogs. Cardiology 57:277–294
36. Peirce II EC, Kent BB, Patterson RE, Temples J (1970) A curious approximate construction for
    V_{CEmax}. J Appl Physiol 28:507–509
37. Quinones MA, Gaasch WH, Alexander JK (1976) Influence of acute changes in preload, afterload,
    contractile state and heart rate on ejection and isovolumic indices of myocardial contractility in man.
    Circulation 53:293–302

38. Raff U, Stauber W, Kissling G (1974) Die Aussagekraft verschiedener Kontraktilitätsindices beim Herzen in situ. Basic Res Cardiol 69:58–73
39. Randall DC (1974) Concurrent measurement of left ventricular dP/dtmax, isometric contractile force and cardiac loading in the intact monkey. Cardiology 59:304–319
40. Reeck S, Gräber K, Schmidt HD (1978) Vergleich der Inotropieempfindlichkeit mehrerer aktueller Kontraktilitätsparameter. Verh Dtsch Ges Kreislaufforsch 44:205–206
41. Reeves TJ, Hefner LL, Jones WB, Coghlan C, Prieto G, Carrol J (1960) The hemodynamic determinants of the rate of change in pressure in the left ventricle during isometric contraction. Am Heart J 60:745–761
42. Reichel H, Rumberger E, Schäfer J, Schwarzkopf HJ, Baumann K (1974) Frequency-potentiation in the human myocardium. Basic Res Cardiol 69:11–20
43. Ricci DR, Orlick AE, Alderman EL, Ingels NB, Daughters GT, Stinson EB (1979) Influence of heart rate on left ventricular ejection fraction in human beings. Am J Cardiol 44:447–451
44. Richmond DR, Angus JA, Goodman AH, Cobbin LB (1975) The effect of heart rate on indices of myocardial contractility in the dog. Clin Exp Pharmacol Physiol 2:469–479
45. Ross J Jr, Covell JW, Sonnenblick EH, Braunwald E (1966) Contractile state of the heart characterized by force-velocity relations in variably afterloaded and isovolumic beats. Circ Res 18:149–163
46. Sarnoff SJ, Mitchell JH (1962) The control of the function of the heart. In: Hamilton WF, Dow P (eds) Circulation. American Physiological Society, Washington DC (Handbook of physiology, sect 2, vol 1, p 489)
47. Schaper WKA, Lewi P, Jageneau AHM (1965) The determinants of the rate of change of the left ventricular pressure (dP/dt). Arch Kreislaufforsch 46:27–41
48. Scher AM (1974) Control of arterial blood pressure. In: Ruch TC, Patton HD (eds) Physiology and biophysics, II. Saunders, Philadelphia London, pp 146–169
49. Schmidt HD (1969) Die autonome Schrittmacherfrequenz des Hundeherzens. Pflugers Arch 308:137–148
50. Schmidt HD, Hoppe H (1976) Maximal rate of pressure rise and time parameters in the right ventricle under isovolumic conditions. Basic Res Cardiol 71:521–529
51. Schmidt HD, Hoppe H (1978) Influence of the contractile state of the heart on the preload dependence of the maximal rate of intraventricular pressure rise dP/dt_{max}. Cardiology 63:112–125
52. Schmidt HD, Hoppe H (1978) Preload dependence of dP/dt_{max}, V_{CEmax} and calculated V_{max} compared to the inotropic sensitivity of these indices of cardiac contractility. Basic Res Cardiol 73:380–393
53. Schmidt HD, Scheer RD (1981) Quantitative data on the afterload dependence of left ventricular dP/dt_{max} in isolated canine hearts. Basic Res Cardiol 76:89–105
54. Schmidt HD, Hoppe H, Schneider W (1973) Usefulness of some pressure velocity parameters for evaluation of left ventricular contractility. Verh Dtsch Ges Kreislaufforsch 39:151–156
55. Schmidt HD, Hoppe H, Jotzo R (1975) The inotropic sensitivity of dP/dt_{max} and ventricular function curves. A comparison study on isolated canine hearts. Pflugers [Suppl] 355:R 15
56. Schmidt HD, Hoppe H, Müller KD (1979) The effect of changes in cardiac frequency on left and right ventricular dP/dt_{max} at different contractile states of the myocardium. Eur J Applied Physiol 42:183–198
57. Schwarz F, Thormann J (1975) Mechanical and electrical causes of lack of frequency potentiation in normal patients, in coronary artery disease and in left bundle branch block. Eur J Cardiol 2/3:315–320
58. Siegel JH, Sonnenblick EH (1963) Isometric time-tension relationships as an index of myocardial contractility. Circ Res 12:597–610
59. Sonnenblick EH (1962) Force-velocity relations in mammalian heart muscle. Am J Physiol 202:931–939
60. Veragut UP, Krayenbühl HP (1965) Estimation and quantification of myocardial contractility in the closed-chest dog. Cardiologia 47:96–112
61. Wallace AG, Skinner NS Jr, Mitchell JH (1963) Hemodynamic determinants of the maximal rate of rise of left ventricular pressure. Am J Physiol 206:30–36
62. Wiggers CJ (1927) Studies on the cardiodynamic actions of drugs. I. The application of optical methods of pressure registration in the study of cardiac stimulants and depressants. J Pharmacol Exp Ther 30:217–231
63. Wildenthal K, Mierzwiak DS, Mitchell JH (1969) Effect of sudden changes in aortic pressure on left ventricular dP/dt. Am J Physiol 216:185–190

Diskussion

Mittmann: Herr Schmidt, ich habe ein wenig Verständnisschwierigkeiten mit der Interpretation Ihrer fehlenden Abhängigkeit des dp/dt_{max} von der Frequenzsteigerung. Wie haben Sie die Frequenzänderung in Ihrem Experiment erzielt?

Schmidt: Das sind intravasale, also atriale Reizungen. Wir haben auch versucht, ventrikulär zu reizen. Das ist problematisch. Wir teilen durchaus Ihr Erstaunen, daß keine Abhängigkeit vorliegt.

Mittmann: Damit ist im Grunde der wesentliche Teil schon beantwortet. Man muß bei der Interpretation vorsichtig sein, wenn man Ergebnisse, die man am isolierten Herzen bei Herzfrequenzänderungen ohne Berücksichtigung von *Vagusentzug* und *Sympathikotonus-Zulage* erhalten hat, auf die Gesamtsituation *menschliches Herz* überträgt. Da geschieht die Frequenzänderung ja auf anderen Wegen durch *Vagusentzug* und durch *Sympathikotonus-Zulage* und das können Sie natürlich nicht recht von einer Inotropiesteigerung durch regionale Katecholaminausschüttung trennen.

Schmidt: Erstens: Wir haben diese Versuche auch bei totaler vegetativer Blockade durchgeführt und diese Ergebnisse sahen genauso aus.

Zweitens: Das einzige, was in Frage kommt, wäre eine Abnahme des Parasympathikotonus, der weitgehend ohne inotropen Einfluß bleibt. Die Frequenzsteigerung wäre schlecht zu unterscheiden. Wenn man Atropin gibt, ist auch nicht viel zu sehen. Es fehlt noch die nervale Reizung, wobei man natürlich immer davon ausgehen muß, daß der Vagus keinen inotropen Effekt hat. In letzter Zeit gibt es auch gegensätzliche Meinungen. Das würde dann heißen, daß die Stimulation etwas prinzipiell anders darstellt als eine Frequenzänderung auf physiologischem Weg.

Arndt: Herr Schmidt, wenn man sich die Morphologie des Herzens und die Verteilung der adrenergen Rezeptoren anschaut, dann findet man die hauptsächlich in den Vorhöfen. Das hat uns veranlaßt, ein bißchen auf den Kreislauf zu achten, wenn an wachen Hunden mit perikardialer Lokalanaesthesie das Herz völlig sympathisch und vagal denerviert wird. Überraschenderweise beeinflußt dies das Kreislaufverhalten, wie z.B. Herzzeitvolumen und Blutdruck, wacher Tiere nicht.

Schmidt: Das kann nur heißen, daß vorher kein wesentlicher Tonus da war, wie z.B. nach Verabreichung von Betablockern.

Strauer: Der Sympathikotonus spielt klinisch eine große Rolle. Herr Morgenstern aus der Arbeitsgruppe von Herrn Prof. Lochner hat die Abhängigkeit der maximalen Druckanstiegsgeschwindigkeit von der Herzfrequenz untersucht. Wie erklären Sie sich diese Diskrepanz zu Ihren eigenen Ergebnissen?

Schmidt: Ich sagte ja, es gibt eine ganze Reihe Arbeiten (z.B. von Reichel an Menschen) die besagen, daß wirklich ganz wenig passiert, wenn die Frequenz verändert wird. Die Arbeitsgruppe um Braunwald ist der festen Überzeugung, daß die Frequenzänderung am Herzen in situ überhaupt keine Rolle spielt.

Zimpfer: Inzwischen wurde auch an chronisch instrumentierten Affen bestätigt, daß diese Abhängigkeit nicht besteht.

Gerlach: Ist bei Ihnen die Frequenz korreliert mit dem Sauerstoffverbrauch? Denn normalerweise haben wir eine direkte Beziehung zwischen Frequenz und Sauerstoffverbrauch des Herzens. Und das ist ja, früher zumindest, erklärt worden als Frage des inotropen Frequenzeffektes.

Schmidt: Wir haben es bisher nicht gemessen. Das ist eine der Größen, die wir vorhaben zu messen, um sozusagen die Frequenzpotenzierung noch auf anderer Basis ein bißchen zu verifizieren als nur mit dp/dt_{max}, z.B. durch Messungen des Sauerstoffverbrauchs.

Gerlach: Würden Sie meinen, daß bei Ihnen der Sauerstoffverbrauch korreliert oder nicht?

Schmidt: Bei den Herzen in situ bin ich mir nicht sicher.

Zimpfer: Die Frage ist der Sauerstoffverbrauch pro Schlag, nehme ich an.

Strauer: Bei kontraktilitätsbedingten metabolischen Veränderungen kann sich sowohl der Sauerstoffverbrauch pro Schlag als auch der Sauerstoffverbrauch pro Zeit, z.B. pro Minute, ändern.

Messung der Koronardurchblutung am Patienten: Methodik, klinische Resultate und diagnostische Konsequenzen *

B. E. Strauer

Einleitung

Eine intakte Koronarzirkulation ist für die Aufrechterhaltung einer normalen Sauerstoffbilanz am normalen und kranken Herzen von wesentlicher Bedeutung. Bei Störungen des Sauerstoffangebots als auch bei inadäquatem Bedarf ist mit einem metabolischen Ungleichgewicht zu rechnen, das nicht nur das Myokard selbst, sondern auch konsekutiv sämtliche extrakardialen Strombahngebiete funktionelle einbeziehen kann. Methoden zur Messung der Koronardurchblutung eröffnen neue diagnostische Möglichkeiten, Aussagen über die Durchblutung des Herzens (Ruhedurchblutung), die koronare Leistungsbreite (Koronarreserve) sowie über Umverteilungen und Durchblutungsdefekte (regionale Myokardperfusion) zu erhalten.

Pathophysiologische Vorbemerkungen

Die Koronarinsuffizienz beruht auf einem Mißverhältnis zwischen Sauerstoffangebot und Sauerstoffbedarf im Myokard [1, 16]. Ihre Entstehung ist vom Ausmaß der koronaren Blut- bzw. Sauerstoffzufuhr wie auch vom myokardialen Energiebedarf abhängig, d.h. von einem metabolischen Ungleichgewicht, das als Folge eines zu niedrigen Sauerstoffangebots bzw. zu hohen Sauerstoffbedarfs eine regionale oder allgemeine, relative Ischämie im Herzen auslöst. Bevorzugt betroffen ist der linke Ventrikel, in dem v.a. die im terminalen Versorgungsgebiet der Koronararterien lokalisierten Innenschichten ischämieanfällig sind.

Die Koronardurchblutung wird vom koronaren Perfusionsdruck, dem Koronarwiderstand und von der Blutviskosität bestimmt (Abb. 1). Neben einer vasal bedingten Steuerung der Koronardurchblutung (vasale Komponente des Koronarwiderstands), die normalerweise durch den Gefäßtonus der Arteriolen und somit von humoralen, metabolischen und nervösen Faktoren abhängig ist und die bei strukturellen Koronararterienveränderungen, speziell bei der koronaren Herzkrankheit, durch Verminderung der koronaren Dilatationsfähigkeit erheblich eingeschränkt ist, können intraventrikuläre bzw. myokardiale Faktoren zu einer Beeinträchtigung der Koronardilatation und damit zu einer abnormen Herabsetzung der Koronarreserve führen (myokardiale Komponente des Koronarwiderstandes). Die myokardiale Komponente des Koronarwiderstands umfaßt somit bilanzmäßig die von der Gefäßkomponente unabhängigen, durch den Kontraktions- und Relaxationsvorgang verursachten Aus-

---

* Mit Unterstützung der Deutschen Forschungsgemeinschaft

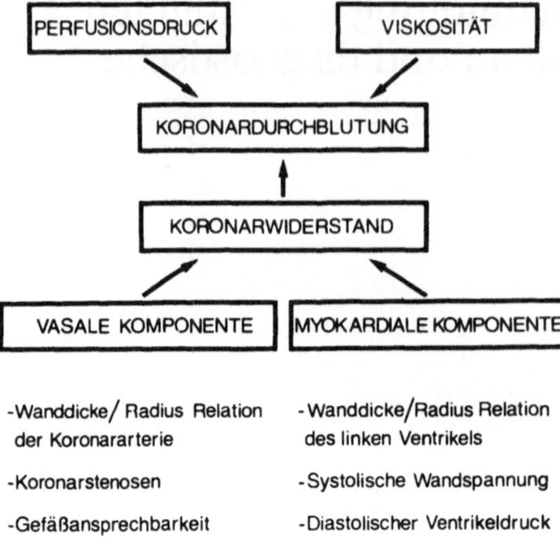

Abb. 1. Regulation der Koronardurchblutung

wirkungen auf den Koronarwiderstand. Sie äußert sich vornehmlich bei abnormen Erhöhungen des enddiastolischen Drucks im linken Ventrikel, bei abnormer Myokardhypertrophie mit Myokardödem, bei Tachykardien, bei entzündlichen und fibrotischen Myokarderkrankungen.

Koronarreserve des linken Ventrikels

Die pathophysiologische Basis der Koronarinsuffizienz besteht in einer Einschränkung der Koronarreserve, die durch das Verhältnis des Koronarwiderstands unter Ruhebedingungen zum Koronarwiderstand und maximal erreichbarer Koronardilatation definiert ist.

Dies bedeutet, daß die Koronarreserve neben vaskulären, humoralen und myokardialen Ursachen auch durch metabolische Störungen beeinflußt wird, wenn z.B. als Folge eines erhöhten myokardialen Energiebedarfs ein erniedrigter Koronarwiderstand vorliegt, so daß der Quotient aus Koronarwiderstand unter Ausgangsbedingungen zum Koronarwiderstand unter maximaler Koronardilatation im Vergleich zur Norm herabgesetzt sein kann [1]. Dies bedeutet ferner, daß die Koronarreserve in diesem Fall durch Normalisierung des myokardialen Sauerstoffverbrauchs normalisiert bzw. gesteigert werden kann. Für klinische Fragestellungen hat sich die Koronarreserve, ermittelt aus den Koronarwiderständen, bewährt; zur Beurteilung der absoluten koronaren Leitfähigkeit ist stets auch der minimal erreichbare Koronarwiderstand zu berücksichtigen.

Meßmethoden

Eine der wesentlichen Voraussetzungen zur Ermittlung der Koronarreserve ist die Verfügbarkeit einer Methode zur Messung der Koronardurchblutung im gesamten am Patienten erschließbaren Meßbereich, d. h. von koronaren Durchblutungsgrößen zwischen 50—400 ml/ min · 100 g. Für den klinischen Einsatz kommen dazu ausschließlich indirekte Verfahren in Betracht (Tabelle 1).

Tabelle 1. Methoden zur Messung der Koronardurchblutung

I.   Inertgasmethoden (Argon u. a.)
II. Xenonmethode (intrakoronare Injektion von Xe 133)
III. Thermodilution im Koronarsinus
IV. Thalliumszintigraphie (Thallium 201)

---

1. Fremdgasmethoden (Stickoxydul, Argon),
2. Clearance- bzw. Anreicherungstechniken (Rubidium, Kalium),
3. Auswaschverfahren (Krypton, Xenon),
4. Indikatorverdünnungsverfahren (Thermodilution).

Die *Clearanceverfahren* sind im Bereich niedriger und mittlerer Durchblutungen mit guter und reproduzierbarer Meßgenauigkeit anwendbar, scheinen jedoch infolge der Flußabhängigkeit des Extraktionsquotienten für Rubidium und Kalium im Bereich hoher Koronardurchflußvolumina nicht hinreichend genau zu sein. Für die *Indikator- bzw. Teststoffverdünnungsverfahren* sind die theoretischen Voraussetzungen z. T. noch nicht ausreichend untersucht. Die klinischen Nachteile, insbesondere der Thermodilution im Koronarsinus (Tabelle 2), sind die Abhängigkeit des Meßergebnisses von der Ventrikelgröße und Katheterlage, so daß bei oberflächlicher bzw. tiefer oder zentraler und wandständiger Katheterposition nichtreproduzierbare Meßergebnisse auftreten können. Eine quantitative Erfassung der Koronardurchblutung ist daher mit dem koronarvenösen Thermodilutionsverfahren kaum möglich, dennoch lassen sich, z. B. unter akuten Eingriffen, richtungsorientierte Angaben über die Koronardurchblutung des linken Ventrikels erfassen (Abb. 2). *Auswaschver-*

Tabelle 2. Thermodilution im Koronarsinus – Klinische Nachteile

---

I. Abhängigkeit des Meßergebnisses von der Ventrikelgröße
II. Abhängigkeit des Meßergebnisses von der Katheterlage
    – oberflächliche, tiefe Position
    – zentrale, wandständige Position

$$\dot{V}_{Cor} = F_I \left(\frac{S_I \cdot C_I}{S_B \cdot C_B} \right) \left(\frac{T_B \cdot T_I}{T_B \cdot T_M} \right) \; [ml/min]$$

F_I = Indikatorfluß
S_I = spezif. Gewicht des Injektats
S_I = spezif. Gewicht des Blutes
C_B = spezif. Wärme des Blutes
C_I = spezif. Wärme des Indikators
T_B = Koronarsinustemperatur vor der Injektion
T_I = Temperatur der Injektats
T_M = Temperatur der Indikator - Blut - Mixtur

Abb. 2. Berechnung der Koronardurchblutung (Koronarsinusausfluß) mit dem Thermodilutionsverfahren

Tabelle 3. Intergasmethoden: Klinische Anwendungsmöglichkeiten

---

I.   Messung der Koronardurchblutung des linken Ventrikels
II. Bestimmung der Koronarreserve des linken Ventrikels
III. Erfassung der regionalen Koronardurchblutung (Sondierung regionaler Herzvenen)

---

fahren erfordern stets die Sondierung einer Koronararterie. Die für die Meßgenauigkeit erforderliche rasche Äquilibrierung der verwendeten Edelgase (Krypton, Xenon) zwischen Blut und Myokard ist nicht immer gegeben, der finanzielle Aufwand ist erheblich. Die *Fremdgasmethoden* (Stickoxydul, Argon) sind die bekanntesten und bei gaschromatographischer Analysetechnik die derzeit genauesten indirekten Meßverfahren (Tabelle 3). Entsprechend dem Verteilungsquotienten der Gase zwischen Blut und Gewebe kann unter einem erreichten „Steady State" die pro 100 g Myokardgewebe aufgenommene Menge an Testsubstanz ermittelt werden. Unter Kontrollbedingungen liefert die Stickoxydulmethode hinreichend genaue Werte, bei höheren Durchblutungsgrößen ergibt die Verwendung des Edelgases Argon mit gaschromatographischer Analyse eine weitaus bessere Meßgenauigkeit.

Für die koronare Funktionsdiagnostik mittels der Argonmethode [2, 9, 12, 14, 25, 26] sind die Katheterisierung des Sinus coronarius, Oxymetrieverfahren, Blutentnahmen und gaschromatographische Analyse von Argon im arteriellen und koronarvenösen Blut erforderlich. Das Verfahren ist für den Patienten nicht oder minimal belastend, die für eine Doppelmessung abzunehmende Blutmenge beträgt 60 ml. Eine Argonaufsättigung mit simultanen Blutentnahmen dauert 5 min, bei anschließender Bestimmung der maximal erreichbaren Koronardurchblutung nach vorheriger Injektion eines geeigneten Koronardilatators (z. B. Dipyridamol, 0,5 mg/kg i.v.) insgesamt 20–25 min. Die Argonanalyse selbst ist zeitaufwendiger und dauert 2–3 h für eine Doppelbestimmung der Koronardurchblutung. Die Auswertung erfolgt prinzipiell nach den Verfahren von Kety und Schmidt und läßt sich durch Standardformeln erstellen (Abb. 3–6). Die gesamte experimentelle Ausrüstung (Gaschromatograph, Extraktionskammer, Blutentnahmepumpen u. a.) ist im Vergleich zu anderen Methoden zur Messung der Koronardurchblutung äußerst preisgünstig, so daß eine derzeit unübertroffene Kosten-Nutzen-Relation gegeben ist.

Für die klinisch praktische Durchführung [15, 26, 27, 29] der Durchblutungsmessung erfolgt zunächst die Sondierung des Sinus coronarius. Anschließend werden arterielle und koronarvenöse Sauerstoffsättigungen, Hämoglobingehalt, Hämatokrit, arterieller Druck und ggf. weitere hämodynamische Parameter als Ausgangswerte bestimmt. Der Patient atmet dann über 5 min ein Argon-Sauerstoffgemisch. Während dieser Zeit wird fortlaufend arterielles und koronarvenöses Blut simultan entnommen. Nach Beendigung der ersten Messung wird Dipyridamol über 8–10 min lang i. v. unter fortlaufender Kontrolle von Herzfrequenz und arteriellem Druck injiziert. Die Dipyridamolmenge beträgt 0,5 mg/kg. Die Verwendung höherer Dipyridamoldosen ergibt i. allg. keine höhere Durchblutungsreserve. Ebenso ist auch bei schnellerer Dipyridamolinjektion keine höhere Durchblutung zu erwarten [29]. Dagegen können höhere Dipyridamolmengen und schnellere Injektionszeiten zu häufigeren Nebenwirkungen (Frequenzanstieg, Blutdruckabfall) führen, die bei dem genannten Injektionsmodus in der Regel vermeidbar sind. Die Herzfrequenz nimmt nach eigenen Erfahrungen aus ca. 500 Koronardurchblutungsmessungen im Mittel um 12/min zu, während der mittlere Aortendruck im Mittel um 7 mmHg abnimmt. Die Nebenwirkungen bzw. Komplikationen der Dipyridamolinjektion sind somit unter Berücksichtigung der angegebenen Kautelen vernachlässigbar gering.

$$V = F_{Ca} - F_{Cv} \tag{1}$$

$$V = F (Ca - Cv) \tag{2}$$

$$V = F \int_0^t (Ca - Cv)\, dt \tag{3}$$

$$V = W \cdot \Delta C_t \tag{4}$$

V = aufgenommene Testgasmenge
F = Durchblutung
Ca = art. Konzentration des Testgases
Cv = ven. Konzentration des Testgases

W = Myokardgewicht
ΔC_t = Änderung der Gewebsgaskonzentration

$$W \cdot \Delta C_t = F \int_0^t (Ca - Cv)\, dt \tag{5}$$

$$\dot{V}_{Cor} = \frac{C_{ve} \cdot K}{C_{\bar{a}} - C_{\bar{v}}} \quad [ml/min \cdot 100g] \tag{7}$$

$$F/W = \frac{\Delta C_t \cdot \lambda \cdot \sigma}{\int_0^t (Ca - Cv)\, dt} \cdot 100 \tag{6}$$

K = $\sum$ Testzeit, Löslichkeitskoeffizient Blut/Gewebe, spezifisches Gewicht des Gewebes, Faktor 100

λ = Löslichkeitskoeffizient Blut : Gewebe
σ = spezifisches Gewicht des Gewebes

Abb. 3–6. Berechnung der Koronardurchblutung (ml/min · 100 g) nach der Argonfremdgasmethode

Klinische Anwendung

Koronare Herzkrankheit

Bei der koronaren Herzkrankheit (Koronarstenosierungen: abnorme Erhöhung der vasalen Komponente des Koronarwiderstands) ist die Koronardurchblutung unter Ruhebedingungen und im anfallsfreien Intervall gegenüber der Norm im Mittel normal oder bis zu 10–15% herabgesetzt [14]. Die leichte Erniedrigung der Ruhedurchblutung korreliert nicht mit dem koronarangiographischen Schweregrad. Unter den Bedingungen einer maximalen pharmakologisch induzierten Koronardilatation zeigt sich, daß die Koronarreserve infolge Erhöhung der vasalen Komponente des Koronarwiderstands eingeschränkt ist (Abb. 7). Dies bedeutet, daß das koronarkranke Herz im Unterschied zur Norm eine um mehr als die Hälfte verminderte Dilatationsfähigkeit des Koronargefäßsystems aufweist, die als Ursache für die Entstehung einer Koronarinsuffizienz und eines Angina-pectoris-Anfalls anzusehen ist. Die Höhe der klinisch meßbaren Koronarreserve gibt ein Maß für die Belastungsreserve und Ischämiegefährdung des linken Ventrikels.

Kardiomyopathien

Der bei kongestiven Kardiomyopathien erhöhte enddiastolische Druck im linken Ventrikel führt über eine Änderung des intramyokardialen Drucks und des koronaren Widerlagers zu einer pathologischen Erhöhung der myokardialen Komponente des Koronarwiderstands,

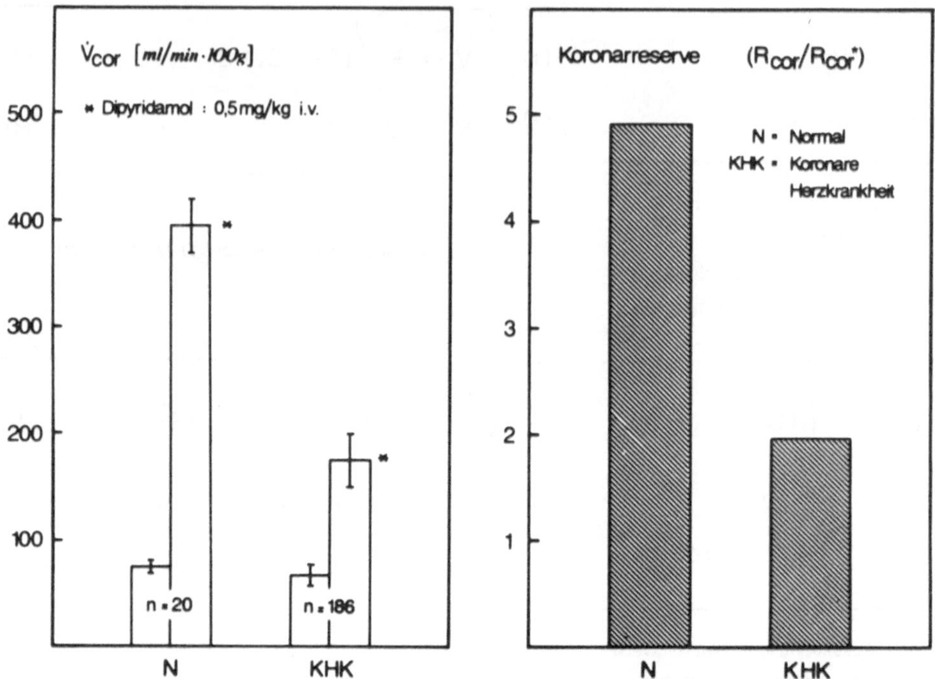

Abb. 7. Koronarreserve bei Normalpatienten und bei Patienten mit koronarer Herzkrankheit. Man beachte die erhebliche Einschränkung infolge abnormer Erhöhung der vasalen Komponente des Koronarwiderstands (Koronarstenosierungen)

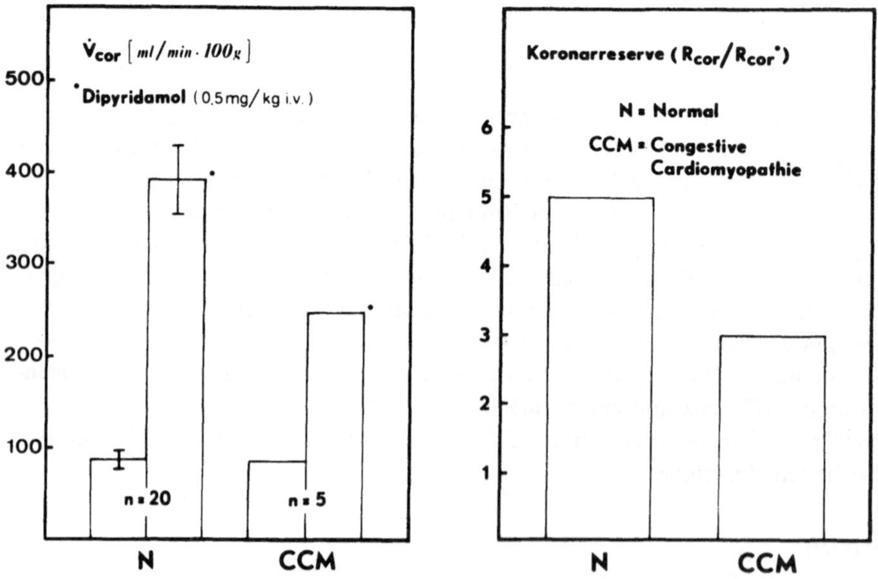

Abb. 8. Koronarreserve bei Normalpatienten und bei kongestiver Kardiomyopathie mit normalem Koronarangiogramm. Beachte die deutliche Einschränkung der Koronarreserve aufgrund einer abnormen Erhöhung der myokardialen (= extravasalen) Komponente des koronaren Widerstands

die ihrerseits eine Einschränkung der Koronarreserve verursachen kann (Abb. 8). Der Anteil der myokardialen Komponente an der Einschränkung der Koronarreserve ist wahrscheinlich geringer als der Anteil der vasalen Komponente bei Koronararterienstenosierungen. Quantitativ könnte die Erhöhung der myokardialen Komponente am Beispiel der kongestiven Kardiomyopathie mit normalem Koronarangiogramm bis zu 40% betragen [16]. Allerdings sind hierbei strukturelle Umbauprozesse im Myokard und in der koronaren Endostrombahn nicht ausgeschlossen, die die koronare Dilatationsfähigkeit beeinflussen können. Insofern ist eine genaue quantitative Ermittlung der myokardialen Komponente des Koronarwiderstands unter klinischen Bedingungen lediglich näherungsweise bzw. richtungsmäßig möglich.

Bei der hypertrophischen obstruktiven Kardiomyopathie sind Koronardurchblutung, Koronarwiderstand und Koronarreserve des linken Ventrikels normal [9]. Dieser Befund zeigt, daß eine extreme Ventrikelhypertrophie (um den Faktor 3), auch bei sehr hoher Masse-Volumen-Relation, zu keiner Beeinträchtigung der Koronarreserve zu führen braucht (Abb. 9). Darüber hinaus ist die Ventrikeldehnbarkeit bei diesem Krankheitsbild herabgesetzt, so daß auch eine alleinige Dehnbarkeitsänderung bei normalem Koronarangiogramm die Kornarreserve des linken Ventrikels nicht zu beeinflussen scheint.

Abnorme Druck- und Volumenbelastungen

Bei abnormen Druck- und Volumenbelastungen des Herzens (Abb. 10 u. Abb. 11) kommt es infolge erhöhter myokardialer Komponente des Koronarwiderstands (Ventrikeldilution, hoher enddiastolischer Druck u.a.) oder infolge eines bereits unter Ruhebedingungen erhöh-

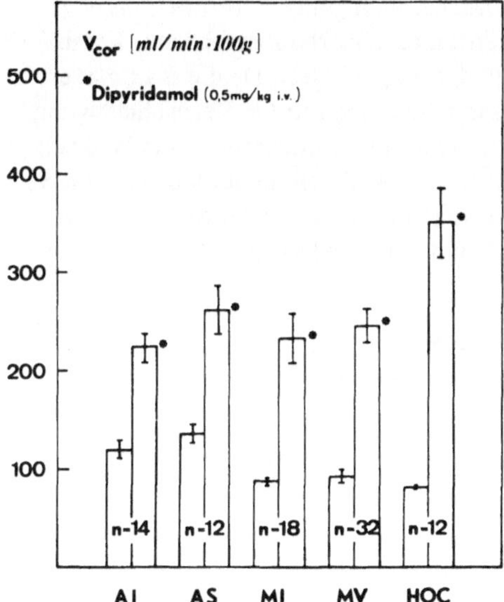

Abb. 9. Koronardurchblutung vor und nach Dipyridamol bei Druck- und Volumenbelastung des linken Ventrikels. *AI* = Aorteninsuffizienz, *AS* = Aortenstenose, *MI* = Mitralinsuffizienz, *MV* = kombiniertes Mitralvitium, *HOC* = hypertrophische obstruktive Kardiomyopathie. Beachte, daß in der Mehrzahl bereits in Ruhe eine erhöhte Durchblutung vorliegt, und daß die maximal erreichbare Koronardurchblutung eingeschränkt ist

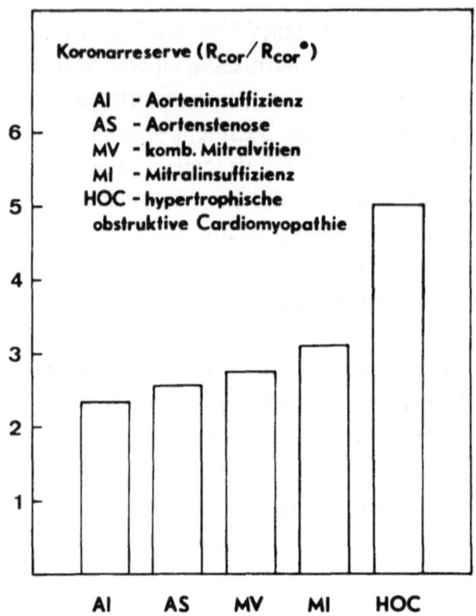

Abb. 10. Koronarreserven bei Aorteninsuffizienz, Aortenstenose, kombinierten Mitralvitien, Mitralinsuffizienz und hypertrophischer obstruktiver Kardiomyopathie. Beachte die erhebliche Einschränkung der Koronarreserve bei Druck- und Volumenbelastungen des linken Ventrikels infolge erhöhter Ruhedurchblutung („metabolische Abschöpfung") des linken Ventrikels

ten myokardialen Sauerstoffverbrauchs zur Abnahme bzw. Einschränkung der effektiven Koronarreserve [17, 18]. Durch den bereits unter Ausgangsbedingungen erhöhten myokardialen Sauerstoffverbrauch bei Aortenvitien (Aortenstenose, Aorteninsuffizienz, kombinierte Aortenvitien) ist die Koronardurchblutung signifikant gesteigert. Da die maximal erreichbare Durchblutungszunahme bzw. Widerstandsabnahme auch unter Vernachlässigung einer abnormen Änderung der myokardialen Komponente des Koronarwiderstands gleich hoch bleibt oder meist sogar eingeschränkt ist, ergibt sich eine Abnahme der Koronarreserve, die um so ausgeprägter ist, je mehr Koronardurchblutung und myokardialer Sauerstoffverbrauch bereits unter Ausgangsbedingungen gesteigert sind. Dies erklärt, daß die Belastungs-

Tabelle 4. Koronarinsuffizienz bei normalem Koronarangiogramm

A. Vermindertes O_2-Angebot an das Herz
Anämie
Hypoxie
CO-Vergiftung
HB-O_2-Dissoziationsstörungen
Viskositätserhöhungen des Blutes

B. Erhöhter O_2-Bedarf des Herzens
Abnorme Druck- und Volumenbelastungen
Extreme Frequenzänderungen
Stoffwechselsteigerungen (Hyperthyreose, Fieber, Phäochromozytom)

C. Koronare Mikrozirkulationsstörungen

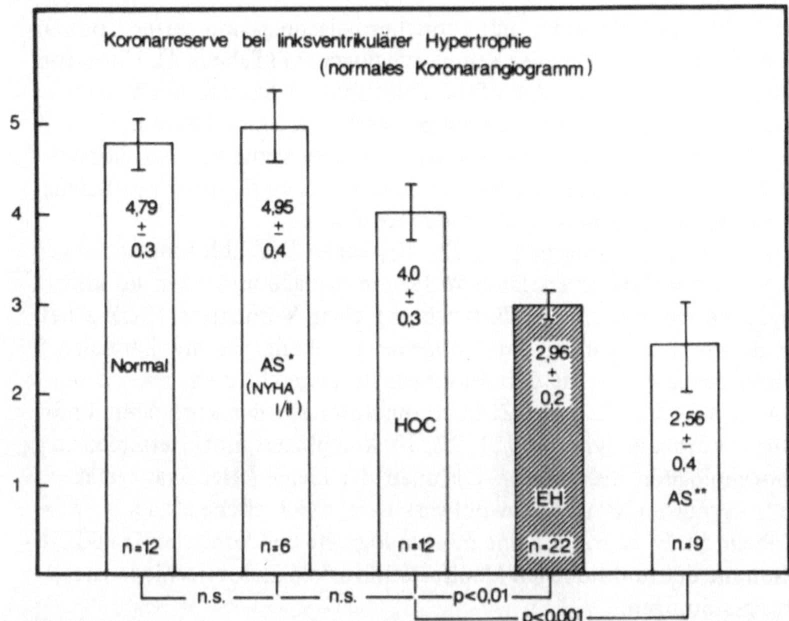

Abb. 11. Koronarreserve des linken Ventrikels bei linksventrikulärer Hypertrophie. *Normal* = Normalpatienten, *AS* = Aortenstenose des klinischen Schweregrades I/II, *HOC* = hypertrophische obstruktive Kardiomyopathie, *EH* = kardial kompensierte essentielle Hypertonie mit normalem Koronarangiogramm, *AS* = Aortenstenose (klinischer Schweregrad III/IV). Beachte, daß bei Aortenstenosen mit mittelgradiger Hypertrophie und bei hypertrophischer obstruktiver Kardiomyopathie mit ausgeprägter linksventrikulärer Hypertrophie eine normale Koronarreserve vorliegt, während bei vergleichbarem Hypertrophiegrad die Patienten mit kompensierter arterieller Hypertonie eine deutliche Einschränkung der Koronarreserve aufweisen. Beachte ferner, daß die Koronarreserve bei dekompensierter Aortenstenose (rechter Bildrand) gegenüber der kompensierten Aortenstenose infolge hoher Ruhe-Koronardurchblutung mit konsekutiver metabolischer Abschöpfung der Koronarreserve sowie infolge erhöhter myokardialer Komponente des Koronarwiderstands eingeschränkt ist. Bei allen Patienten normales Koronarangiogramm

fähigkeit und Prognose von Patienten mit Aortenvitien mit steigendem Ruhe-Sauerstoffverbrauch und zunehmender Einschränkung der Koronarreserve abnimmt. Bei Mitralfehlern sind Koronardurchblutung und myokardialer Sauerstoffverbrauch unter Ausgangsbedingungen meist normal, die Koronarreserve ist jedoch in Abhängigkeit vom Ausmaß der Volumenbelastung (Mitralinsuffizienz), der Höhe des enddiastolischen Drucks und der Höhe' der systolischen Wandspannung eingeschränkt. Das Auftreten von Vorhofflimmern (Mitralstenose) beeinflußt die Ruhedurchblutung praktisch nicht, dagegen in hohem Maße die Koronarreserve, die nach Wiederherstellung eines Sinusrhythmus meist normalisiert werden kann.

Koronare Mikrozirkulationsstörungen

Definition und Ätiologie

Die überwiegende Mehrzahl der Fälle von Angina pectoris, Koronarinsuffizienz und Myokardinfarkt entsteht als Folge von Sklerosierungen, Thrombosierungen und Okklusionen großer

Koronararterien. In 10–20% aller Patienten mit typischer belastungsinduzierter Koronarinsuffizienz findet sich allerdings ein normales Koronarangiogramm (Tabelle 4). Unter Ein-
beziehung auch derjenigen Erkrankungen, die infolge eines abnorm gesteigerten myokardialen Sauerstoffverbrauchs (Herzklappenvitien, dekompensiertes Hochdruckherz u.a.), und
einer extremen, normotensiven Ventrikeldilatation (primäre und sekundäre Kardiomyopathien) koronarinsuffizient sind, dürfte sich die Inzidenz zwischen Koronarinsuffizienz
bei normalem Koronarangiogramm wahrscheinlich verdoppeln.

Koronaren Mikrozirkulationsstörungen [21, 22, 30] liegen Durchblutungsstörungen
der kleinen ($\leqq 200\ \mu$) intramuralen, arteriolären Widerstandsgefäße und/oder des koronaren Kapillargefäßsystems mit potentieller Entwicklung einer Koronarinsuffizienz bei
normalem Koronarangiogramm zugrunde. Eine abnorme Erhöhung der myokardialen
Komponente des Koronarwiderstands ist definitionsgemäß ausgeschlossen, so daß der
koronare Krankheitswert ausschließlich auf Zirkulationsstörungen der koronaren End-·
strombahn beruht. Dieses koronare Syndrom [21, 22, 30] kompliziert im Unterschied zu
den ausschließlich morphologisch diskutierten Läsionen der kleinen Herzkranzgefäße
(„small vessel disease", „Syndrom X" u. a.) sowohl vaskuläre, rheologische als auch metabolische Ursachen (Tabelle 5). Es ist somit keine morphologische und klinische Krankheits-
einheit, sondern die Summe der funktionellen Manifestation ätiologisch verschiedenartiger
koronarer Durchblutungsstörungen.

Die größte Häufigkeit und klinische Bedeutung dürfte den vaskulären (entzündlichen,
nichtentzündlichen) Erkrankungen zukommen, wie z.B. der arteriellen Hypertonie, aber
auch den vaskulären Beteiligungen im Rahmen der diabetischen Mikroangiopathie, von
Amyloidosen, bakterieller Endokarditis und Kardiomyopathien. Die vaskulären Auswirkungen lassen sich durch Bestimmung der Koronarreserve quantitativ erfassen [21, 22, 30].
Die rheologisch bedingten koronaren Mikrozirkulationsstörungen betreffen nach unserer
bisherigen Kenntnis überwiegend Paraproteinämien, Hyperlipoproteinämien und Polyglobulien. Bei normalem Koronarangiogramm ist meist eine Abnahme der Ruhedurchblutung des

Tabelle 5. Koronare Mikrozirkulationsstörungen

A. Vaskuläre Ursachen
  - Systemische Kollagenosen (Lupus erythematodes, progressive Sklerodermie, Dermatomyositis,
    Periarteriitis nodosa u. a.)
  - Immunkomplexvaskulitiden (viral, toxisch, medikamentös u. a.)
  - Arterielle Hypertonie (hypertensive Mikroangiopathie)
  - Diabetes mellitus (diabetische Mikroangiopathie)
  - Bakterielle Endokarditis (nekrotisierende Vaskulitis)
  - Vaskuläre Beteiligung bei Endomyokardfibrose, Colitis ulcerosa, Amyloidose u. a.

B. Rheologische Ursachen
  - Paraproteinämie (M. Waldenström, Plasmozytom u. a.)
  - Polyglobulien (Polycythämie, symptomatische Polyglobulien u. a.)
  - Hyperlipoproteinämie (Hypertriglyceridämie, Hyperchylomikronämie u. a.)
  - Koronare Mikrothromben bei Verbrauchskoagulopathie mit disseminierter intravaskulärer
    Gerinnung

C. Metabolische Ursachen
  - Störungen von O_2-Diffusion und Transport (CO-Intoxikation, Methämoglobinämien, Hyper-
    lipoproteinämien u. a.)

Koronargefäßsystems mit kritisch hoher Sauerstoffextraktion sowie eine deutliche Einschränkung der Koronarreserve nachweisbar. Ursächlich ist dies auf eine abnorme Erhöhung der
Plasma- und Blutviskosität zurückzuführen, die bei Paraproteinämien um mehr als das Dop-
pelte der Norm erhöht sein kann. Hierbei gibt im Unterschied zu den vaskulär bedingten
Mikrozirkulationsstörungen bereits die Bestimmung der Ruhe-Koronardurchblutung ätiologisch und therapeutisch weiterführende Aussagen, und es sind dies Erkrankungen, die
uns erstmals gezeigt haben, daß eine Zunahme der Koronarreserve des menschlichen Herzens
nicht nur durch Veränderungen der Gefäßwanddynamik, sondern auch durch rheologische
Erkrankungen über eine Veränderung der Viskosität, der Ruhedurchblutung und der koronaren Sauerstoffextraktion erreicht werden kann [21, 22, 30]. Schließlich kann über eine Limitierung der Sauerstoffverfügbarkeit (CO-Intoxikation, Methämoglobinämien) wie auch
durch Viskositätserhöhungen mit gleichzeitiger Abnahme der Sauerstoffdiffusion (Hyperlipoproteinämien) eine Störung der koronaren Mikrozirkulation mit konsekutiver Verschlechterung des Sauerstoffangebots an das Herz auftreten, und ferner wird bei allen
kardialen oder extrakardialen Erkrankungen mit erhöhtem Ruhe-Sauerstoffverbrauch
des Myokards (Druck-, Volumen- und Frequenzbelastungen) eine Abschöpfung, d. h. metabolisch bedingte Erniedrigung, der Koronarreserve infolge abnorm erhöhter Ruhe-Koronardurchblutung wirksam.

Hypertensive Mikroangiopathie

Der arterielle Bluthochdruck gehört zu den Erkrankungen, bei denen das klinische Syndrom
„Koronarinsuffizienz bei normalem Koronarangiogramm" am häufigsten auftritt. Die Koro-
narreserve des linken Ventrikels ist bereits bei jugendlichen Hypertonikern mit normalem
Koronarangiogramm, auch bei normaler Ventrikelgröße, gegenüber der Norm erheblich,
d. h. um 34% der normalen Ausgangswerte eingeschränkt (Abb. 9) [17–20]. Bei dieser
Patientengruppe waren 6 Patienten jünger als 30 Jahre. Da Koronarstenosen ausgeschlossen
waren und auch ein abnormes koronares bzw. myokardiales Widerlager praktisch nicht in
Betracht kommt, ist anzunehmen, daß dieser Koronarinsuffizienzsymptomatik eine Erkrankung der kleinen Widerstandsgefäße entsprechend einer hypertensiven Mikroangiopathie
zugrundeliegt. Wahrscheinlich ist das Koronargefäßsystem eine der frühen Organmanifesta-
tionen des arteriellen Bluthochdrucks. Es ist anzunehmen, daß bereits das jugendliche
Hochdruckherz als vermehrt ischämiegefährdet einzustufen ist. Der Vergleich der Koronarreserven bei unterschiedlichen Hypertrophieformen mit vergleichbarem Hypertrophiegrad,
aber normaler Wandspannung zeigt, daß die Einschränkung der Koronarreserve beim arteriellen Bluthochdruck hypertoniespezifisch zu sein scheint, da gleiche Hypertrophiegrade bei
koronarangiographisch normalen Aortenstenosen, bei hypertrophisch obstruktiven und
hypertrophisch nichtobstruktiven Kardiomyopathien keine Einschränkung der Koronarreserve aufwiesen [17–20]. Eine nichthypertensive Myokardhypertrophie selbst scheint daher im
Unterschied zur hypertensiven Herzhypertrophie die Koronarreserve nicht zu beeinflussen,
solange die Wandspannung im Myokard normal bleibt (Abb. 9). Dagegen kommt es bei
dilatierenden Aortenstenosen mit Zunahme der Ventrikelgröße und der Wandspannung stets
auch zu einer Abnahme der Koronarreserve infolge abnormer Erhöhung der myokardialen
Komponente des Koronarwiderstands. Ähnliche Befunde treffen auch für dilatierende
Kardiomyopathien zu.

Tabelle 6. Ursachen der Einschränkung der Koronarreserve des linken Ventrikels bei normalem Koronarangiogramm

---

Mediahypertrophie der Arteriolen (erhöhte d/r-Relation)
Elongierte Arteriolenstrombahn
Verminderte Arteriolen- und Kapillardichte pro Myokard
Vermehrter Wassergehalt der Arteriolenwand
Veränderte Gefäßansprechbarkeit auf vasoaktive Transmitter
Erhöhte Blutviskosität

Die Ursache der Koronarreserveneinschränkung des kardial kompensierten, konzentrisch hypertrophierten Hochdruckherzens mit normalem Koronarangiogramm ist sehr wahrscheinlich durch eine Mediahypertrophie der Arteriolen im Gefolge der chronischen, arteriellen Druckbelastung mit konsekutiver Zunahme der Wanddicke-Radius-Relation bedingt (Tabelle 6) [5–8, 11, 29]. Ein für das menschliche Hochdruckherz relevantes Zahlenbeispiel soll dies verdeutlichen (Abb. 12): Bei einer mittleren koronaren Arteriole mit einem Innendurchmesser von 100 μm genügt eine Abnahme des Durchmessers um 6 μm bzw. des Radius des Blutgefäßes um 3 μm, um eine Einschränkung der Koronarreserve um ca. 30% zu verursachen [23]. Minimale Mediahypertrophien und Gefäßwandverdickungen können somit bereits mit erheblichen Änderungen der Koronarreserve einhergehen. An weiteren Ursachen der hypertensiven Mikroangiopathie kommen u.a. eine elongierte Arteriolenstrombahn, eine verminderte Arteriolendichte, ein vermehrter Wassergehalt der Arterienwände, eine veränderte Vasoreaktivität und eine erhöhte Blutviskosität in Betracht (Tabelle 5) [23]. Klinisch bedeutsam könnte der erhöhte Wassergehalt der Koronararterien im Mittel 10–15% bei Hypertonikern sein, zumal die dadurch bedingte Gefäßwandverdickung auch ohne Hypertrophie eine signifikante und den klinischen Bedingungen entsprechende Einschränkung der Koronarreserve bewirkt.

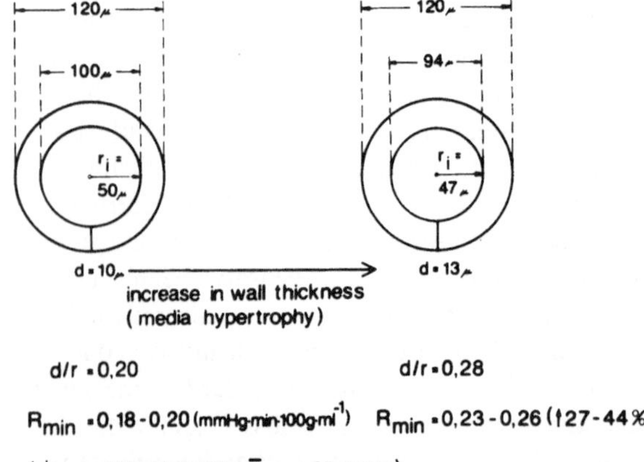

Abb. 12. Schematische Darstellung der Auswirkung einer Mediahypertrophie um 3 μm auf den minimal erreichbaren Koronarwiderstand. Zugrunde gelegt wurde eine maximal erreichbare Koronardurchblutung von 480 ml/min · 100 g, sowie ein mittlerer koronarer Perfusionsdruck von 86 mmHg. Beachte, daß bei einer Zunahme der Mediawanddicke und Abnahme des Innenradius um 3 μm eine Abnahme des minimal erreichbaren Koronarwiderstands R$_{min}$ um 27–44% einsetzt

Systemische und koronare Vaskulitiden

Die zweite Form der vaskulär bedingten Mikroangiopathien betrifft entzündliche Gefäßerkrankungen, die als eigenständige Krankheitsbilder, wie z.B. bei der Polyarthritis nodosa
und Wegener-Granulomatose, aber auch als vaskuläre Mitreaktionen und Zweiterkrankun-
gen bei primär nichtvaskulären Krankheitsbildern zu einer koronaren Mikrozirkulations-
störung führen können. Dies beinhaltet somit überwiegend die Summe der viral, toxisch
und medikamentös induzierten Immunkomplexvaskulitiden sowie die vaskulären Läsionen bei systemischen Immunopathien [23, 27, 29].

Die koronare Hämodynamik ist bei diesen Krankheitsbildern meist durch eine ausgeprägte Einschränkung bzw. völlige Aufhebung der Koronarreserve gekennzeichnet, wie
bei den 6 Patienten mit systemischem Lupus erythematodes, den 7 Patienten mit progressiver Sklerodermie und den 22 Patienten mit systemischer Immunkomplexvaskulitis
unseres Krankengutes (Abb. 13).

Die kardiale Beschwerdensymptomatik und Koronarinsuffizienz war bei der Mehrzahl dieser Patienten im Rahmen der Therapie der Grundkrankheit, d. h. durch Immun-
suppression und Steroidbehandlung, reversibel [23, 27, 29]. Nach Abschluß der Kausal-
therapie konnte neben der Symptomverbesserung bei einer Reihe dieser Patienten zu-
dem meist auch eine erhebliche Steigerung der Koronarreserve d. h. eine echte Verbesserung der koronaren Hämodynamik, mit Zunahme des Sauerstoffangebots an das Herz,
erreicht werden.

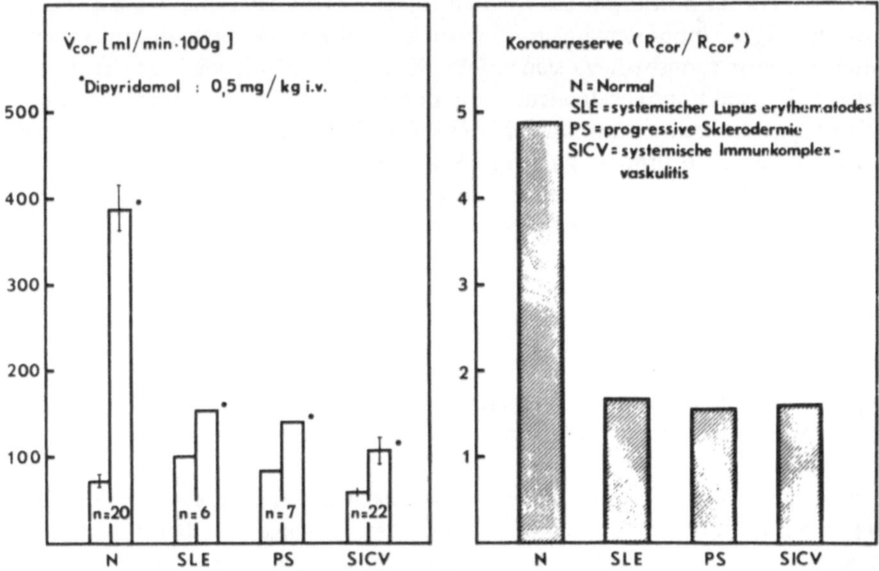

Abb. 13. Koronardurchblutung und Koronarreserven bei Normalpatienten (*N*) sowie bei systemischen
Kollagenosen. Beachte die erhebliche Einschränkung der Koronarreserve bei Lupus erythematodes, progressiver Sklerodermie und systemischer Immunkomplexvaskulitis trotz normalem Koronarangiogramm

Rheologische Erkrankungen

Die zweite klinisch relevante Krankheitsgruppe mit koronaren Mikrozirkulationsstörungen ist rheologisch bedingt (Tabelle 5) [23, 24] und auf ein abnormes Fließverhalten des Bluts mit entsprechender Verschlechterung der koronaren Mikrozirkulation zurückzuführen. Klinisch wichtige und diagnostisch zugängliche Prototypen dieser Erkrankung sind u. a. Paraproteinämien, Hyperlipoproteinämien und Polyglobulien. Die bei diesen Patienten durchgeführten Untersuchungen lassen aufgrund typischer koronarer Befundkonstellationen erkennen, daß (1) eine erhebliche Zunahme der Koronardurchblutung des menschlichen Herzens auch durch extravaskuläre, viskositätsmindernde Therapiemaßnahmen unter Umgehung vaskulärer Eingriffe erreichbar ist und daß der Viskosität somit eine wesentliche Bedeutung in der koronaren Mikrozirkulation zukommen kann, (2) daß eine Zunahme der Ruhe-Koronardurchblutung und äquivalente Abnahmen der koronaren Sauerstoffextraktion, bei Konstanz des myokardialen Sauerstoffverbrauchs mit einer effektiven Steigerung der Koronarreserve einhergehen kann, auch wenn die pharmakologisch bestimmbare Koronarreserve unverändert bleibt, und (3) daß somit eine Steigerung der Koronarreserve auch unabhängig von der vasalen Komponente des Koronarwiderstands, d.h. ausschließlich rheologisch bedingt, auftreten kann [23, 24]. Die völlige Koronarrefraktärität gegenüber koronardilatierenden Maßnahmen vor und nach Plasmaphorese erklärt sich durch eine schwere koronare Mikroangiopathie, wie sie für Paraproteinämien regelrecht beschrieben wird und für diese Patienten durch Gefäßhyalinisierungen an verschiedenen zahlreichen, peripheren Arterien nachgewiesen werden konnte [23, 24].

Metabolische Störungen

Die dritte Gruppe der koronaren Mikrozirkulationsstörungen ist metabolisch bedingt und betrifft die Gesamtheit der Störungen des Sauerstoffangebots an das Herz, wie z.B. bei Intoxikationen, bei Hyperlipoproteinämien, aber auch bei Rückwirkungen abnormer ventrikeldynamischer Kontraktionsbedingungen auf den Koronarkreislauf, wie bei extrem hoher Herzfrequenz, Kontraktionsrückständen, bei abnorm hohem Füllungsdruck, bei hoher enddiastolischer und systolischer ventrikulärer Wandspannung u. a. Diese Krankheitsgruppe umfaßt somit auch die durch Erhöhung des myokardialen Sauerstoffverbrauchs bereits metabolisch abgeschöpfte Koronarreserve bei Erkrankungen mit abnormen Druck-Volumen-Frequenz- und Wandspannungsbelastungen des linken Ventrikels [23, 24].

Pharmakologische Eingriffe (β-Rezeptorenblocker)

Die als pathophysiologische Basis für die Entstehung der Angina pectoris bei der koronaren Herzkrankheit zugrundeliegende Einschränkung der Koronarreserve läßt sich durch β-Rezeptorenblocker verbessern.

Bei Patienten mit koronarer Herzkrankheit vor und nach akuter β-Rezeptorenblockade mit Atenolol (5 mg i. v.) durchgeführte Koronarreservenbestimmungen ergaben eine Zunahme der Koronarreserve unter Atenolol um 19%. Dies ist bilanzmäßig darauf zurückzuführen, daß der Koronarwiderstand unter Atenolol zunimmt und daß der, bei der koronaren Herzkrankheit minimal erreichbare Koronarwiderstand praktisch unverändert bleibt, so daß die Relation der Koronarwiderstände vor und nach Dipyridamol ansteigt. Wahrscheinlich findet diese Zunahme der Koronarreserve ihr klinisches Korrelat in der verbesserten Belastungstoleranz und reduzierten Schmerzanfälligkeit bei mit β-Rezeptorenblockern behandelten koronar herzkranken Patienten. Es ist vorstellbar, daß auch andere metabolisch entlastende Eingriffe, die mit einer Abnahme von Koronardurchblutung und myokardialem Sauerstoffverbrauch und einer Erhöhung des Koronarwiderstands einhergehen, wie negativ inotrope, negativ chronotrope und blutdrucksenkende Pharmaka zu einer Zunahme der Koronarreserve und damit der koronaren Belastbarkeit der Patienten führen können. Insofern ist eine Verbesserung der Koronarreserve des Herzens durch eine Herabsetzung der mechanischen und hämodynamischen Determinanten des myokardialen Energiebedarfs über negativ inotrope und negativ chronotrope Maßnahmen zu erwarten, während umgekehrt Eingriffe mit Steigerung des myokardialen Sauerstoffverbrauchs in der Regel auch mit einer Abnahme der Koronarreserve einhergehen.

Koronare Hämodynamik und myokardiale ^{201}Tl-Speicherung

Gegenüber der myokardialen Anreicherung von ^{99m}Tc-Pyrophosphat (z.B. beim akuten Herzinfarkt, nach Herzkontusion und bei Herzwandaneurysmen), die vom Vorkommen denaturierter Makromoleküle im Herzmuskel abhängig ist, kann für ^{201}Tl als einem kaliumähnlichen Tracer eine exakter definierte myokardiale Biokinetik angenommen werden. ^{201}Tl wird aktiv von der Myokardzelle aufgenommen. Die zunächst für die szintigraphisch dargestellte Verteilung des Radionuklids im Myokard gewählte Bezeichnung „Perfusionsszintigramm" beruht auf der Feststellung, daß in Gebieten mit vermindertem myokardialen Blutfluß (MBF), z. B. jenseits einer Koronararterienstenose, weniger ^{201}Tl nachweisbar ist, als in normal perfundierten Regionen. Diese Abhängigkeit der regionalen ^{201}Tl-Aufnahme vom MBF ist im Tierversuch sowohl für Koronararterienverschlüsse als auch für Koronararterienstenosen belegt. Hierbei handelt es sich aber stets um den Befund einer verminderten ^{201}Tl-Konzentration in arteriellen Versorgungsgebieten, für die kurze Zeit vorher (bis zu 1 h) ein ischämischer Zustand erzeugt worden ist. Diese Ergebnisse lassen sich damit nur schwer auf die Verhältnisse übertragen, die beim Patienten mit koronarer Herzkrankheit bestehen, wenn von akuten Myokardinfarkten abgesehen wird. Bekannt ist, daß die Nettoextraktionsrate für Kalium und Thallium in myokardialen Regionen, die kurz vorher ischämisch waren, höher ist als in primär normal perfundiertem Myokard. Dies bedeutet, daß myokardiale Regionen nach vorangegangener Ischämie (dokumentiert durch Angina pectoris und Absenkung der ST-Strecke im EKG) im weiteren zeitlichen Verlauf deutlich mehr ^{201}Tl aufnehmen als während der Ischämie. Ebenso zeigt sich eine Zunahme der ^{201}Tl-Speicherung bei einer primären Erhöhung der MBF, wobei normal perfundiertes Myokard mehr ^{201}Tl aufnimmt als minderperfundiertes (Abb. 14). Beide Befunde werden in der Regel diagnostisch im Rahmen eines sog. Belastungstests (z.B. körperliche Belastung mit einem Fahrradergometer) ausgenützt, um entsprechende Regionen deutlicher voneinander zu differenzieren als dies unter Ruhebedingungen möglich wäre. Erfolgt jedoch die Induktion einer Luxusperfusion, dann verringert sich der extrahierte ^{201}Tl-Anteil.

Unter Berücksichtigung dieser Ergebnisse kann ein enger Zusammenhang der myokardialen ^{201}Tl-Verteilung bzw. Konzentration vom MBF als gesichert angenommen werden. Eine exklusive Abhängigkeit vom MBF darf jedoch nur für die ersten Minuten nach der Injektion des Radionuklids postuliert werden. Die nach diesem Zeitraum auftretenden Verteilungsvorgänge beinhalten auch die aktive Aufnahme in die Myokardzelle. Wenn von der Häufigkeit

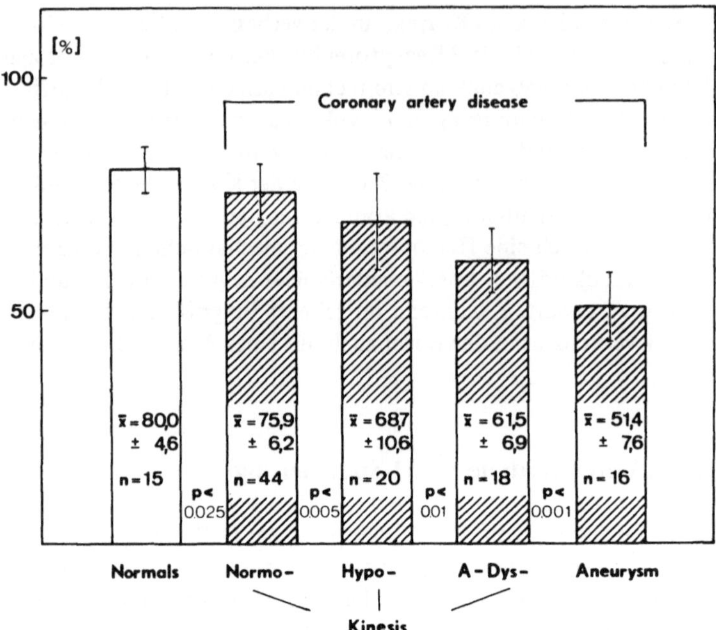

Abb. 14. Relative minimale [201] Tl-Aufnahme des linken Ventrikels bei Normalpatienten sowie bei Patienten mit koronarer Herzkrankheit unterschiedlicher Motilitätsstörungen (Normokinesie, Hypokinesie, Akinesie, Dyskinesie, große Herzwandaneurysmen). Beachte die Abnahme der Thalliumspeicherung mit Zunahme der Kinesiestörung

der Übereinstimmungen von signifikant verminderter regionaler [201] Tl-Speicherung im Gebiet der Vorderwand des linken Ventrikels mit dem Grad der LAD-Stenose ausgegangen wird, dann ist diese Koinzidenz in 100% der Fälle bei den akuten Myokardinfarkten zu finden (Tabelle 7). Hier darf vorausgesetzt werden, daß die LAD selbst und/oder ein Teil ihrer Verzweigungen völlig verschlossen sind. Bei koronarangiographisch gesicherten LAD-Stenosen betrug die Übereinstimmung bei einer Verengung > 75% noch maximal 68,2% (in 90° links seitlich und in 30° RAO-Projektion). Bei Stenosen < 75% ergaben sich übereinstimmende Befunde in maximal 42,4% (30° RAO-Projektion) [3, 4].

Obwohl die myokardiale [201] Tl-Anreicherung zwangsläufig durch eine gestörte Myokardperfusion limitiert wird, besteht dennoch keine ausschließliche Korrelation zwischen beiden Größen. Vergleichende Untersuchungen zwischen der Koronarreserve und der [201] Tl-Speicherung des linken Ventrikels zeigen, daß bei Zunahme der Koronarreserve bzw. der Durchblutungsreserve im Mittel um den Faktor 3 lediglich eine myokardiale [201] Tl-Mehraufnahme um den Faktor 1,4 erfolgt. Vergleicht man dagegen die Änderung des myokardialen Sauerstoffverbrauchs nach und vor Dipyridamol mit der Änderung der myokardialen Thalliumaufnahme, so resultiert eine Beziehung, die anzeigt, daß die [201] Tl-Speicherung sowohl mit dem myokardialen Sauerstoffverbrauch bzw. der begleitenden und metabolisch bedingten Änderung der Koronardurchblutung als auch mit einer Änderung der Koronardurchblutung über eine reine Perfusionsänderung korreliert. Das quantifizierte Ausmaß der myokardialen [201] Tl-Speicherung, d. h. die szintimetrisch bestimmte myokardiale [201] Tl-Aufnahme, scheint daher als Index zur Abschätzung von Koronardurchblutung, Sauerstoffverbrauch und funktioneller Myokardmasse geeignet.

Tabelle 7. Relative minimale ^{201} Tl-Speicherung ($\bar{x} \pm s_x$) in der *Vorderwand* des linken Ventrikels in 90° LI. LAT. Projektion (bei 110 Patienten)

	^{201} Tl (%)	Prozentsatz der Einzelfälle mit signifikant verminderter ^{201} Tl-Speicherung
Normalwerte	80,0 ± 4,6	0% (0/15)
Normokinesie[a]	77,4 ± 6,8	19% (5/26)
Kardiomyopathie (kong.)	73,8 ± 5,5	50% (5/10)
Hypokinesie[a]	69,7 ± 9,0[A]	57% (8/14)
Dys-, Akinesie[aa]	57,1 ± 10,6[A]	88% (22/25)
Akuter Myokard-Infarkt	56,0 ± 6,6[A]	100% (20/20)

[a] bei LAD-Stenose
[aa] bei koronarer Herzkrankheit
[A] beim Vergleich mit Normalwerten: $p < 0,025$
(kong.) · kongestiv

Schlußfolgerungen

Die vorrangigen Determinanten der Koronarreserve des linken Ventrikels sind die vasale und myokardiale Komponente des Koronarwiderstands, die durch strukturelle Gefäßläsionen (koronare Herzkrankheit, entzündliche Lumeneinengung, koronare Mikroangiopathie u.a.), durch metabolische Veränderungen (abnorme Druck- und Volumenbelastungen mit Erhöhung des myokardialen Energiebedarfs, positiv und negativ inotrope Eingriffe) und durch ventrikeldynamische Faktoren (enddiastolischer Druck, Herzfrequenz, Myokardstruktur) beeinflußt werden. Eine Einschränkung der Koronarreserve ist gleichbedeutend mit einer verminderten metabolischen Reserve des Herzens. Somit stellt die Koronarreserve einen wesentlichen diagnostischen Test zur Erfassung der Dilatationsfähigkeit des Koronargefäßsystems und damit der Kapazität des Herzens zur Steigerung der mechanischen Leistungsfähigkeit und seines Sauerstoffverbrauchs dar.

Die Koronarreservenbestimmung läßt sich ohne wesentlichen zeitlichen und finanziellen Aufwand im Rahmen diagnostischer Herzkatheterisierungen und Koronarangiographien am Patienten durchführen. Mit einer Erhöhung des Untersuchungsrisikos ist aufgrund der ca. 500 in unserer Arbeitsgruppe bislang durchgeführten Koronarreservenbestimmungen nicht zu rechnen. Für die Blutgasanalyse selbst ist bei Verwendung der Argonmethode ein Gaschromatograph mit Zubehör erforderlich, dessen Kostenaufwand etwa dem eines modernen EKG-Dreifachschreibers entspricht. Die Kosten-Nutzen-Relation ist somit auch bei Berücksichtigung der relativ langen Argonanalysedauer (2–3 h) günstig.

Die Bestimmung der Koronarreserve gewinnt klinisch insbesondere diagnostische Bedeutung, wenn eine Konstellation aus Angina pectoris bei normalem Koronarangiogramm besteht, wie u. a. bei abnormen Druck- und Volumenbelastungen des Herzens, bei Kardiomyopathien, bei systemischen Kollagenosen, bei der hypertensiven Herzerkrankung, bei Autoimmunerkrankungen, speziell bei Immunvaskulitiden. Bei der koronarangiographisch gesicherten koronaren Herzkrankheit kann die Koronarreserve als zusätzlicher diagnostischer Test zur funktionellen Diagnosesicherung Anwendung finden (Tabelle 8); möglicherweise

Tabelle 8. Indikationen zur Bestimmung der Koronarreserve

Koronare Herzkrankheit
Angina pectoris bei normalem Koronarangiogramm
— Arterielle Hypertonie
— Systemischen Kollagenosen
— Immunvaskulitis
— Kongestiven Kardiomyopathien
— Herzklappenfehler
„Small vessel disease" anderer Ätiologie
Therapiekontrolle nach aortokoronarem Bypass

---

bietet die vergleichende Bestimmung der Koronarreserve vor und nach einem aortokoronaren Bypass sowie vor und nach herzklappenchirurgischen Maßnahmen ein brauchbares Verfahren zur postoperativen Therapiekontrolle. Aufgrund unserer bisherigen Erfahrungen kann die Koronarreservenstimmung am Patienten bei Berücksichtigung der Indikationen als Verfahren angesehen werden, das geeignet ist, die diagnostischen Möglichkeiten zur Erkennung koronarer Durchblutungsstörungen wirksam zu erweitern.

Literatur

1. Bretschneider HJ (1967) Aktuelle Probleme der Koronardurchblutung und des Myokardstoffwechsels. Ärztl Fortbild 5:1–27
2. Bretschneider JH, Cott L, Hilgert G, Probst R, Rau G (1966) Gaschromatographische Trennung und Analyse von Argon als Basis einer neuen Fremdgasmethode zur Durchblutungsmessung von Organen. Verh Dtsch Ges Herz Kreislaufforsch 32:267–273
3. Büll U, Strauer BE, Hast B (1976) Ergebnisse der 201-Thallium-Szintimetrie des Herzens bei der koronaren Herzkrankheit. Dtsch Med Wochenschr 101:1088–1092
4. Büll U, Niendorf HP, Strauer BE, Hast B (1976) Evaluation of myocardial function with the 201-Thallium-Scintimetry in various diseases of the heart. Eur J Nucl Med 1:125–136
5. Conway J (1963) A vascular abnormality in hypertension. Circulation 27:520–529
6. Hort W (1981) Microscopic pathology of heart muscle and of coronary arteries in arterial hypertension. In: Strauer BE (ed) The heart in hypertension. Springer, Berlin Heidelberg New York, pp 183–191
7. James TN (1967) Pathology of small coronary arteries. Am J Cardiol 20:679–691
8. Kathke B (1955) Die Veränderungen der Koronararterienzweige des Myokards bei Hypertonie. Beitr Pathol Anat 115:405–422
9. Kochsiek K, Tauchert M, Strauer BE, Heiss HW (1971) Coronarreserve und O_2-Verbrauch bei hypertrophischer obstruktiver Cardiomyopathie. Verh Dtsch Ges Inn Med 77:880–883
10. Krayenbühl HP, Kübler W (ed) (1981) Kardiologie in Klinik und Praxis. Thieme, Stuttgart
11. Rahlf G (1981) Microscopic pathology of intramural coronary arteries and arterioles of the left ventricle in arterial hypertension. In: Strauer BE (ed) The heart in hypertension. Springer, Berlin Heidelberg New York, pp 193–208
12. Rau G (1969) Messung der Koronardurchblutung mit der Argon-Fremdgasmethode. Arch Kreislaufforsch 58:322–398
13. Riecker G (ed) (1982) Klinische Kardiologie, Springer
14. Schenk H, Strauer BE, Heiss HW, Kochsiek K (1973) Koronarreserve und myokardialer Sauerstoffverbrauch des linken Ventrikels bei Patienten mit stenosierender Koronarsklerose. Verh Dtsch Ges Inn Med 79:1139–1142
15. Strauer BE (1975) Die hypertrophische obstruktive Cardiomyopathie. Internist 16:530–539

16. Strauer BE (1977) Die quantitative Bestimmung der Koronarreserve in der Diagnostik koronarer Durchblutungsstörungen. Internist 18:579–587
17. Strauer BE (1979) Myocardial oxygen consumption in chronic heart disease: role of wall stress, hypertrophy and coronary reserve. Am J Cardiol 44:730–740
18. Strauer BE (1979) Ventricular function and coronary hemodynamics in hypertensive disease. Am J Cardiol 44:999–1106
19. Strauer BE (1979) Das Hochdruckherz. Springer, Berlin Heidelberg New York
20. Strauer BE (ed) (1981) The heart in hypertension. Springer, Berlin Heidelberg New York
21. Strauer BE (1981) Pathogenese und Klinik koronarer Mikrozirkulationsstörungen. MMW 123:84–88
22. Strauer BE (1981) Koronare Mikrozirkulationsstörungen: ein rheologisches Problem? (Symp A). Verh Dtsch Ges Inn Med (im Druck)
23. Strauer BE (1981) Koronare Mikrozirkulationsstörungen. Klin Wochenschr 59:1125
24. Strauer BE (1981) Rheologische Ursachen der Koronarinsuffizienz. Dtsch Med Wochenschr. 45:1487
25. Strauer BE, Tauchert M, Gott L, Kochsiek K, Bretschneider HJ (1970) Simultane Bestimmung des Sauerstoffverbrauches und der Koronardurchblutung des linken Ventrikels bei Mitral- und Aortenklappenfehlern mit einem neuen hämodynamischen Parameter und der Argon-Fremdgasmethode. Verh Dtsch Ges Inn Med 76:217–220
26. Strauer BE, Tauchert M, Heiss HW, Kochsiek K, Bretschneider HJ (1972) Relation between coronary blood flow, oxygen consumption and cardiac work in patients with and without angina pectoris. In: Maseri A (ed) Myocardial blood flow in man. Methods and significance in coronary disease. Minerva Medica, Torino, pp 465–479
27. Strauer BE, Büll U, Höfling B, Koczorek KHR, Rindfleisch G, Scherpe A (1976) Ventrikelfunktion und koronare Hämodynamik bei progressiver Sklerodermie. Z Kardiol [Suppl] 3:83
28. Strauer BE, Büll U, Bürger S (1978) Clinical studies concerning the determinants of myocardial [201] Thallium uptake. Basic Res Cardiol 73:365–379
29. Strauer BE, Brune J, Schenk H, Knoll D, Perings E (1976) Lupus cardiomyopathy: cardiac mechanics, hemodynamics and coronary blood flow in uncomplicated systemic lupus erythematosus. Am Heart J 92:715–722
30. Strauer BE, Fateh-Moghadam A, Kment A, Samtleben W, Volger E (1981) Use of plasmapheresis and of immune suppressive therapy in coronary microangiopathies. In: 3rd Int Symp Hemodilution and Flow Improvement. Karger, Basel (im Druck)

Diskussion

Martin: Welche Komplikationen beobachten Sie bei den von Ihnen verwendeten Kathetern?
Strauer: Die Komplikationsmöglichkeiten von seiten der Sondierung des Koronarsinus betreffen die Perforation, die autochthone Thrombose sowie die Positionierung des Katheters in Wedge-Position. Insgesamt sind die Komplikationen sehr gering, so daß bei geeigneter Lagerung des Katheters praktisch keine ernsthaften Zwischenfälle auftreten.
Schmidt: Wenn Sie im Koronarsinus messen, messen Sie doch im wesentlichen nur linke Koronarien. Jetzt könnten Sie genauso gut Farbstoff ins Ostium injizieren, dann müßten Sie zwar 2 Katheter legen, aber Sie würden die Problematik der Mischung vermeiden.
Strauer: Die Injektion von Farbstoffen oder radioaktiven Tracern ist natürlich prinzipiell möglich und wird an einigen Kliniken auch geübt, allerdings erfordert dies stets die arterielle Sondierung der Koronararterien, ein Vorgang, der nicht ganz unriskant ist. Aus Gründen der Schonung des Patienten bevorzugen wir daher die venöse Koronarsinus-Messung.
Schuster: Wie verhalten sich die Patienten mit Viskositätsproblemen unter Persantin?
Strauer: Akutmessungen der Blutviskosität unter Persantin sind meines Wissens bei Koronar-

kranken bislang nicht durchgeführt worden. Wenn überhaupt, würde ich den Einfluß einer
veränderten Viskosität auf die Koronarreserve unter Persantin als quantitativ minimal
einstufen.

Arndt: Welchen Stellenwert haben die neuen Verfahren durch Einbringen von markierten
Fettsäuren, etwas über die Durchblutungsverhältnisse am Herzen zu erfahren? Haben Sie
damit Erfahrungen? Sehen Sie da eine Zukunft?

Strauer: Die Markierung radioaktiver Fettsäuren wird an einigen Instituten, wie in Düsseldorf, mit Erfolg durchgeführt. Es sind dies hervorragende Verfahren, die geeignet sind, Einblick in den Myokardstoffwechsel zu erlangen, die allerdings weniger geeignet sind, Aussagen
über die Koronardurchblutung zu erhalten.

Zimpfer: Was ist der Vorteil Ihres Koronarsinuskatheters mit der Argon-Methode gegenüber
dem alten elektromagnetischen Lochner-Osswald-Katheter?

Strauer: Der Lochner-Osswald-Katheter ist praktisch nur experimentell einsetzbar, da er zu
größeren Hämorrhagien des den Sinus coronarius umgebenden Gewebes führen kann. Darüber hinaus verlangt er einen invasiven Zugangsweg, so daß sich dieses Verfahren klinisch
nicht durchgesetzt hat.

Kessler: Wieviel Proben entnehmen Sie über welche Zeitdauer und in welchem Zeitabstand?

Strauer: Wir entnehmen für eine Messung, d.h. für eine Doppelbestimmung, jeweils 2×5 ml
koronarvenös und arteriell. Für die zweite Messung dann noch einmal 20 cm^3. Die Absaug-
geschwindigkeit ist 1 ml/min, d.h. 5 ml in 5 min. Mit der Endsättigung fallen somit 25 cm^3
für eine Messung an, für eine Bestimmung der Koronarreserve bedeutet dies somit 50 ml.

Mittmann: Bisher ist ja bei Patienten die Messung der intramyocardialen Verteilung immer
noch ein Problem. Sehen Sie Ansätze für die Zukunft und wie beurteilen Sie z.B. die Möglichkeit der Positronen-Emissionstomografie?

Strauer: Mit der Argon-Methode wie auch mit den anderen verfügbaren Fremdgasmethoden
sind lediglich Aussagen über die Globaldurchblutung des linken Ventrikels möglich. Aussagen über die regionale Durchblutung können damit nicht getroffen werden. Es gibt Techniken, die durch regionale Sondierung der Herzvenen Aussagen über regionale Abstrom-
gebiete erlauben, allerdings ist dieses Verfahren klinisch nur limitiert einsetzbar. Das
Positronen-Scanning wie auch die Emissionsszintigraphie sind sicherlich Verfahren, die zu-
künftig gute Aussagen über die regionale Myokardperfusion ermöglichen können. Es bleibt
zu hoffen, daß diese Techniken validiert und klinisch einsetzbar werden.

Methoden zur Bestimmung von Sauerstoffpartial-
druck und Sauerstoffsättigung

H. Vogel

Für die Beurteilung der Sauerstoffversorgung des Organismus stehen folgende meßbare Größen zur Verfügung: Sauerstoffpartialdruck, O_2-Sättigung des Hämoglobins und Sauerstoffgehalt. Während letzterer durch punktuelle Messungen bestimmt wird, können Sauerstoffpartialdruck und -Sättigung kontinuierlich gemessen werden. Im folgenden werden einige solche Verfahren zur Bestimmung von PO_2 und SO_2 beschrieben, die bereits wichtiger Bestandteil des klinischen Monitorings sind. Außerdem werden neue, z. T. noch in der Entwicklung befindliche Methoden vorgestellt, die eine Bestimmung der Gewebsoxygenierung ermöglichen.

Die klinische *pO$_2$-Messung* erfolgt i. allg. nach dem Prinzip der Polarographie mit Elektroden vom Clark-Typ. Das Schema einer Mehrdrahtoberflächenelektrode, die nach dem Prinzip der Clark-Elektrode aufgebaut ist und Messungen auf Organen ermöglicht, wird in Abb. 1 gezeigt. Die Kathode — in diesem Fall sind es acht einzelne Platindrähte — ist eingebettet in einen Glaskolben. Dieser wird umgeben von einer ringförmigen Silber-Silberchlorid Bezugselektrode. Als Elektrolytkammer dient eine mit KCl getränkte Cuprophanmembran.

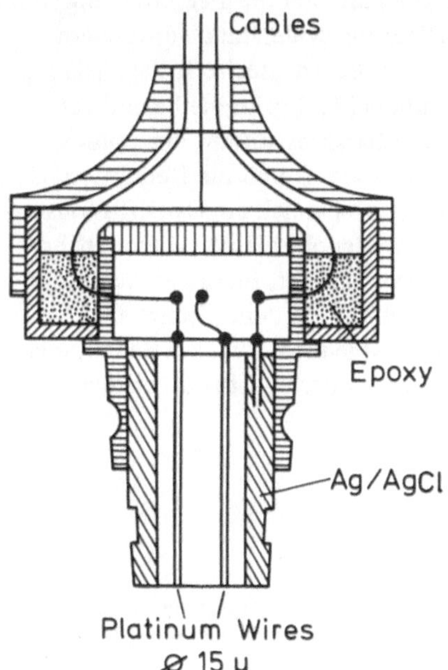

Abb. 1. Schematischer Aufbau einer Mehrdrahtoberflächenelektrode nach Kessler u. Lübbers als Beispiel einer pO$_2$-Elektrode vom Clark-Typ

$$O_2 + 4H^+ + 4e \rightleftharpoons 2H_2O$$

$$O_2 + 2H_2O + 4e \rightleftharpoons 4OH^-$$

Abb. 2. Elektrochemische Reaktionen bei der polarographischen Messung des Sauerstoffpartialdrucks

Die Elektrode ist überzogen mit einer gaspermeablen Membran, in diesem Fall eine Teflonmembran von 12 μm Stärke. Wird an eine solche Elektrode eine Spannung angelegt, so laufen in Anwesenheit von Sauerstoff elektrochemisch die in Abb. 2 skizzierten Reaktionen ab. Molekularer Sauerstoff wird an der Kathode reduziert und reagiert entweder mit Wasserstoffionen unter Bildung von Wasser oder mit Wassermolekülen unter Bildung von Hydroxylionen. Der dabei entstehende Reduktionsstrom wird anhand der mit Prüfgasen gewonnenen Eichwerte auf den entsprechenden pO_2-Wert umgerechnet. Die Auftragung des Reduktionsstroms gegen die Polarisationsspannung wird als Polarogramm bezeichnet (Abb. 3). Mit zunehmender Polarisationsspannung steigt zunächst der Reduktionsstrom an und erreicht ein Plateau, wo sich der Strom mit weiter zunehmender Spannung nicht verändert. In diesem Spannungsbereich wird jedes zur Kathode gelangende O_2-Molekül reduziert, der Reduktionsstrom ist proportional zur Zahl der pro Zeiteinheit diffundierenden O_2-Moleküle. Da die messende Elektrode von dem untersuchten Medium durch eine gaspermeable Membran getrennt ist, ist der O_2-Diffusionsstrom und damit der entstehende Polarisationsstrom proportional zum Sauerstoffpartialdruck [16]. Wird die Polarisationsspannung weiter gesteigert, so kommt es an der Kathode zur Reduktion von ionisiertem Wasserstoff. Dies führt zu einem weiteren Anstieg des Reduktionsstroms. Die Plateauspannung liegt für die meisten pO_2-Elektroden in dem Bereich zwischen −500 und −800 mV. Eine Einschränkung der polarographischen pO_2-Messung sei in diesem Zusammenhang erwähnt: gasförmige Anaesthetika, insbesondere Lachgas und der halogenierte Kohlenwasserstoff Halothan können an der Kathode reduziert werden und damit falsch hohe pO_2-Werte vortäuschen. Durch eine Begrenzung der Polarisationsspannung auf Werte um −600 mV läßt sich die Beeinflussung durch Lachgas verhindern [3, 6]. Membranen mit hohem Diffusionswiderstand vermindern die durch Halothan bedingten Meßfehler. Sie verlängern jedoch die Ansprechzeit der Elektrode und finden nur für transkutane pO_2-Sensoren Verwendung [3]. Enflurane beeinflußt demgegenüber die pO_2-Messung nicht [21, 28]. Ein anderes Charakteristikum der polarographischen pO_2-Messung ist der Sauerstoffverbrauch der Elektrode. Durch die Reduktion der zur Kathode diffundierenden O_2-Moleküle entsteht im Einzugsbereich ein O_2-Diffusionsfeld mit falsch niedrigen pO_2-Werten unmittelbar an der Elektrodenoberfläche. Dieser Diffusionsfehler ist um so größer, je mehr Sauerstoff die Elektrode verbraucht. Er ist vernachlässigbar, wenn durch Konvektion des Mediums z.B. im arteriellen Blutstrom, ein „Rühreffekt" für ständigen Sauerstoffnachschub sorgt. Der Diffusionsfehler ist jedoch dort von Bedeutung, wo der Sauerstofftransport zur Elektrode überwiegend oder ganz durch Diffusion erfolgt,

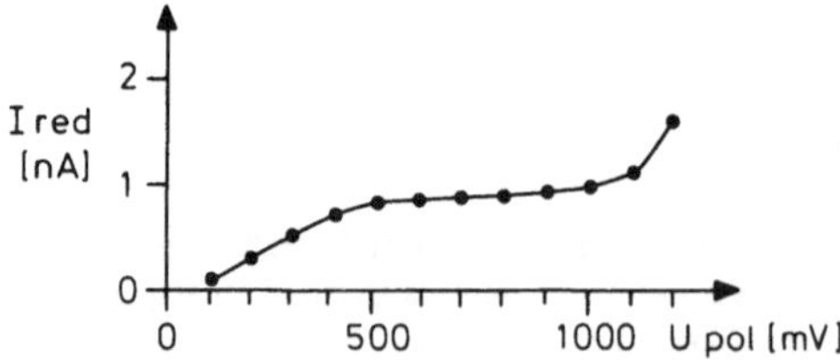

Abb. 3. Polarogramm einer pO_2-Stichelektrode in 20,9% O_2. (*U pol*) Polarisationsspannung, (*I red*) Reduktionsstrom

wie bei den Gewebs- oder transkutanen pO_2-Sonden. Grundsätzlich gibt es zwei Möglichkeiten, den Eigenverbrauch und damit den Diffusionsfehler klein zu halten: (1) durch eine Verkleinerung der Elektrodenüberfläche, dies jedoch auf Kosten einer erhöhten Drift, und (2) durch die Vorschaltung einer Membran mit hohem Diffusionswiderstand, allerdings wie bereits erwähnt auf Kosten einer verlängerten Ansprechzeit. Beide Prinzipien werden bei den verschiedenen Elektrodenmodellen in unterschiedlichem Maße verwirklicht.

Polarographische pO_2-Elektroden werden angewendet in Blutgasautomaten, bei der in vivo Messung arterieller oder zentralvenöser Sauerstoffpartialdrücke, weiterhin für die transkutane pO_2-Bestimmung und schließlich als Gewebs-pO_2-Elektroden. *Intravasale Elektroden* dienen v. a. zur Überwachung des arteriellen pO_2. Sie werden perkutan in eine Arterie eingeführt und haben in vivo eine Lebendauer von mehreren Tagen. Bei hoher Meßgenauigkeit haben die intraarteriellen Elektroden nur eine geringe Drift. Die Eichung erfolgt anhand einer gleichzeitig bestimmten arteriellen Blutgasprobe. Die kontinuierliche Überwachung des arteriellen pO_2 als Ausdruck des pulmonalen Gasaustausches ist indiziert bei der drohenden oder manifesten, akuten, respiratorischen Insuffizienz, insbesondere beim Atemnotsyndrom des Neugeborenen und intraoperativ v. a. in der Lungenchirurgie. Das kontinuierliche Monitoring des arteriellen pO_2 ermöglicht eine rasche Anpassung des inspiratorischen Sauerstoffanteils an die sich verändernde Lungenfunktion. Blutgasanalysen werden weniger häufig erforderlich, was zu einer spürbaren Entlastung des Pflegepersonals führt. Eine weitere Möglichkeit für die Anwendung intravasaler pO_2-Elektroden besteht in der Messung des venösen pO_2. Einige Autoren empfehlen die Überwachung des pO_2 im rechten Vorhof als Annäherung an den gemischtvenösen pO_2 für die Verlaufskontrolle bei Patienten mit „low cardiac output Syndrom" [23]. Parallel zur Entwicklung dieser invasiven Anwendung der polarographischen pO_2-Messung gab es seit langem Bemühungen um eine nichtinvasive Technik zur Bestimmung der arteriellen Oxygenierung, was zur Entwicklung der transkutanen pO_2-Elektrode führte.

Elektroden zur *transkutanen pO_2-Messung* sind in ihrer heutigen Form seit 1972 bekannt. Ein transkutaner pO_2-Sensor enthält neben einer pO_2-Elektrode vom Clark-Typ eine Heizwicklung und einen Temperaturfühler. Die Befestigung auf der Haut erfolgt mit einem Klebering. Durch Erwärmung der Elektroden auf 44 °C kommt es zu einer Arterialisierung des Kapillarbluts im darunterliegenden Hautareal [8]. Die Beziehung zwischen transkutan und arteriell gemessenen pO_2-Werten wird von verschiedenen Faktoren beeinflußt. Der Transport des Sauerstoffs von den Hautkapillaren durch die gefäßlosen Schichten der Epidermis zur messenden Elektrode erfolgt ausschließlich durch Diffusion. Durch den Sauerstoffverbrauch der Elektrode kommt es zu dem bereits beschriebenen Diffusionsfehler mit falsch niedrigen transkutanen Werten. Die Beheizung der Elektrode erniedrigt zwar den Diffusionswiderstand der Haut, erhöht jedoch auch den Sauerstoffverbrauch der vitalen Schichten der Epidermis. Ein anderer wichtiger Faktor ist die Rechtsverschiebung der Sauerstoffbindungskurve des Hämoglobins als Folge der lokalen Hyperthermie. Dies führt zu einer Erhöhung des gemessenen gegenüber dem tatsächlichen pO_2 [5, 17].

Eine verminderte Hautzirkulation, sei es durch kältebedingte Vasokonstriktion oder als Folge pathologischer Zustände wie vermindertes Herzzeitvolumen oder Gefäßerkrankungen erniedrigt den transkutanen pO_2 und verschlechtert die Korrelation mit dem arteriellen Sauerstoffpartialdruck. Der transkutan gemessene pO_2 ist somit ein Wert, der durch zahlreiche, teilweise gegensinnig wirkende Einflußgrößen bestimmt wird. Beim Neugeborenen gleichen sich diese Faktoren gegenseitig so aus, daß der transkutane pO_2 über weite Bereiche den arteriellen Wert widerspiegelt. Lediglich im schweren Kreislaufschock verschlechtert sich die Korrelation, die transkutanen Werte liegen unter dem arteriellen pO_2 [31]. Bei Erwachsenen ist die Korrelation zwischen arteriell und transkutan gemessenen pO_2-Werten weniger eng. Pathologische Prozesse führen sehr viel früher als beim Neugeborenen zu einem Abfall des transkutanen pO_2. Von einigen Autoren wird deshalb vorgeschlagen, die Differenz zwischen arteriell und transkutan gemessenem pO_2 für die Früherkennung einer sich verschlechternden Kreislaufsituation zu nutzen [26, 29]. Auch für die Diagnostik und Therapiekontrolle arterieller Verschlußleiden gewinnt die transkutane pO_2-Messung an Bedeutung. Als Trendmonitor des arteriellen pO_2 leistet die transkutane pO_2-Sonde bei der postoperativen Überwachung wertvolle Hilfe, kann jedoch die Bestimmung des arteriellen pO_2 nicht ersetzen.

Gaben die bisher beschriebenen Methoden überwiegend Aufschlüsse über den Sauerstoffpartialdruck im Blut, so erlaubt die *Gewebs-pO_2-Messung* einen direkten Einblick in die Sauerstoffversorgung von Organen. Die Mehrdrahtoberflächenelektrode nach Kessler und Lübbers (s. Abb. 1) mißt gleichzeitig an acht verschiedenen Punkten der Organoberfläche den Sauerstoffpartialdruck. Aus Untersuchungen mit Stichelektroden ist bekannt, daß der Oberflächen-pO_2 bei den meisten Organen dem pO_2 im Organinneren entspricht [10—12, 16]. Nach dem Modell von Krogh (Abb. 4) stellt sich das pO_2-Feld in dem von einer Kapillare versorgten Gewebszylinder so dar: zum Abfall des pO_2 längs der Kapillare kommt ein radiärer Gradient mit zunehmender Entfernung vom Gefäß. Aufgrund dieses Modells müßten in jedem Gewebe Stellen mit niedrigeren und höheren pO_2-Werten existieren, eine Annahme, die in der Praxis bestätigt wurde. Um Aufschluß über die Sauerstoffversorgung eines Organs zu erhalten, muß man deshalb eine statistische Häufigkeitsverteilung lokal gemessener pO_2-Werte erstellen, ein sog. pO_2-Histogramm. Abb. 5 zeigt Histogramme des menschlichen Skelettmuskels unter verschiedenen Narkoseverfahren. Unter Enfluraneanaesthesie (Histogramm I) kommt es zu einer Rechtsverschiebung des pO_2-Histogramms gegenüber Fentanylanalgesie (Histogramm II) was für eine Verbesserung der Sauerstoffbilanz spricht. Andere Untersuchungen am menschlichen Skelettmuskel beschäftigen sich

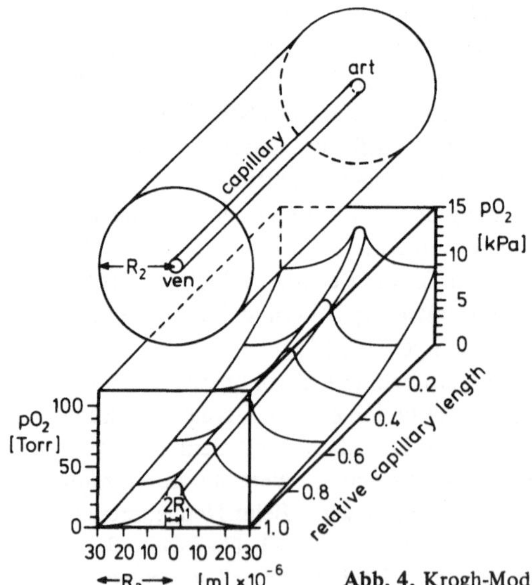

Abb. 4. Krogh-Modell: pO_2-Feld im Versorgungsbereich einer Kapillare

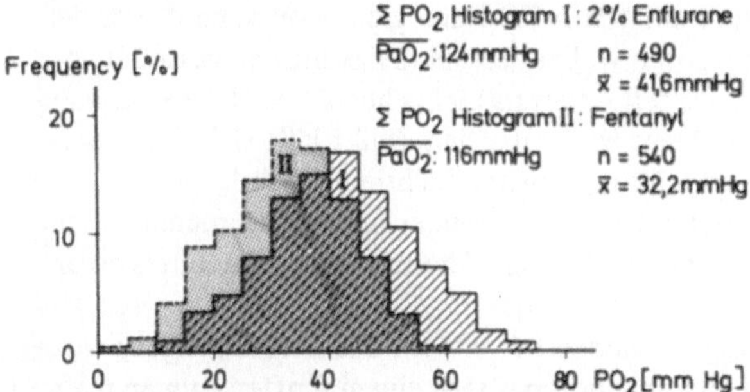

Abb. 5. pO₂-Histogramme des menschlichen Skeletmuskels während verschiedener Narkoseverfahren. n = Anzahl der Meßpunkte; $\bar{x}$ = mittlerer Gewebs-PO₂

mit dem Muskel-pO₂ in Abhängigkeit vom arteriellen pO₂ und von zirkulatorischen Störungen [19, 20, 24].

Eine andere Möglichkeit zur Beurteilung der Sauerstoffversorgung liegt in der Bestimmung der O₂-Sättigung des Hämoglobins. Die Messung erfolgt nach dem Prinzip der *Spektralphotometrie*.

Abb. 6 zeigt die Absorptionsspektren des Hämoglobins, wobei die doppelgipfelige Kurve das Spektrum des vollständig oxygenierten Hämoglobins, die eingipfelige Kurve das Spektrum des desoxygenierten Hämoglobins darstellt. Die dazwischenliegende Kurve stammt von unvollständig oxygeniertem Hämoglobin. Die allen Kurven gemeinsamen Schnittpunkte werden isosbestische Punkte genannt. Sie sind dadurch charakterisiert, daß die Absorption bei diesen Wellenlängen unabhängig ist vom Oxygenierungsgrad des Hämoglobins. Sie korreliert jedoch mit der Hämoglobinkonzentration. Damit ist an einem solchen Punkt ohne vorherige chemische Veränderung des Moleküls über das Lambert-Beer-Gesetz eine Hämoglobinbestimmung möglich. Für die Bestimmung der Sauerstoffsättigung des Hämoglobins wählt man eine Wellenlänge, bei der die Absorptionskurven möglichst große Unterschiede aufweisen. Dies ist z.B. im Bereich der Kurvenmaxima der Fall. Aus dem Unterschied zwischen der Extinktion bei einer solchen Wellenlänge und der Extinktion an einem isosbestischen Punkt läßt sich die Sauerstoffsättigung berechnen. Dieses als *Transmissionsoximetrie* bezeichnete Verfahren ist nur für die Messung in der Küvette geeignet

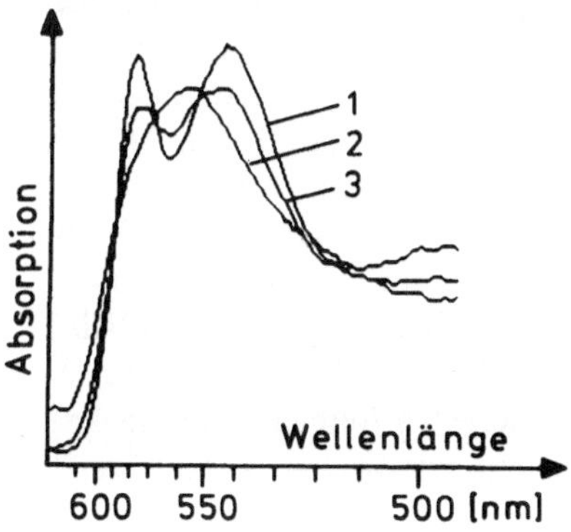

Abb. 6. Absorptionsspektren des Hämoglobins. (1) vollständig oxygeniert, (2) desoxygeniert, (3) teilweise oxygeniert

und wird im übrigen auch für die Bestimmung von CO-Hämoglobin verwendet. Bei der *Reflexionsoximetrie* wird Licht aus dem roten Wellenbereich in das Blut eingestrahlt. Aus dem Verhältnis zwischen der Intensität des reflektierten Lichts bei einem Reflexionsmaximum von HbO_2 und der Intensität bei einem isosbestischen Punkt läßt sich die Sauerstoffsättigung errechnen. Durch die Entwicklung feinster Lichtleiter wurden in vivo Messungen möglich, da bei der Reflexionsoximetrie emittierender und aufnehmender Lichtleiter in einer Sonde vereinigt werden können und keine Hämolysierung des Blutes erforderlich ist.

Für die kontinuierliche Bestimmung der gemischt venösen Sauerstoffsättigung in der A. pulmonalis werden Swan-Ganz-Katheter angeboten, die in einem fünften Lumen mehrere Lichtleiterfasern enthalten. Von einem optischen Modul aus wird über einen illuminierenden Lichtleiter abwechselnd Licht dreier charakteristischer Wellenlängen in das gemischt venöse Blut eingestrahlt. Das reflektierte Licht wird von einem anderen Lichtleiter aufgenommen und im optischen Modul in ein elektrisches Signal umgewandelt. Aus dem Verhältnis der bei den verschiedenen Wellenlängen erzeugten Signale wird nach dem geschilderten Prinzip die Sauerstoffsättigung errechnet. Darüber hinaus ermöglichen solche Katheter die Messung des Herzzeitvolumens, nicht nur mit der Thermodilutions- sondern auch mit der Farbstoffverdünnungsmethode, wenn ein Densitometer in das Gerät integriert ist. Angewendet wird die Katheteroximetrie bei der Diagnostik intrakardialer Shunts, die unter anderem aufgrund von Sättigungssprüngen entdeckt werden, weiterhin erlaubt das Monitoring der gemischt venösen O_2-Sättigung eine kontinuierliche Überwachung der Kreislaufsituation schwerkranker Patienten [7, 14, 15, 22]. Die oximetrische Bestimmung der Sauerstoffsättigung wird auch im arteriellen Blut durchgeführt. Hauptanwendungsgebiet ist jedoch der venöse Bereich, da diese Methode im steilen Bereich der Sauerstoffbindungskurve eine höhere Aussagekraft besitzt.

Nach dem Prinzip der Lichtleiteroximetrie arbeitet auch ein System zur Bestimmung der intrakapillären Hämoglobinsättigung, das sich derzeit noch in der Entwicklung befindet [1]. Licht einer Xenon-Hochdrucklampe wird über einen Lichtleiter in das Gewebe eingestrahlt. Aufnehmende Lichtleiter führen das vom Gewebe reflektierte Licht zu einem Wellenlängenselektor, der aus einer sich rasch drehenden Verlaufsinterferenzfilterscheibe besteht. Diese läßt in Abhängigkeit vom Drehwinkel Licht des Wellenlängenbereichs zwischen 495 nm und 615 nm passieren. Das reflektierte Licht wird in ein elektrisches Signal umgewandelt, das verstärkt und zum Rechner geleitet wird. So entstehen Gewebespektren, bei denen mit Hilfe der Maxima für oxygeniertes bzw. desoxygeniertes Hämoglobin Veränderungen der intrakapillären Hämoglobinsättigung erkannt werden können.

Allgemein hat die Methode der Reflexionsoximetrie gegenüber der polarographischen pO_2-Messung einige Vorteile. Sie arbeitet praktisch ohne Ansprechzeit, wodurch akute Veränderungen besser verfolgt werden können. Weiterhin besteht keine systematische Drift. Veränderungen des Signals können allerdings durch die Ablagerung thrombotischen Materials auf dem Lichtleiterende hervorgerufen werden. Das Auflösungsvermögen im anoxienahen Bereich ist besser als bei der Polarographie. Schließlich hat die Oximetrie einen Vorteil, der v. a. für die Messung der Gewebsoxygenierung wichtig ist: der Lichtleiter ist einfach zu sterilisieren, wodurch seine Handhabung unter klinischen Bedingungen wesentlich unproblematischer sein dürfte als die, der zur Zeit verfügbaren Gewebs-pO_2-Elektroden.

Die Vorteile der pO_2-Messung liegen überwiegend im arteriellen Bereich, man denke an die Vermeidung einer Hyperoxie. Außerdem gibt es die nichtinvasive, transkutane Methode mit ihren vielfältigen Anwendungsmöglichkeiten.

Diese Übersicht soll zeigen, daß uns heute in der Klinik und in der Forschung zahlreiche Methoden zur Verfügung stehen, die sich nicht widersprechen, die sich vielmehr bei gezielter Anwendung ergänzen in ihren Aussagen über die Sauerstoffversorgung des Organismus.

Literatur

1. Brunner M, Kastner N, Schabert A, Höper J, Kessler M (1981) On-line Verarbeitung von Hämoglobin − Reflexionsspektren hoher Repetitionsraten. In: Horbach L, Duhme C (Hrsg) Medizinische Informatik und Statistik. Springer, Berlin Heidelberg New York (Nachsorge und Krankheitsverlaufsanalyse, S 384−389)
2. Dent JG, Netter KJ (1976) Errors in oxygen tension measurements caused by halothane. Br J. Anaesth 48:195
3. Eberhard P, Mindt W (1981) Interference of anesthetic gases at skin surface sensors for oxygen and carbon dioxide. Crit Care Med 9:717−720
4. Eberhard P, Fehlmann W, Mindt W (1979) An electrochemical sensor for continuous intravascular oxygen monitoring. Biotelem Patient Monit 6:16−31
5. Eberhard P, Mindt W, Schäfer R (1981) Cutaneous blood gas monitoring in the adult. Crit Care Med 9:702−704
6. Evans MC, Cameron IR (1978) Oxygen electrode sensitive to nitrous oxide. Lancet ●●:1371
7. Goldman RH, Braniff B, Harrison DC, Spivack AP (1968) The use of central venous oxygen saturation in a coronary care unit. Ann Intern Med 68:1280
8. Huch R, Lübbers DW, Huch A (1972) Quantitative continuous measurement of partial oxygen pressure on the skin of adults and new-born babies. Pflugers Arch 337:185−198
9. Huch R, Huch A, Lübbers DW (1973) Transcutaneous measurement of blood PO_2 (tc PO_2). Method and applications in perinatal medicine. J Perinat Med 183−191
10. Kessler M (1974) Oxygen supply to tissue in normoxia and in oxygen deficiency. Microvasc Res 8:283−290
11. Kessler M, Höper J, Schäfer D, Starlinger H (1974) Sauerstofftransport im Gewebe. In: Klinische Anästhesiologie und Intensivtherapie, Bd 5: Mikrozirkulation. Springer, Berlin Heidelberg New York, S 36−52
12. Kessler M, Höper J, Krumme BA (1976) Monitoring of tissue perfusion and cellular function. Anesthesiology 45:184−196
13. Kettler D, Henze G (1979) Clinical suitability and accuracy of a new combined system for the transcutaneous and intravascular determination of PO_2. Biotelem Patient Monit 6:66−74
14. Krauss XH, Verdouw PD, Hugenholtz PH, Nauta J (1975) On-line monitoring of mixed venous oxygen saturation after cardiothoracic surgery. Thorax 30:636−643
15. Krovetz LJ, Brenner JJ, Polanyi M, Ostrowski D (1978) Application of an improved intracardiac fibreoptic system. Br Heart J XL:1010−1013
16. Lübbers DW (1977) Die Bedeutung des lokalen Gewebesauerstoffdruckes und des PO_2-Histogrammes für die Beurteilung der Sauerstoffversorgung eines Organes. Prakt Anaesth 12:184−193
17. Lübbers DW (1981) Theoretical basis of transcutaneous blood gas measurement. Crit Care Med 9: 721−733
18. Lübbers DW, Wodick R (1973) Spectrophotometric methods as applied to living tissue. In: Gross JF, Kaufmann R, Wetterer E (eds) Modern techniques in physiological sciences. London, pp 163−180
19. Lund N, Jorfeldt L, Lewis DH (1980) Skeletal muscle oxygen pressure fields in healthy human volunteers. Acta Anaesthesiol Scand 24:272−278
20. Lund N, Jorfeldt L, Lewis DH, Ödman S (1980) Skeletal muscle oxygen pressure fields in artificially ventilated, critically ill patients. Acta Anaesthesiol Scand 24:347−353
21. McHugh RD, Epstein RM, Longnecker DE (1979) Halothane mimics oxygen in oxygen microelectrodes. Anaesthesiology 50:47−49
22. Most E, Klempt HW, Herwing R, Bender F (1978) In-vivo-Messungen mit einem neuen Fiberoptiksystem. Med Welt 29:363−365

23. Moxham J, Armstrong RF (1981) Continuous monitoring of right atrial oxygen tension in patients with myocardial infarction. Intensive Care Med 7:157–164
24. Schönleben K, Krumme BA, Bölling B, Kessler M (1975) Microcirculation and oxygen supply in skeletal muscle under physiological and pathological conditions. Pflugers Arch 67:359
25. Severinghaus JW, Weiskopf RB, Nishimura N et al. (1971) Oxygen electrode errors due to polarographic reduction of halothane. J Appl Physiol 31:640
26. Shoemaker WC (1981) Physiological and clinical significance of $PtcO_2$ and $PtcCO_2$ measurements. Crit Care Med 9:689–690
27. Soutter LP, Conway MJ, Parker D (1975) A system for monitoring arterial oxygen tension in sick newborn babies. Biomed Eng 10:257–260
28. Stossek K (1977) Einfluß halogenierter Kohlenwasserstoffe auf die polarographische Sauerstoffpartialdruckmessung. Anaesthesist 26:453–455
29. Tremper KK, Mentelos RA, Shoemaker WC (1980) Continuous transcutaneous oxygen monitoring during respiratory failure, cardiac decompensation, cardiac arrest and CPR. Crit Care Med 8:377
30. Vennebusch H, Hellige G, Prennschütz-Schützenau H, Sigmund-Duchanowa H, Bretschneider HJ (1978) Untersuchungen zur Zuverlässigkeit der Sauerstoffsättigungs- und Sauerstoffgehaltsbestimmungen mit verschiedenen modernen Geräten. Z Kardiol 67:139–146
31. Versmold HT, Linderkamp O, Holzmann M, Strohhacker I, Riegel KP (1978) Limits of tc PO_2 monitoring in sick neonates: relation to blood pressure, blood volume, peripheral blood flow and acid base status. Acta Anesthesiol Scand [Suppl] 68:88–90
32. Vogel H, Franke N, Schmucker P, Reichart B, Peter K, Kessler M (1982) Verhalten von Muskel-PO_2 und zentraler Hämodynamik bei verschiedenen Narkoseverfahren und während extrakorporaler Zirkulation. In: Weller S (Hrsg) Chir Forum. Springer, Berlin Heidelberg New York

Diskussion

Arndt: Herr Vogel, Sie haben überhaupt nichts über die massenspektrometrische Messung der Partialdrucke im Blut gesagt. Können wir uns darauf nicht mehr verlassen?

Vogel: Ich habe versucht, die klinisch gängigen Verfahren darzustellen, und das sind doch eindeutig die polarografischen Verfahren. Die Massenspektrografie ermöglicht mit Hilfe eines transkutanen Verfahrens die Bestimmung von mehreren Gasen. Sie scheint aber sehr schwer in der Handhabung zu sein, und ich glaube, das ist das Hauptproblem für den Einsatz.

Arndt: Gibt es hier jemand, der Erfahrung hat mit dem Verfahren?

Enzenbach: Wir haben dieses Verfahren einige Zeit angewendet und wir haben die Katheter bis zu 48 Stunden liegengelassen. Wir hatten keine Probleme dabei, keine Verschlüsse.

List: Die Probleme bei der Massenspektrografie liegen in der Sterilität. Man konnte beim Tier messen, aber beim Menschen fehlt die Garantie der Sterilität.

Mendler: Wir haben eine ganze Weile beim Patienten massenspektrometrisch intravasal gemessen und zu dem Zeitpunkt – es ist jetzt etwa 4 Jahre her – lag das Problem darin, daß die intravasale Sonde eine Stahlkapillare war, die mit einer Teflonmembran beschichtet war und die relativ weit von der A. radialis eingeführt werden mußte und die sehr stark flußabhängig war. Wenn der Fluß in der A. radialis unter eine bestimmte Strömungsgeschwindigkeit absinkt, dann ist mit den damals verfügbaren intravasalen Sonden nicht gut zu messen gewesen. Möglicherweise läßt sich das durch technologische Verbesserungen weitertreiben, aber im Augenblick kenne ich kein Massenspektrometer auf dem Markt, mit dem man, wie ich glaube, zuverlässig intravasal Gase messen kann. Vor allem, wenn die A. radialis durch den langen intravasalen Stahlkatheter einen Spasmus entwickelt, was sie bei uns in fast allen Fällen getan hat. Das geht im Anfang ganz gut, aber dann macht die Arterie einfach zu.

Schuster: Ich habe eine Frage zur intraarteriellen Sauerstoffdruckmessung. Sie nannten als eine der Indikationen das sich entwickelnde akute Lungenversagen. Das betrifft ja längere Zeiträume. Sie sagten auch, daß die Elektroden sehr konstant seien, wenig drifteten. Vielleicht können Sie das zeitlich genauer ausdrücken. Der Hintergrund meiner Frage ist der, daß wir uns sehr um eine sauerstoffkontrollierte Beatmungssteuerung bemüht haben. Wir hatten ganz erhebliche Probleme mit der Konstanz der Messung und der Elektrodendrift.

Vogel: Die auf dem Markt befindlichen Sonden haben eine Drift von 1% pro 24 Stunden und das wird von anderen Elektroden praktisch nicht erreicht. Die Verweildauer solcher Sonden beträgt mehrere Tage. Es kann auch mal kürzer sein, aber der Durchschnitt liegt bei etwa 50 Stunden, in denen dieser Katheter verwendbar ist. Das ist ein ausreichender Zeitraum für die Entwicklung einer respiratorischen Insuffizienz und es hindert Sie niemand, einen neuen Katheter zu legen.

Neuhof: Ich glaube, daß die kontinuierliche Überwachung durch den pO_2 aufgrund der geringen Stabilität der Elektroden schwieriger ist. Diese Probleme haben Sie mit Fiberoptikkathetern nicht. Ein weiterer, sicher nicht unwesentlicher Punkt ist die Abhängigkeit der pO_2-Messung vom pH-Wert des Blutes. Die Sättigungsmessung ist sehr einfach und sehr gut als bed side Methode geeignet. Wenn man sie kombinieren kann mit der Messung der Sauerstoffaufnahme und dem HZV, dann hat man wichtige 2 Parameter, die Oxygenierung des Blutes in der Lunge und das HZV. Damit kann man ganz gezielt eine Respiratorsteuerung durchführen und den Respirator z.B. auf den optimalen PEEP einstellen.

Vogel: Sie messen jetzt arteriell und gemischtvenös?

Neuhof: Ja, arteriell und gemischtvenös.

Vogel: Sie benötigen also 2 Katheter. Ein Problem stellt sich jedoch bei der Sättigungsmessung. Auch die Hyperoxie ist ja nicht etwas, was man gerne hat. Vor allem nicht in der Pädiatrie, wo man die retrolentale Fibroplasie fürchtet. Auch beim Erwachsenen kann die Hyperoxie, wie aus Befunden mit der Mehrdrahtoberflächenelektrode eindeutig hervorgeht, durchaus zu Störungen der Mikrozirkulation führen oder zu Hypoxien im Gewebe. Sie haben eine Sättigung von 99% und sind zufrieden und in Wirklichkeit sind Sie vielleicht mit dem arteriellen pO_2 viel zu hoch. Für die benötigte Ober- oder Untergrenze eignet sich wieder der pO_2-Katheter besser.

Neuhof: Sie müssen sich immer über den entsprechenden pO_2 orientieren, wenn Sie die Sättigung messen. Nur ist es für die Klinik praktikabler, primär die O_2-Sättigung zu messen als den umgekehrten Weg zu gehen.

Sie hatten vorhin bei der extrakorporalen Zirkulation und pO_2-Messung mit der Mehrdrahtelektrode ein gutes Histogramm gezeigt. Wir konnten während der ersten 20 Minuten extrakorporaler Zirkulation fast überhaupt keine Sauerstoffaufnahme messen. Die gemischtvenöse Sauerstoffsättigung war sehr hoch, es wird also kaum etwas ausgeschöpft, das Gewebe nimmt nicht auf. Das kann trotz quantitativ hervorragender Gewebsdurchblutung durch eine Primärstörung der Mikrozirkulation im Sinne einer vermehrten a.v.-shunt Durchblutung verursacht sein.

Ich wollte damit sagen, daß man doch 2 Methoden braucht, einmal die Verteilung der Partialdrücke im Gewebe und auch ein Maß für das, was aufgenommen wird.

Vogel: Das habe ich übrigens auch beobachtet und zwar am Beginn der extrakorporalen Zirkulation.

Mendler: Herr Kessler, wenn Ihre Oberflächenelektrode einen pO_2 von 30 torr anzeigt, wieviel torr zeigt sie dann, wenn ich die Temperatur um 10 °C senke?

Kessler: Wir haben einen Temperaturgang von etwa 2% pro °C, das sind bei 10 °C 20%.

Mendler: Bei 30 torr wären 20% 6 torr. Das würde dann heißen, daß nicht alles bei Ihren Befunden auf den Temperaturgang der Elektrode zurückzuführen ist. Diese Information habe ich schon lange gesucht.

Van Ackern: Herr Vogel, Sie haben gesagt, daß Sie durch Messung des Oberflächen-pO_2 einen Einblick in die Organversorgung bekommen. Nun ist doch die gefährdetste Schicht das Endocard und es ist durchaus denkbar, daß sie eine myocardiale Ischämie im Endocard haben, und im Epicard, wo Sie messen, überhaupt nicht. Gilt das auch für andere Organe?

Vogel: Darf ich diese Frage an Prof. Kessler weitergeben, da er umfangreiche Untersuchungen über die myocardiale O_2-Versorgung durchgeführt hat.

Kessler: Der Nachteil jeder lokalen Messung besteht immer darin, daß man nicht unbedingt eine globale Aussage machen darf. Wenn man lokal z.B. am Skelettmuskel mißt und eine Störung der Sauerstoffversorgung findet, dann besagt das auch eine drohende Gefahr für andere Organe. Der Skelettmuskel ist durch jede Art von Zentralisation am frühesten betroffen oder mit am frühesten betroffen. Man darf aber natürlich nicht den zwingenden Schluß daraus ableiten, daß, wenn die Sauerstoffversorgung im Skelettmuskel gestört ist, sie dann auch im Herzmuskel oder Gehirn gestört sein muß. Wir haben damit begonnen, die Sauerstoffversorgung am Herzen mit Oberflächenelektroden zu untersuchen. Aufgrund dieser Oberflächenuntersuchungen können wir natürlich nichts über die endocardiale Zone aussagen. Wenn wir eine kritische Stenose induzieren und den pO_2 subendocardial und subepicardial messen, dann besteht eine sehr enge Korrelation. Aber es gibt sicherlich Situationen, in denen die subendocardiale Zone einfach schlechter versorgt ist und dann bleibt nichts anderes übrig als es einfach zu messen.

Arndt: Wenn Sie mit der Herz-Lungen-Maschine zu perfundieren beginnen, induzieren Sie nicht nur eine Hämodilution, sondern Sie vergrößern wahrscheinlich auch den Extrazellulärraum. Könnte es sein, daß die Abstände zwischen den Kapillaren und den zu versorgenden Zellen sich dabei so stark ändern, daß es zu diesem Abfall der O_2-Partialdrucke kommt?

Kessler: Ein interstitielles Ödem wird sich in Größenordnungen abspielen, in denen der interstitielle Raum, wenn er sich sehr stark verändert, vielleicht auf 1 μ anschwillt. Diffusionsveränderungen bei einer Schwellung auf 1 μ sind natürlich noch sehr klein. Anders sieht es in der Lunge aus, da es dort sehr exzessive Ödeme mit ausgeprägten Diffusionsstörungen geben kann.

Arndt: Gibt es Untersuchungen zur Frage, welchen Einfluß die Größe des Extrazellulärraumes auf die Sauerstoffpartialdrucke im Gewebe hat? Denn das scheint mir doch von Bedeutung zu sein bei den exzessiven Infusionstherapien, die heute teilweise angewendet werden. Kann das überhaupt von praktischer Bedeutung sein?

Kessler: Worauf sich das interstitielle Ödem sehr stark auswirken muß, ist die Kapillardurchblutung. Wenn der Kapillardurchmesser um ein halbes oder ein μ reduziert wird, kann das schon zu schwersten Störungen der Mikrozirkulation führen. Es sind also nicht die Diffusionsstörungen, sondern es sind — auf Dauer — die Störungen der Mikrozirkulation, die sich sehr nachteilig auswirken.

Neuhof: Herr Vogel, wo haben Sie gemessen? Wenn es sich wirklich um einen verminderten Flow handeln würde, um eine zu schlechte Perfusion im Sinne einer unzureichenden Durchblutung der Gewebe, dann würde die Ausschöpfung größer werden. Die verminderte Ausschöpfung, die Sie anfangs beobachten, kann nur durch einen funktionellen Shunt-Flow bedingt sein oder durch fehlende O_2-Aufnahme des Gewebes. Wo also messen Sie?

Vogel: Auf dem musculus quadriceps.

Schuster: Sie nannten in Ihrer Zusammenfassung die Intensivmedizin als Indikation für die

Sauerstoffpartialdruckmessung. Dürfte ich Sie vielleicht bitten, Ihre Ansicht zu präzisieren.

Vogel: Ich beziehe mich auf Befunde, die von Haus und Schönleben erhoben wurden. Es ist jedoch sehr schwierig, eine sterile Eicheinrichtung aufzubauen und die sterilisierten Teile zusammenzubauen. Gerade der Skelettmuskel zeigt bei kardiozirkulatorischer Depression als erster die Hypoxie an als ein ganz guter Indikator für die Gewebeoxygenierung.

Mendler: Da der Skelettmuskel repräsentativ für eine Hypoxie ist und vor allen Dingen auch sauer wird, hat Francis D. Moore schon vor 20 Jahren die Muskeloberflächen-pH-Messung propagiert. Sie ist natürlich sehr viel einfacher und billiger als die pO_2-Messung. Da sich diese Methode in der Klinik überhaupt nicht durchgesetzt hat, fragt man sich, wo die Indikation für eine Methode liegt, die in ihrer klinischen Aussage wahrscheinlich sehr ähnlich ist.

Vogel: Wir setzen die pO_2-Elektrode vor allem aufgrund des hohen Aufwands nur ein, um Narkoseverfahren oder irgendwelche Änderungen im Bezug auf die Organperfusion beurteilen zu können. Und wir verwenden den Muskel als Referenzorgan, einfach weil er leichter zu erreichen ist. Es interessiert uns zum Beispiel die alphablockierende Wirkung des DHB oder ähnliche Fragestellungen. Wie gesagt, es ist keine sehr leicht zu handhabende Methode und das ist wohl das Problem dabei.

Kessler: Herr Mendler, vielleicht darf ich zu Ihrer Frage noch etwas sagen. Es ist nicht so, daß die Gewebs-pH-Werte und die pO_2-Werte sehr gut korrelieren. Wenn man den pH-Wert mißt und ihn mit der lokalen Anoxie korreliert, dann zeigt sich ein zunächst nur sehr schwacher initialer Anstieg. Das pH ist also kein besonders guter Indikator. Ein sehr viel besserer Indikator ist die lokale Kalium-Messung. Wir besitzen eine sehr gute Kaliumelektrode, die hochselektiv, etwa so gut wie die pH-Elektrode mißt. Leider ist der Skelettmuskel für die Kalium- und für die pH-Messung nicht sehr effizient, während in anderen Organen wie z.B. im Gehirn, in der Leber und in der Niere sehr schnelle Änderungen stattfinden. Das ist von Organ zu Organ etwas unterschiedlich und hängt mit der Permeabilität der Membran und mit dem funktionellen Status zusammen. Wenn es um die Bewertung der Methode geht, dann würde ich sagen, daß die Sauerstoffelektrode den großen Vorteil bietet, daß sie auch eine partielle Anoxie ganz frühzeitig erfaßt. Sie können aus der Form und der Lage des Histogramms weitgehende Schlüsse über den funktionellen Zustand der Mikrozirkulation ableiten. Es gibt allerdings Situationen, in denen ein völlig normales Histogramm vorliegt, obgleich die Sauerstoffaufnahme bereits gedrosselt ist. Die Sauerstoffelektrode sagt nur etwas über die aktuelle Situation aus, aber natürlich nicht immer etwas über den funktionellen Status, der sich hinter diesem Histogramm verbirgt.

Mendler: Wir gehen in allen physiologischen Überlegungen durchaus einig. Worauf ich nur nochmals hinweisen möchte, ist, daß die Indikation der Mehrdrahtelektrode als Monitoringwerkzeug mir nach wie vor etwas verfrüht erscheint. Ich halte sie für ein ganz hervorragendes Forschungsinstrument, das wissen wir alle. Um es in den Kontext der Überschrift des Workshops zu stellen, meine ich, sollte man es vielleicht etwas zurückhaltender sehen.

Kessler: Ich selbst bin immer sehr zurückhaltend gewesen. Auch Herr Vogel hat klar zum Ausdruck gebracht, daß die Methode sehr aufwendig ist. Insofern bin ich durchaus Ihrer Meinung, daß diese Methode für ein Routine-Monitoring nicht geeignet ist.

Neuhof: Gibt es schon Gewebshistogramme bei Patienten mit hypozirkulatorischem, septischem Schock, die in einer sicheren Azidose sind?

Kessler: Mir ist darüber nichts bekannt.

Arndt: Es ist mehrfach in Ihrem Vortrag angeklungen, daß Enflurane z.B. oder Fentanyl dieses Histogramm verschiebt und den Sauerstoffpartialdruck verändert oder erhöht. Es wird immer gesagt, Narkosemittel vermindern den Sauerstoffverbrauch; das ist in dieser

Form aber nicht richtig. Wenn Sie das auf die Schlafwerte bei Mensch und Tier beziehen, gibt es dazu alte und auch neuere Untersuchungen, dann steigt er sogar an. Offensichtlich ist das, was im Gewebe passiert in starkem Maße von den Meßbedingungen abhängig und von den Bezugswerten. Deshalb muß die Interpretation mit aller Bedachtsamkeit betrieben werden.

Vogel: Ich habe die Messungen auf die Fentanyl-Anaesthesie bezogen, da wir unter Fentanyl ähnliche Werte fanden wie im Wachzustand. Das Fentanyl beeinflußt sowohl die Hämodynamik als auch den Sauerstoffverbrauch weniger, als andere vergleichbare Narkosemittel. Relativ zur Fentanylanalgesie vermindert Enflurane den Sauerstoffverbrauch.

Peter: Ich glaube, man sollte die Befunde einfach hinnehmen, wie sie sind. Immerhin ist es interessant, daß unter den verschiedenen Medikamenten unterschiedliche pO_2-Werte und vor allem Histogramme entstehen. Interessant war auch, daß die Konfiguration verändert war. Nicht nur das gesamte Gerüst wird nach links verschoben, sondern wir haben weniger hohe und häufiger niedrige Werte. Eine Umverteilung dieser typischen Gaus'schen Verteilungskurve. Was das bedeutet, kann man heute nicht sagen.

Kessler: Man sollte ein pO_2-Histogramm nicht überbewerten. Es ist natürlich völlig unsinnig zu sagen, man würde die Mikrozirkulation messen, wenn ein Histogramm gemessen wird. Man kann vorsichtig Rückschlüsse auf die Mikrozirkulation ziehen. Jedes Histogramm enthält immer zwei Informationen. Einmal die sehr eindeutige Information: Ist der Sauerstoffdruck im Gewebe — das ist ja die letzte Stelle am Ende einer sehr langen funktionellen Regel- und Transportkette — vor der Umsetzung in den Mitochrondrien noch ausreichend. Das ist eine sehr wichtige und wertvolle Information und man kann sie mit dieser absoluten Genauigkeit nach meiner Erfahrung mit keiner anderen Methode gewinnen. Das andere ist die indirekte Information über sehr viele Dinge, die dahinterstecken können. Man darf keine dieser Methoden überbewerten. Das gilt grundsätzlich auch für die Methodendiskussion bei der Messung der Sauerstoffversorgung. Dafür gibt es keine Patentmethode. Es fängt mit der Sauerstoffaufnahme an und geht über die Sauerstoffsättigung, den arteriellen pO_2 bis hin zur lokalen Sauerstoffversorgung. Und dann fängt es eigentlich erst an, wenn man die Frage der Utilisation noch weiter untersuchen will.

Neuhof: Die Messung der Gewebs-pO_2-Histogramme wäre eine ideale Methode, wenn sie nur einfacher durchzuführen wäre. Denn diese Histogramme sagen uns, ob die Voraussetzungen für den aeroben Stoffwechsel im Gewebe stimmen, ob überhaupt genügend Sauerstoff vorhanden ist. Außerdem geben sie eine Information über die lokalen Bedingungen der O_2-Versorgung der Gewebe, diese Information ist durch arterielle pO_2-Messungen und Sättigungsmessungen nicht zu erhalten. Von daher sehe ich das Problem viel positiver, auch wenn wir heute noch Schwierigkeiten mit der Interpretation haben.

Anaesthesiologie und Intensivmedizin

Anaesthesiology and
Intensive Care Medicine

vormals „Anaesthesiologie und Wiederbelebung"
begründet von R. Frey, F. Kern und O. Mayrhofer

Herausgeber: H. Bergmann (Schriftleiter)
J. B. Brückner, M. Gemperle, W. F. Henschel,
O. Mayrhofer, K. Peter

Band 138
Neue Aspekte in der Regionalanaesthesie 2
Pharmakokinetik, Interaktionen, Thromboembolie-
risiko, New Trends
Herausgeber: H. J. Wüst, M. Zindler
1981. 72 Abbildungen. XIV, 178 Seiten
(87 Seiten in Englisch)
DM 78,-. ISBN 3-540-10893-9

Beiträge des Zentraleuropäischen Anaesthesie-
kongresses 1979
Band 139
Prae- und postoperativer Verlauf Allgemeinanaesthesie
Band 1
ZAK Innsbruck 1979: Begrüßungsansprachen, Fest-
vortrag. Panel III: Präoperative Anaesthesieambulanz.
Freie Themen: Allgemeinanaesthesie, Postoperative
Nachsorge. Panel V: Anaesthesieletalität
Herausgeber: B. Haid, G. Mitterschiffthaler
1981. 106 Abbildungen, 86 Tabellen.
XXXIII, 225 Seiten (40 Seiten in Englisch)
DM 98,-. ISBN 3-540-10942-0

Band 140
Regionalanaesthesie Perinatologie Elektrostimulationsanalgesie
Band 2
ZAK Innsbruck 1979: Hauptthema I: Regional-
anaesthesie. Freie Themen: Elektrostimulations-
analgesie. Panel II: Perinatalperiode
Herausgeber: B. Haid, G. Mitterschiffthaler
1981. 134 Abbildungen, 51 Tabellen. XI, 218 Seiten
DM 85,-. ISBN 3-540-10943-9

Band 141
Experimentelle Anaesthesie – Monitoring – Immunologie
Band 3
ZAK Innsbruck 1979: Freie Themen: Experimentelle
und klinisch-experimentelle Anaesthesie, Technik
und Monitoring, Anaesthesie und EEG. Panel I:
Immunologische Aspekte. Freie Themen:
Immunologie
Herausgeber: B. Haid, G. Mitterschiffthaler
1981. 183 Abbildungen, 32 Tabellen
XIII, 252 Seiten (7 Seiten in Englisch)
DM 98,-. ISBN 3-540-10944-7

Band 142
Herz Kreislauf Atmung
Band 4
ZAK Innsbruck 1979: Freie Themen: Kontrollierte
Blutdrucksenkung, Anaesthesie bei Cardiochirurgie,
Haemodynamik, Atmung
Herausgeber: B. Haid, G. Mitterschiffthaler
1981. 263 Abbildungen, 51 Tabellen. XIV, 335 Seiten
DM 128,-. ISBN 3-540-10945-5

Band 143
Intensivmedizin – Notfallmedizin
Band 5
ZAK Innsbruck 1979: Hauptthema II: Anaesthesie
und Notfallmedizin. Hauptthema III: Grenzen der
Intensivmedizin. Freie Themen: Intensivmedizin,
Parenterale Ernährung und Volumenersatz, Säure-
Basen-Haushalt
Herausgeber: B. Haid, G. Mitterschiffthaler
1981. 269 Abbildungen, 95 Tabellen. XV, 373 Seiten
(13 Seiten in Englisch)
DM 148,-. ISBN 3-540-10946-3

Band 144
Spinal Opiate Analgesia
Experimental and Clinical Studies
Editors: T. L. Yaksh, H. Müller
1982. 55 figures, 54 tables. XII, 147 pages
DM 68,-. ISBN 3-540-11036-4

Band 145
J. Beyer, K. Messmer
Organdurchblutung und Sauerstoffversorgung bei PEEP
Tierexperimentelle Untersuchungen zur regionalen
Organdurchblutung und lokalen Sauerstoffversorgung
bei Beatmung mit positiv-endexspiratorischem Druck
1982. 17 Abbildungen, 18 Tabellen. X, 84 Seiten
DM 54,-. ISBN 3-540-11220-0

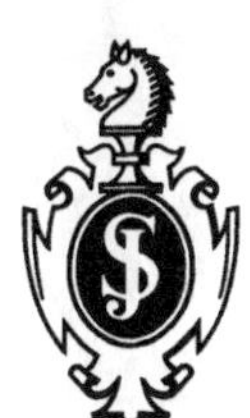

Springer-Verlag Berlin Heidelberg New York Tokyo

_